MAIGRIR et vaincre la cellulite par la détente nerveuse

OUVRAGES ET MÉTHODES DE L'AUTEUR

Relaxation psychosomatique (Éditions Dangles) — 33e mille.
Maigrir par la Détente nerveuse (Éditions Dangles) — 25e mille.
Chassez la Fatigue en retrouvant la forme ! (Éditions Dangles) — 18e mille.
L'Esthétique corporelle (Éditions Dangles) — 3e édition.
Psychosomatique de la Cellulite (Éditions Maloine).
Toute la Culture physique (Amphora) — 5e édition.
Lire dans votre Main (Balland) — 3e édition.
Dormir enfin sans problèmes (Balland) — 2e édition.
La Santé dans votre assiette (Balland) — 3e édition.
Maigrir par la Gymnastique (Balland) — 2e édition.
Les Stimulants de l'Amour (Balland) — 3e édition.
Le Dictionnaire de la Culture physique (Casterman).
Le Guide de l'information sexuelle (Nouvel office d'Édition).
Le Guide des Plantes médicinales (Nouvel Office d'Édition).
Le Comportement sexuel de la Femme (Nouvel Office d'Édition) — 3e édition.
Santé et Beauté plastique de votre Enfant (La Pensée Moderne).
Virilité et Puissance sexuelle (coll. « J'Ai Lu ») — 4e édition.
La Magie de l'Amour (coll. « J'Ai Lu ») — 3e édition.
Les Techniques de l'acte sexuel (coll. « J'Ai Lu ») — 3e édition.
La Vie recommence à 40 ans (coll. « Press-Pocket ») — 5e édition.

COURS ET MÉTHODES RÉSERVÉS AUX PROFESSIONNELS

Cours professionnel de Relaxologie.
Méthode de Relaxation psychosomatique (en cassettes).
Méthode de Reconditionnement psychophagique (en cassettes) (*Reconditionnement psychique contre les excès pondéraux et la cellulite*).
Méthode contre les Inhibitions sexuelles (en cassettes) (*Reconditionnement psychique*).
Méthode d'Hypnophorèse (en cassettes).

MÉTHODES PSYCHODIOVISUELLES EN FONDU-ENCHAINÉ.

CASSETTES ENREGISTRÉES POUR PARTICULIERS :

Relaxation — Mincir — Initiation respiratoire — Auto-hypnose — Inhibitions sexuelles — Culture physique — Insomnies, etc. (24 titres au total).

L'auteur répond à toute demande concernant : méthodes, cassettes, stages de reconditionnement, séminaires, etc. Écrire à :

MARCEL ROUET - C.D.P. - 17, rue Saint-Florentin
75008 PARIS

Marcel ROUET

MAIGRIR et vaincre la cellulite par la détente nerveuse

Illustrations de Jean RETAILLEAU

25e mille

ÉDITIONS DANGLES
18, rue Lavoisier
45800 ST JEAN DE BRAYE

ISBN 2-7033-0169-3

De cette disproportion et disconvenance qui existent entre les plaisirs des sens et les besoins du corps naissent les vices, c'est-à-dire certaines habitudes qui sacrifient le besoin au plaisir, et dont la conséquence est précisément l'altération et la ruine des fonctions naturelles. Le plaisir, en effet, est dans une certaine mesure l'auxiliaire et en quelque sorte l'interprète de la nature ; mais au-delà de cette limite le plaisir ne se satisfait qu'aux dépens de la fonction même, et, par solidarité, de toutes les autres ; ainsi le trop manger détruit les fonctions digestives ; les boissons excitantes brûlent l'estomac et portent atteinte de la manière la plus grave au système nerveux.

Paul JANET

Introduction

Le nombre d'ouvrages traitant d'amaigrissement pour parvenir — enfin — à vaincre l'obésité et la cellulite, les titres à sensation des journaux à grand tirage annonçant de nouveaux et miraculeux régimes, montre bien qu'aucun moyen, médical ou empirique, ne s'est finalement révélé efficace.

La clientèle de ces publications ne se recrute pas, dans la majorité des cas, parmi les femmes qui décident un jour de maigrir et n'avaient auparavant rien fait pour cela, mais bien parmi celles qui ont échoué dans leurs tentatives. Je reçois de nombreux témoignages de personnes qui ont effectivement perdu quelques kilos par un traitement médical ou un régime amaigrissant ; mais elles ont récupéré en quelques semaines — parfois en quelques jours — le poids si péniblement perdu, et se sont retrouvées avec plusieurs kilos supplémentaires.

On est amené à constater que les médecins n'ont fait que proposer successivement des remèdes qu'ils furent contraints d'abandonner à cause des troubles qu'ils produisaient et de la fugacité des résultats obtenus ; ce que reconnaît un spécialiste de l'obésité et des maladies de la nutrition en écrivant que le traitement de cette affection *« demeure, pour l'heure, assez décevant »*.

Le régime amaigrissant reposa d'abord sur la diminution de la ration calorique, la minimisant en chacun de ses constituants ; sans reconditionnement psychologique elle produisait des boulimies incoercibles.

Les extraits thyroïdiens, toujours administrés, ne furent pas moins impuissants à faire maigrir durablement ; dès la cessation du traitement qui finissait par produire divers troubles, le poids antérieur était repris au-delà de ce que la personne pesait antérieurement. L'action inhibitrice sur la faim des amphétamines, découverte en 1937, permettait de penser qu'on avait enfin trouvé le remède-miracle. Ces produits agissant sur les centres nerveux qui commandent l'appétit, ont aussi la capacité de stimuler les fonctions intellectuelles et de provoquer une certaine excitation artificielle, donc dangereuse comme toute drogue toxique. Pour lutter contre cette excitation qui gommait l'anxiété due au régime, il devenait nécessaire d'y associer des calmants, des barbituriques, voire des neuroleptiques, ceci pour réduire l'agitation et l'agressivité et pour vaincre l'insomnie qui résultait de la prise de psychamines. De cette douche écossaise d'un système nerveux déjà malmené, ne peut résulter qu'un déséquilibre des centres de la commande hypothalamique. La fonction digestive est, elle aussi, compromise par les « repas-ersatz », ou substances coupe-faim. Il s'agit de produits gélatineux, de mucilages qui emplissent l'estomac et suppriment la sensation de faim. Il semblait qu'on eut découvert une nouvelle panacée. Outre que ce procédé ne peut être longtemps poursuivi, car nocif pour l'estomac qui crie famine dès qu'il est privé de son coupe-faim, et réagit par un besoin accru, il s'oppose à la maîtrise du comportement qui doit rester l'objectif de la cure d'amaigrissement. D'autres moyens doivent donc être employés pour couper la faim : plus naturels et ressortissants à la psychologie.

On reconnut ensuite qu'il était inconséquent de diminuer l'apport protéique, ce qui avait pour inconvénient de priver l'organisme des acides aminés essentiels qu'on trouve surtout dans les produits animaux ; cette nouvelle optique reléguait dans l'arsenal du passé le régime végétarien qui transformait les ventres en montgolfière et favorisait la cellulite.

D'autres régimes furent proposés, par des médecins le plus souvent américains ! qui connurent des vogues épisodiques. Je cite pour mémoire le régime dissocié, le régime lipidique qui chargeait l'organisme en graisse, le sevrait d'hydrates de carbone, mais démolissait immanquablement le foie le plus robuste. Aussi irrationnels et non moins dangereux à cause de leurs carences et frustrations sont ces « découvertes sensationnelles » de régimes exclusifs qui font maigrir en 24 ou 48 heures, ou en une semaine : ne manger que des agrumes, ou encore se limiter au Porto et au gruyère en se privant de boire. La liste des divers régimes pour maigrir est impressionnante ; aussi la clôturerai-je par celui qui a la vie la plus dure, tout en étant le moins efficace : le régime dit de « basses-calories », qui fait bientôt « craquer » ceux qui s'y astreignent, et qui, par conséquent, leur fait reprendre à toute allure le poids perdu. L'engouement pour les traitements médicaux n'est pas moindre. Certaines femmes, au temps où j'exerçais, confiaient à leur entourage le nom du dernier diurétique à la mode, alors que la fonction rénale faisait les frais d'une diminution pondérale aussi spectaculaire qu'éphémère.

Le maniement des œstrogènes de synthèse est rempli d'embûches, comme le fait apparaître la pilule qui réussit à certaines femmes et en fait grossir d'autres ; les médecins observent fréquemment des troubles du métabolisme de l'eau, ainsi qu'un certain déséquilibre psychique. D'administrer des hormones mâles à une hyperfolliculinique est aussi hasardeux ; par un phénomène réactionnel, un taux plus important encore de folliculine peut en résulter et aller à l'encontre du résultat escompté.

Dès 1960, des médecins ont souligné l'importance d'une hormone qui serait sécrétée dans la région hypothalamique ; son insuffisance serait responsable de l'obésité. Il suffirait donc de l'administrer pour obtenir la fonte des graisses de réserve. Bien entendu, les mass media se sont aussitôt emparées de cette communication et un quotidien de gros tirage informait ainsi ses lecteurs : *« Les chercheurs préparent à l'intention des obèses une « Hormone de mobilisation des graisses »*. L'obèse, ou tout simplement celui qui voudrait ingurgiter sans grossir des monceaux de nourriture, n'aurait qu'à prendre régulièrement sa dose d'hormone anti-graisse, comme chaque jour le diabétique sa dose d'insuline, pour ne pas constituer de réserves. C'est aberrant ! Surtout quand on sait que cette hormone : la lipotropine (L. M. H.), augmente parallèlement l'appétit.

En vérité, aucun moyen exclusivement physique : arsenal thérapeutique ou physiothérapique, n'est capable de faire maigrir autrement que momentanément. Car comment des diurétiques, des psychamines, ou encore l'infiltration de produits ionisants, des bains d'algues, etc. tous traitements externes, pourraient-ils modifier un comportement irrationnel, ou rétablir les mécanismes gauchis d'un hypothalamus traumatisé par l'angoisse.

Il n'existe actuellement aucun traitement psychosomatique des obésités et de la cellulite, alors que de plus en plus nombreux sont les médecins qui commencent à percevoir qu'on a jusqu'ici fait fausse route en ne traitant que les effets, sans s'attaquer aux causalités. Certes, le médecin recherche les motivations psychologiques du sujet. Quand il observe une certaine boulimie, il essaie de conforter son patient dans son désir de maigrir et de poursuivre le régime. Mais en fait, il ne dispose pas de suffisamment de temps pour une psychothérapie active, il ne voit pas assez fréquemment son patient pour qu'elle soit efficace; et d'autre part, il s'adresse à la volonté de l'obèse, alors que j'insisterai sur l'erreur fondamentale que cela constitue.

Bien avant que l'on mit l'accent sur l'origine psychosomatique des obésités, j'étais parvenu, alors que la pratique hypnotique avait été totalement délaissée par les médecins et qu'elle était libre... à faire maigrir des sujets de 10 kg et plus, en quelques semaines, sans qu'ils eussent à suivre de régime ni à se livrer à des exercices fatigants. Dès 1942, j'exposai ces techniques et en déposai le manuscrit, qui fut publié en 1963 par une librairie médicale (1).

L'ouvrage que je publie aujourd'hui est tout différent, car il ne s'agissait alors que d'un essai. L'élaboration de mes méthodes de relaxation devait m'ouvrir de nouvelles perspectives (2).

Effectivement, par la relaxation que j'intitulai *psychosomatique,* et sans le rechercher, j'observai des diminutions pondérales aussi spectaculaires que celles que j'avais provoquées par l'hypnose, du seul fait de la détente nerveuse qui éliminait les tensions et l'anxiété. Ce fut le creuset d'une autre méthode plus spécifique et mieux élaborée pour son objet : *« l'Amaigrissement psychosomatique ».* Cette méthode participe de la suggestion, également efficace à la lisière de l'état hypnoïde, quand le conscient pratiquement en veilleuse donne un libre accès au subconscient. Cette action devait être étoffée par ce que j'ai défini comme le *« Reconditionnement psychophagique »* (3), dont l'objectif est de substituer (après un déconditionnement formel concernant les habitudes nutritives néfastes) aux erreurs de vie fortement enracinées, des comportements mieux adaptés aux conditions d'existence.

Si je livre aujourd'hui l'essentiel de mes méthodes jusqu'ici appliquées par des praticiens de disciplines diverses : Médecins,

---

(1) *« Les Cellulites et Obésités d'origine psychique »* (Librairie S. A. Maloine). Réédité et refondu sous le titre : *Psychosomatique de la Cellulite.*

(2) Chez le même éditeur : *« Relaxation psychosomatique »*, 6e édition.

(3) Terme déposé par l'auteur.

Psychologues, Kinésithérapeutes, Esthéticiennes, etc., en des cures accessibles à la clientèle grâce à l'enregistrement en cassettes, c'est que nombre d'isolés, de personnes ne disposant que de peu de loisirs, ou encore se déplaçant fréquemment, n'ont pas la possibilité d'avoir dans l'immédiat recours à leurs bons offices. L'enseignement livresque, pratique, développé dans une formule originale (seule lecture des pages impaires) permet d'obtenir en amaigrissement des résultats concrets en un minimum de temps, par l'auto-hypnose et le reconditionnement psychophagique. De prendre connaissance des pages paires (celles de gauche) ne laissera sans doute pas indifférents les spécialistes ; elles renforceront pour les lecteurs — et lectrices — ayant déjà une certaine connaissance de ces questions, l'impact de la méthode, en l'éclairant de considérations techniques que je n'ai pas jugées indispensables *a priori.* L'accessibilité de ma méthode n'implique pas que les soins des spécialistes soient superflus. Loin de là ma pensée.

Le médecin, même le généraliste, devrait être consulté dans tous les cas d'obésité et de cellulite, malgré que le reconditionnement psychophagique que nous conseillons ne puisse être aucunement comparé aux régimes amaigrissants classiquement préconisés. Seulement, chez l'obèse il n'est pas rare qu'un organe fonctionnel montre des défaillances ; il est recommandé de faire le point avant la cure. En remédiant, même à des troubles mineurs, par certaines thérapeutiques, le médecin ne peut que contribuer au succès de l'action psychique que je préconise.

Le psychanalyste, le psychiatre, le psychologue ne sont pas moins précieux en certains cas plus particuliers qui nécessitent une psychothérapie libératrice ou de soutien. Ils ne feront que consolider les résultats obtenus en amaigrissement par la mise à jour de conflits dans lesquels le développement de l'obésité a trouvé sa source.

Quant aux physiothérapeutes, kinésistes, éducateurs physiques, professeurs de yoga ou de culture physique, esthéticiennes, il en est de nombreux qui ont été reconnus comme *« Relaxologue » ;* ils sont non seulement formés à mes méthodes, mais possèdent des équipements qui ne peuvent qu'apporter un surcroît d'efficacité au traitement psychique, que je considère cependant comme fondamental. Citons parmi ces moyens : la ionisation, la balnéothérapie, les cures thermales et de thalassothérapie, l'ozonothérapie, la sauna individuelle ou collective, l'exercice de détente (4), etc.

La communication qui s'établit avec le praticien — parfois dans le domaine du psychologique —, la fréquentation d'un Centre à l'ambiance agréable et réconfortante sont autant d'éléments positifs qui s'inscrivent dans le cadre d'une rédemption réussie de la personnalité. En cette association de l'action psychique et des traitements médicaux et physiothérapiques qui, jusqu'ici, se limitaient au physique et à l'organique, ce qui explique leurs échecs, se trouvent concrétisés pratiquement les effets uniques de l'AMAIGRISSEMENT PSYCHOSOMATIQUE, dont j'avais jeté les bases voici près d'un demi-siècle ! Que de temps perdu dans le traitement d'une affection, l'obésité, qui ne fait pas que menacer les hommes et les femmes dans leur aspect, mais constitue, par les redoutables maladies qui en découlent, l'une des atteintes les plus meurtrières qui soient.

Marcel Rouet

(4) Chez le même éditeur : *« Chassez la Fatigue en retrouvant la Forme ! »* (ouvrage consacré par l'auteur à l'exercice de détente).

Préface de la cinquième édition

Depuis la parution de la deuxième édition de ce livre, nous avons élaboré, à partir de *Relaxation Psychosomatique* (1) de nouvelles méthodes. Elles concernent :

La **revitalisation** et la lutte contre les méfaits de la pollution atmosphérique par l'INITIATION RESPIRATOIRE qui, dans les « PSYCHOCENTER », s'accompagne d'inhalation d'oxygène ; c'est ce que nous avons intitulé LA PRANOXYGENO-RELAXATION ; elle est dirigé par l'enregistrement, sur fond sonore conditionnant.

Les **inhibitions sexuelles,** l'impuissance masculine partielle (éjaculation précoce, acte bref - ou totale - défaut d'érection) ; la frigidité, que 30 à 40 % des femmes déplorent, dont l'incapacité à connaître l'orgasme à volonté (multiorgasmie), tenant surtout aux barrières psychiques qui empêchent le désir de s'exprimer normalement, font que nos méthodes se sont révélées souveraines en ce domaine. Elles libèrent de la panique sexuelle et des blocages en agissant au niveau du subconscient, donc en délivrant l'homme — ou la femme — de ses complexes paralysants, cependant que la gymnastique intime que nous avons mise au point favorise le processus libérateur.

D'autres moyens spécifiques concernent les névroses, les états angoissants, les phobies. L'asthénie, la timidité, l'insomnie et le tabagisme sont maintenant partie intégrante d'une gamme très riche qui permet de résoudre la majorité des problèmes dont l'aspect psychosomatique est évident.

Cet aspect est encore plus frappant en ce qui concerne l'OBÉSITÉ, les SURCHARGES GRAISSEUSES et la CELLULITE. La nombreuse correspondance que nous recevons — souvent émouvante — montre combien ces cas sont liés à la tension nerveuse qui résulte de difficultés dans la vie affective et sexuelle, de complexes et d'inhibitions qui ne font pas que s'opposer à l'épanouissement de la personnalité mais perturbent le sympathique, désorganisent la fonction glandulaire, ce qui fausse les métabolisme et bloque les émonctoires dont l'inertie retient au sein de l'organisme les toxines qui eussent dû s'éliminer normalement.

Il nous a fallu par conséquent procéder, en amaigrissement psychosomatique, à une large synthèse reflétée par nos écrits sur l'Esthétique corporelle, la Culture physique, la Psychomorphologie, la Sexologie, etc.

Maigrir par la détente nerveuse a été une révélation pour les personnes ayant un poids excessif résultant de l'adipose ou de la rétention toxémique (cellulite) et n'ayant jamais réussi à maigrir par le régime, ou reprenant rapidement le poids si laborieusement perdu. En ayant appliqué les principes, elles furent souvent stupéfaites de maigrir sans avoir à s'occuper des calories, sans se trouver frustrées et surtout de constater un accroissement de vitalité.

Notre but : mettre à la portée de tous, par une simple méthode livresque, le moyen de maigrir sans danger ni fatigue, a été atteint. Ceci est attesté par les extraits de lettres que nous publions, prises au hasard parmi des centaines d'autres (Voir page 14), et que nous publions, non pas dans notre esprit pour faire le panégyrique de nos méthodes, mais pour, si besoin en est encore après la lecture de cet ouvrage, encourager les lectrices — et les lecteurs — à appliquer nos principes en vue d'obtenir bientôt les mêmes résultats. Ce livre, ainsi que la cassette enregistrée qui n'est pas indispensable mais dont beaucoup ont fait l'acquisition, ont suffi dans la plupart des cas à réaliser

---

(1) Chez le même éditeur (6e édition).

l'objectif de retrouver un poids normal sans perdre la qualité, la souplesse et la fermeté des chairs, comme cela se voit trop souvent avec les médications agressives et les régimes de basses-calories.

Parallèlement à ces lettres enthousiastes, nous recevions de très nombreuses demandes de personnes dont les problèmes psychologiques débordaient du cadre de cet ouvrage, et qui désirent trouver chez nos RELAXOLOGUES les disciplines parallèles exposées dans l'ensemble de notre œuvre. Ceci nous a incité à multiplier les « PSYCHO-CENTER » en province et à l'étranger (2). Ces points d'application ne font pas qu'apporter à la clientèle des séances dirigées de RELAXATION PSYCHOSOMATIQUE et de RECONDITIONNEMENT PSYCHOPHAGIQUE ; ils lui offrent de nombreux moyens satellites, tels les Soins esthétiques, la Ionisation, la Sudation, l'Oxygène, la Restructuration musculaire, etc, dont les effets physiques renforcent ceux du Reconditionnement psychique.

Nul doute que nos réalisations puissent inaugurer des concepts mieux adaptés aux temps que nous vivons, qui personnaliseront non seulement les applications, mais surtout **enseigneront à mieux se nourrir, à mieux s'exercer, à mieux respirer, à mieux se détendre, à mieux connaître son corps et à mieux vivre sa sexualité,** en un mot **à être heureux.**

NOTE SUR LA SIXIÈME ÉDITION

Sauf sur quelques points de détail, nous n'avons pas jugé nécessaire de modifier cette 6e édition. L'audience que rencontre le **reconditionnement psychophagique** dans les domaines les plus diversifiés — médicaux, paramédicaux, esthétiques, etc. — n'a fait que confirmer que nous étions dans le vrai en dénonçant les méfaits du régime et la notion absurde et antiphysiologique des « basses-calories ».

Aussi, depuis la première édition, beaucoup de médecins nous ont suivi dans cette voie, tant dans la pratique que dans leurs écrits. Si un doute avait dû subsister quant à l'efficacité des moyens que nous préconisons, il eut été balayé par les résultats spectaculaires obtenus dans les PSYCHOCENTER (3), ainsi que par les nombreux témoignages reçus de nos lecteurs et lectrices que le découragement étreignait suite à de nombreuses expériences décevantes, et qui maigrissaient enfin dans l'enthousiasme d'une joie de vivre retrouvée.

Puisse cette 6e édition ajouter encore à l'audience grandissante de ce titre auquel les Éditions Dangles apportent le plus grand souci de diffusion, afin que davantage encore de personnes — affligées et souvent angoissées par un poids excessif dont elles n'ont pu jusqu'ici se défaire, ou par une cellulite tenace — découvrent à leur tour le moyen de *Maigrir par la Détente nerveuse*.

Marcel ROUET
1981

---

(2) Les Méthodes sont traduites en anglais.
(3) PSYCHO-CENTER : points d'applications des méthodes Marcel Rouet.

PREMIÈRE PARTIE

Pourquoi on grossit et comment maigrir

Maigrir par la détente nerveuse
Extraits de lettres (attestations)

Mme H. M. — MONACO.

Je suis en cours d'amaigrissement en application de votre méthode « MAIGRIR PAR LA DÉTENTE NERVEUSE ». Les résultats sont absolument extraordinaires. J'ai déjà perdu 5 kg, sans effort, sans fatigue, mon appétit devenant tout à fait normal. J'ai vu disparaître mes crises de boulimie, surtout pour le chocolat et autres mets sucrés. Je considère les résultats comme miraculeux...

M. E. C. — PIERRELATTE.

Voilà 30 ans que j'essaye de maigrir et je viens de réussir avec votre livre. Je pesais 125 kg, j'ai 58 ans. J'ai maigri de 20 kilos en 4 mois et demi, sans fatigue, sans douleur et je n'en reviens pas... J'ai vu mon docteur habituel il y a un mois. Prise de sang, tout est normal...

Mme J. M. — NICE.

J'ai lu avec intérêt votre livre sur l'amaigrissement, grâce auquel d'ailleurs je viens de perdre 5 kg en 2 mois... Existe-t-il un PSYCHO-CENTER à Nice ?

Mme P. — PARIS.

Vous avez par votre livre « MAIGRIR PAR LA DÉTENTE NERVEUSE » apporté beaucoup à ceux dont les kilos superflus rendent la vie plus amère. Rendre à mon mari sa physionomie normale (6 kg en moins) et me guérir des crises de boulimie qui usent mes nerfs et mon moral, voilà ce dont vous êtes en mesure de faire. Nous avions essayé presque tout, et après vous avoir lu Monsieur Rouet, notre optimisme est revenu ayant enfin trouvé la clé d'une vie saine et équilibrée.

Mme S. D. — MASEVAUX.

Quelle joie de pouvoir déjà vous annoncer le plein succès de la cure d'amaigrissement que nous avons entreprise. J'ai personnellement perdu 10 kg et ma sœur a pratiquement atteint la taille désirée.

Mlle M. T. — PARIS.

Je ne saurais trop vous dire à quel point j'ai été agréablement surprise de découvrir enfin une méthode qui prenne véritablement en considération le côté psychologique du problème... je suis prête à me procurer votre série de cassettes... je vous remercie pour l'aide précieuse que vous voudrez bien m'apporter...

M. T. — PANTIN.

J'ai un problème de poids et je suis certain que votre méthode peut beaucoup pour moi comme l'a déjà fait votre méthode de relaxation.

M. J. I. — LAVAUR.

Ayant lu votre livre « MAIGRIR PAR LA DÉTENTE NERVEUSE » et appliquant depuis quinze jours votre méthode avec beaucoup de succès, je vous demande de bien vouloir me faire parvenir votre cassette « LA RESTRUCTURATION DU VENTRE ».

Mlle C. V. — SAINT BRIEUC.

C'est avec un très grand intérêt que j'ai lu et relu votre ouvrage « MAIGRIR PAR LA DÉTENTE NERVEUSE ». Ceci m'a amenée à comprendre enfin la véritable cause d'une surcharge pondérale dont je souffre depuis de longues années. Ce que vous appelez LE RECONDITIONNEMENT PSYCHOPHAGIQUE est à mon avis le seul moyen qui me permettra de guérir une boulimie presque chronique...

Mme M. — PORT SAINTE MARIE.

Depuis deux ans j'ai grossi de 20 kg. A mon grand désespoir, traitement médical, régime, rien n'est venu à bout de cette obésité qui restait stationnaire... J'ai lu votre ouvrage... mais je crois que la première chose dont il m'a fait prendre conscience c'est la crispation continuelle de tout mon corps. Donc, en suivant tant bien que mal votre méthode, j'ai perdu en 3 semaines à peu près 3 kilos. Ce qui est très encourageant.

Mme B. — TARBES.

Ayant acheté votre livre « MAIGRIR ET VAINCRE LA CELLULITE PAR LA DÉTENTE NERVEUSE », je suis résolue à acheter la cassette correspondante... En effet, j'ai vraiment tout essayé pour maigrir... Il y a une semaine que j'ai acheté votre livre et il semblerait que votre méthode agit sur moi.

Mme P. — LE TOUVET.

Je viens de finir votre livre « MAIGRIR ET VAINCRE LA CELLULITE PAR LA DÉTENTE NERVEUSE » qui m'a beaucoup intéressée. Enfin, voilà un ouvrage qui va au fond des choses jusqu'à présent bien obscures pour beaucoup de personnes et moi la première... J'ai suivi divers traitements, notamment les... qui m'ont fait énormément souffrir pour aucun résultat... J'aimerais faire votre méthode, existe-t-il des PSYCHO-CENTER, soit à Grenoble ou à Chambéry ?

Mlle B. — VIRY.

Je suis très intéressée par « MAIGRIR PAR LA DÉTENTE NERVEUSE »... C'est mon gros problème, à cause d'un excès de cellulite j'ai les nerfs en compote, car je n'ai plus le moral, je mange mal pour me consoler et je refais de la cellulite, c'est un cercle vicieux... Aidez-moi s'il vous plait... Dites-moi s'il y a une possibilité... Je vous écouterai et je vous promets d'être persévérante. J'attends votre réponse avec confiance et aussi impatiente.

ATTENTION !

Dans la suite de ce texte, les pages paires (pages de gauche) sont réservées à la THÉORIE, et les pages impaires (pages de droite) à la PRATIQUE.
Commencez par la lecture des seules pages de droite.

CHAPITRE I

Le régime n'a jamais fait maigrir personne

1. Pourquoi vous n'êtes pas parvenu à maigrir

Vous avez fait l'acquisition de ce livre pour une raison bien déterminée.

Parce que vous redoutez de grossir ; donc, à titre préventif.

Ou vous avez seulement quelques kilos à perdre, deux ou trois peut-être, mais vous ne dépassez pas 5 kilos d'excédent.

Plus de 3 à 5 kg ? Vous vous acheminez vers la maladie. Si votre poids dépasse de 5 % ce que vous devriez normalement peser, **c'est déjà de l'obésité** (1).

Il est possible aussi qu'ayant suivi des régimes amaigrissants, vous ayez perdu les kilos en excès, ou que vous ayez échoué dans vos tentatives. Le résultat est identique si, comme il est probable puisque vous me lisez, **vous avez dans la deuxième hypothèse repris le poids que vous aviez perdu.**

Enfin, il se peut que votre poids ne soit pas excédentaire et que **vous ayez des amas de cellulite** dont la localisation disgracieuse vous désole.

Malgré vos efforts, un régime insipide ou draconien, **vous n'êtes pas parvenu à maigrir... sans récidives.** On vous a parlé de basses-

(1) Les médecins disent de 15 % ; nous disons 5 %.

THEORIE

1. Le cholestérol

LE CHOLESTÉROL EST NÉCESSAIRE A L'ORGANISME, MAIS SON TAUX EXCESSIF EST LIÉ A DE NOMBREUSES AFFECTIONS, DONT L'OBÉSITÉ.

On trouve du cholestérol dans toutes les cellules ; il s'agit en fait d'une substance organique dont les rôles sont multiples. Il participe activement à la production des hormones sexuelles et cortico-surrénaliennes ; on le rencontre dans la plupart des tissus, dont les muscles ; associé aux lipides, il entre dans la structure des fibres nerveuses. Le cholestérol renforce le pouvoir anti-toxique de l'organisme ; il lui permet de résister à l'infection et s'oppose à l'anémie. Selon le Pr Pacheco *« le cholestérol joue un rôle à la fois plastique et dynamique. Plastique, car il s'intègre dans l'architecture cellulaire, associé à d'autres molécules. Dynamique, car il participe lui-même ou par produits dérivés, à la régulation du métabolisme général ».*

On reconnaît au cholestérol deux origines :

— ENDOGÈNE, ou interne, le cholestérol se formant dans le foie à partir des hydrates de carbone et des graisses neutres. Effectivement, le foie assure la régulation du taux de cholestérol. Il en opère la synthèse quand l'organisme en manque, mais il en combat l'excès sous forme d'expulsion dans la bile.

— EXOGÈNE, ou externe, par un apport d'origine alimentaire particulièrement riche en certains éléments, dont les graisses et les sucres.

D'après les médecins, ce sont les graisses animales et les huiles chargées en « acides gras saturés », saindoux, beurre, graisses végétales (coco, palme) qui augmenteraient le taux de cholestérol sanguin, alors que certaines huiles dites « non saturées », de tournesol par exemple, le feraient baisser. Des observations ont montré que dans les régions où l'alimentation est strictement végétarienne, les maladies vasculaires sont beaucoup moins fréquentes que dans les pays où le régime est très carné. A Okinawa, Keys et ses collaborateurs ne relevèrent qu'un cas d'athérosclérose parmi 150 sujets dont ils firent l'autopsie à la suite de leur décès dans les hôpitaux. Cinquante d'entre eux avaient plus de quarante ans. Cette observation est à rapprocher

calories, de régime amaigrissant. Vous avez été dérouté en lisant qu'il vous fallait manger confortablement le matin, un yaourt, des œufs et du bacon **alors que vous n'aviez pas faim,** et pas davantage le temps de les préparer. On vous a dit qu'il ne faut pas boire pendant les repas, et surtout pas de vin... mais que vous deviez prendre plus d'une bouteille d'eau entre les repas ; **et vous n'aviez pas soif...** Vous avez été frappé par des incohérences flagrantes. Certains médecins vous conseillaient de faire cinq petits repas par jour, alors que d'autres vous affirmaient qu'il est nécessaire d'équilibrer la ration sur trois repas principaux. D'aucuns vous supprimaient le sel, le pain cependant que vous appreniez qu'un médecin américain supprimait, lui, le sucre, mais préconisait les matières grasses... cependant que certains conseillaient de ne manger que des viandes et poissons en débarrassant soigneusement les premières de leur graisse.

Enfin, pour comble d'infortune, **on vous interdisait les plats cuisinés qui font votre régal.** Puis, il vous fallait même vous priver de ce fameux pâté de foies de canard, qu'il fait si bon déguster avec un Juliénas de derrière les fagots... Jusqu'au chocolat, aux pâtisseries que vous deviez vous contenter de contempler aux vitrines, **l'envie vous tenaillant d'entrer dans le magasin pour donner libre cours à votre gourmandise.** Vous ne saviez d'ailleurs pas davantage **si vous deviez vous peser le lendemain** pour « constater les dégâts », car vous aviez lu quelque part qu'il faut prendre son poids chaque matin, alors que le récent livre d'un autre médecin conseillait de ne le faire que chaque semaine !

2. Le régime impossible à suivre

Par ailleurs, entre mille autres raisons qui vont vous apparaître au long de ces pages, vous avez vite abandonné « votre régime », car il devenait **impossible de le suivre à la table familiale.** Comment eussiez-vous pu pendant des semaines vous préparer une cuisine spéciale, manger autrement que les autres, vous singulariser au restaurant sous prétexte que le saumon fumé ne figure pas dans la liste « basses-calories », sans passer pour ce qu'on qualifie d'un terme que Cambronne n'eut pas renié, bien qu'il paraisse qu'on le lui ait attribué à tort.

de celle de 300 jeunes soldats qui trouvèrent la mort en Corée. Pour un âge moyen de 22,1 ans, les trois quarts (77,3 %) présentaient déjà des scléroses des vaisseaux coronaires se signalant par d'importantes plaques athéromateuses et allant jusqu'à une obstruction plus ou moins grave.

Les observations concernant le taux excessif de cholestérol sanguin sont malgré tout contradictoires. Des expériences faites par un médecin américain sur 73 jeunes volontaires auxquels fut administrée la dose considérable de 30 g de cholestérol par jour pendant 7 semaines montrèrent que leur taux de cholestérol restait constant et que leurs artères n'en subissaient aucun dommage. Les plus récentes recherches ont toutefois fait apparaître que les sucres seraient peut-être encore plus responsables de l'augmentation du taux de cholestérol que les acides gras saturés. Les hydrates de carbone (sucres) se transformeraient en lipides (graisses).

Il est étonnant que les chercheurs n'aient pas fait un rapprochement plus étroit entre l'observation faite en Corée et l'alimentation des jeunes soldats américains que nous avons suivie, étant engagé pendant plusieurs mois au titre artistique dans l'armée américaine. Le sucre blanc, les biscuits, les confitures, les jus de fruits en boîte constituent la base d'un régime alimentaire d'une richesse extrême en sucres raffinés. Ce qui expliquerait qu'on ait trouvé tant d'hypercholestérolémie chez ces jeunes soldats.

L'obèse est également un gros consommateur d'hydrates de carbone. Mais circonstance aggravante, il ne brûle ses sucres ni au niveau des poumons dont la C.V. est réduite, ni au niveau de ses muscles atrophiés. Toutefois, le dysfonctionnement de la glande hépatique et la suralimentation ne sont pas seuls en cause.

2. La tension nerveuse

LA TENSION NERVEUSE EST UNE AUTRE RESPONSABLE DE L'ÉLÉVATION DU TAUX DE CHOLESTÉROL.

Le Dr P.-R. Bize met l'accent sur le rôle du système nerveux dans les fluctuations du taux de cholestérol sanguin. Il relate l'expérience édifiante que voici : *« Chez des chats que l'on*

Vous allez bientôt savoir pourquoi je n'aurai rien de tout cela à exiger de vous pour que vous maigrissiez. Vous ne serez aucunement privé de ce que vous aimez et vous pourrez vous comporter comme tout le monde. **Vous allez perdre rapidement les kilos superflus ;** si vous avez de la cellulite, **elle disparaîtra chaque jour sous vos yeux** et, surtout, quand vous aurez rétabli votre poids normal, **vous ne grossirez plus jamais.**

3. Bannissez le mot « régime » de votre vocabulaire

Qui dit régime, dit privations. Il est inconcevable qu'en ce qui concerne l'amaigrissement on ait jusqu'ici conservé ce terme de régime. Nous verrons que le seul fait quand on veut maigrir de déclarer : « *je suis mon régime* » **est le plus sûr moyen de grossir.** Le régime n'évoque-t-il pas pour vous les contraintes, les frustrations qu'entraînent la privation de mets gastronomiques ? Et de surcroît, d'y faillir développe dans l'intimité subconsciente un **complexe de culpabilité qui n'arrange rien.**

De suivre un régime amaigrissant, si équilibré qu'il paraisse, **est vecteur d'une anxiété latente,** en marge des problèmes d'approvisionnement, de préparation et d'ordonnance des repas que cela soulève. N'avons-nous pas relevé avec stupeur les indications d'un régime-type établi d'après des normes officialisées médicalement pour l'amaigrissement, alors que la majorité des médecins affirment : « *Il n'y a pas de régime type, mais un régime pour chaque cas* », ce que d'ailleurs nous contestons (1). Voyons ce régime qui, pour nombre de raisons, **nous semble inapplicable** : café ou thé sans sucre - vinaigrette à l'huile de paraffine - Pas de pommes de terre, de pâtes, de riz, 120 g de viande, des légumes verts à volonté, 20 g de fromage et au dîner, remplacer la viande par des œufs. Essayez donc de boire votre café sans sucre, de manger des quantités de salades assaisonnées seulement au citron et à l'huile de paraffine, de ne pas manger de pain du tout, ni jamais de desserts autres que 300 g de fruits par jour, et... vous m'en direz des nouvelles ! Je ne vous donne pas un mois pour « craquer » ; **vous reprendrez, et bien au-delà, le poids que vous aurez perdu** (nous verrons pourquoi), et tout sera à recommencer !

---

(1) A moins qu'une maladie, diabète par exemple, ne l'impose.

maintenait dans une meute hurlante de chiens, on voyait que le cholestérol montait à des taux élevés ; la peur, l'anxiété, l'angoisse provoquaient cet encrassement foudroyant des artères de l'animal traqué ; l'animal étant remis au calme, le cholestérol retrouvait son taux normal. »

Les signes avant-coureurs qui peuvent donner l'éveil sont les suivants : Maux de tête de la région occipitale, vertiges qui peuvent survenir en se baissant ou en se redressant, tendance congestive, mouches noires devant les yeux, et à un stade plus avancé : migraines fréquentes, gonflement des vaisseaux (artère temporale, dessus de la main), ou battements insolites et spasmodiques aux tempes, à la région du cou. L'engourdissement des mécanismes cérébraux, la difficulté à se concentrer et à coordonner les idées, la perte de mémoire, autant d'indices qui doivent donner l'alarme. Dans ce cas, il serait de la dernière inconséquence de ne pas se faire examiner par le médecin et d'entreprendre, sans son avis, une cure d'amaigrissement. Le système préconisé dans cet ouvrage doit s'assortir d'un traitement médical quand l'un des symptômes que nous avons énoncés se signale à l'attention.

3. Les maladies du cœur et les accidents cardiaques sont liés à l'obésité

LES MALADIES DU CŒUR ET LES ACCIDENTS CARDIAQUES PROGRESSENT DANS LE MÊME TEMPS QUE LES HOMMES ET LES FEMMES DE NOTRE TEMPS SE LAISSENT ENVAHIR PAR LA GRAISSE.

L'hypertension parvenue au stade de la chronicité finit par provoquer un resserrement des vaisseaux sanguins, dont les plus petits, qui se durcissent. Ce qui empêche le sang de circuler facilement. On conçoit que devant cette difficulté la pression puisse augmenter. Pendant nombre d'années certains sujets n'en souffriront pas, ou n'auront que des malaises passagers. Cela provient de la robustesse de leur cœur qui compense l'obstacle circulatoire en développant une puissance accrue, et explique qu'il est des individus qui paraissent supporter sans dommage des tensions élevées.

4. Ne plus jamais penser au régime

Il vous faut donc en priorité **ne plus jamais penser régime.** Comme mon système n'est pas privatif, qu'il respecte l'équilibre alimentaire et ne carence absolument pas l'organisme, qu'il fait maigrir à coup sûr sans entraîner de fatigue et, qu'au surplus, il accroît les forces vitales, **je n'avais aucune raison valable de parler de régime.** Nous laisserons ce terme aux médecins, car il n'est dans notre esprit justifié qu'en cas de défaillances organiques auxquelles il convient de remédier par une thérapeutique spécifique. Mais quand il s'agit de troubles mineurs, un léger essoufflement par exemple, si la personne a intérêt à se faire examiner par le médecin pour « *savoir où elle en est* », il n'est pas contestable que la diminution pondérale obtenue **les fera rapidement disparaître.** Souvent, des affections ayant un certain caractère de gravité seront guéries par le seul rétablissement d'un poids normal ; c'est en tous cas, dans quelques chronicités que ce soit, la première chose qu'on devrait s'efforcer d'obtenir. Je ne vous parlerai donc que de « **Reconditionnement psychophagique** » (1). C'est que j'ai acquis, à la suite des doléances que je reçois, la conviction que le régime, tel qu'on l'entend communément **n'a jamais fait maigrir personne durablement.** Pire, il a développé l'obésité et les cellulites dans des proportions considérables, faisant grossir tous ceux — et toutes celles — qui, n'ayant que quelques kilos de surcharge, s'en seraient libérés facilement avec une légère modification de leur comportement. Car ils n'avaient qu'une propension à prendre du poids, sans que cela soit inscrit dans leurs gènes. Le terme que j'utilise indique bien qu'il s'agit non pas d'un régime, **mais d'une action psychosomatique** à laquelle participe électivement le psychisme. Cependant, tout reconditionnement implique qu'il soit d'abord précédé d'un déconditionnement ; autrement dit, de rompre avec les habitudes néfastes, ce qui est courant en psychologie. Ce qui l'est moins, est la méthode que je préconise **qui participe de l'hypnose et de ses prodigieuses possibilités.** Ce postulat m'a amené à écarter un autre écueil du régime : le recours à la volonté de la personne qui veut maigrir.

(1) Terme déposé par l'auteur.

THEORIE

Le cœur est un organe d'une stupéfiante résistance, ce que souligne Hochrein. « *Le cœur* — écrit-il — *travaille sans interruption pendant 70 ou même 80 années, sans le moindre soin ou entretien, sans réparations ou remplacement, nuit et jour. Il bat 100 000 fois par jour et près de 40 millions de fois en un an; il accomplit dans l'espace de 70 ans, le pompage de près de trois milliards de pulsations. Il pompe en une minute 7 litres, et en une heure 300 litres de sang à travers un système vasculaire d'une longueur de 100 000 km, ce qui correspond à deux fois et demi le tour de l'équateur.* » La résistance de cet organe qui fonctionne vingt-quatre heures sur vingt-quatre a cependant des limites. Conçu pour assurer la vie pendant plus d'un siècle, ainsi que le montre l'exemple des longévites, il se trouve de plus en plus usé prématurément par les à-coups qu'il subit, les fatigues qui le surmènent.

La littérature romancée abonde en clichés qui montrent les connections qui existent entre cet organe fonctionnel et l'affectivité; elles sont tout aussi évidentes eu égard à l'émotivité. Les passions, les chocs émotionnels répétés, l'inquiétude, les soucis renouvelés usent le cœur aussi sûrement que les travaux physiques les plus durs. On sait qu'une forte émotion fait brusquement « battre le cœur ». Les pulsions instinctives, la colère, la haine, le désir brutal sont autant de coups de boutoirs qui démolissent les cœurs surmenés. Quant aux anxiétés latentes, elles entretiennent un état permanent de tension tout aussi délétère. C'est le triomphe de la relaxation psychosomatique que d'enseigner dans toute son étendue la science de la déconnection du mental.

Les préoccupations, les frustrations, les incomplétudes ne font pas qu'entretenir une tension qui affecte le cœur par voie psychosomatique; elles ajoutent à son surmenage en limitant ses possibilités de récupération. Effectivement, si le cœur continue à battre pendant le repos nocturne, il ne se repose pas moins de son activité diurne par le ralentissement fonctionnel que le sommeil procure. Alors que la personne qui veille avec excès, qui souffre d'insomnie ou a un sommeil agité parce qu'elle ne sait pas se décharger du fardeau de ses soucis, soumet son cœur à un travail continu, donc harassant. Quand ces causes de défail-

5. Ne dites jamais : « Je veux maigrir »

Peut-être allez-vous vous récrier, affirmant : « *Moi, j'ai de la volonté* ! » Je n'en doute pas, puisque vous l'affirmez. Mais quelle sorte de volonté ? Dans un récent ouvrage, j'ai parlé des paresseux physiques (1). Des femmes énergiques, des hommes d'affaires à la volonté inflexible dans la conduite de leurs entreprises, répugnent à faire un effort musculaire ; ils n'ont pour cela aucune volonté. **Il semble bien que la personne qui a pris du poids soit dans ce cas.** Elle peut vouloir « faire du régime », sans pour autant y parvenir, alors qu'elle montre beaucoup d'acharnement et de réussite en d'autres conjonctures.

Si vous avez réellement de la volonté, ce n'est pas préjudiciable, mais ce que je vous demande, c'est de ne pas tenter de la manifester pour maigrir. Bien sûr ! cela va à l'encontre de toutes les idées reçues. Il est admis que le médecin qui suit la personne qui l'a consulté pour maigrir, la réconforte à chaque visite, après l'avoir pesée, morigénée quand elle a pris du poids au lieu d'en avoir perdu, lui recommandant de durcir son régime, de faire preuve de plus de fermeté et de volonté dans la poursuite de la cure qu'il lui a indiquée. Cela ne sert pas à grand-chose pour la raison évidente **que les visites sont trop espacées** ; même bi-hebdomadaires, le médecin ne dispose pas d'un temps suffisant pour que ses conseils aient un réel impact sur le comportement qu'il faudrait modifier ; quant à la psychothérapie elle ne peut être que superficielle... « *Vous n'avez pas suivi votre régime* », est le leit-motiv que s'entend répéter la personne qui consulte quand son poids est en augmentation ou qu'il a insuffisamment diminué. **C'est semer l'inquiétude dans un esprit déjà empreint d'anxiété.**

6. Ne déclenchez pas les réactions qui font grossir

Aussi ne doit-on pas faire appel aux facultés conscientes, dont l'énergie et la volonté, **défaillantes en ce qui concerne la résistance aux attraits de la nourriture,** dont nous verrons qu'ils se trouvent singulièrement accrus chez l'obèse par un mécanisme psycho-physiologique qui échappe à son contrôle. Par contre, l'action sur le

(1) *« Chassez la Fatigue en retrouvant la Forme ! »* (Éditions Dangles).

lance se superposent à l'obstruction circulatoire, il est exceptionnel que le cœur puisse longtemps fonctionner normalement. L'accident peut être bénin ou brutal. Ainsi l'arythmie, ou trouble du rythme cardiaque, peut ne pas avoir un caractère de gravité, ou s'observer dans une lésion mitrale. La gêne respiratoire, les palpitations, l'essoufflement anormal donnent l'éveil concernant l'insuffisance cardiaque; ce sont des signes qu'on observe fréquemment chez les personnes d'un poids excessif.

L'influence du système nerveux par voie psychosomatique sur le taux de cholestérol sanguin a été largement mise en évidence. On a observé que les actions dangereuses, ou supposées telles, l'élevaient immédiatement. En période de guerre, il a été démontré que l'appréhension du combat, la peur qui lui est inhérente produit chez la plupart des soldats, longuement engagés dans l'action, des lésions athéromateuses. Le Dr Gordon, de l'Institut du cœur, à Bethesda près de Washington, prit l'initiative de pénétrer à l'improviste dans des chambres de malades, muni d'une énorme et impressionnante seringue. La prise de sang qui suivait aussitôt, faite avec une seringue normale, montrait qu'une élévation soudaine du taux de cholestérol avait coïncidé avec la crainte qu'avait provoquée la vue de la première.

Mais l'anxiété, la crainte, la tension nerveuse permanente, et même le bruit, tout ce que nous appelons les micro-traumatismes, sont tout aussi dangereux en ce qui concerne la régulation du taux de cholestérol. On a observé que l'inquiétude que ressentent les personnes privées d'emploi, ou qui n'en sont pas assurées, élève la proportion de cholestérol sanguin et favorise les accidents cardio-vasculaires. Les sujets les plus menacés sont ceux dont le rythme de vie subit des à-coups renouvelés, ou dont les responsabilités excèdent la capacité à les assumer : responsables que débordent les problèmes de financement, de gestion, d'organisation des ventes ; hommes politiques, médecins, journalistes, etc., dont les tâches diversifiées, une vie harassante, mal réglée, et aux horaires perturbés finissent par surmener le système nerveux. Il se dégage de cet exposé lapidaire que l'abaissement du taux de cholestérol ne peut s'obtenir qu'en jouant sur le clavier des principes que j'expose dans la partie pratique, à savoir : le recon-

subconscient se révélera toute puissante pour assurer un reconditionnement psychophagique dont la permanence des résultats administre la preuve de l'efficacité.

Ne dites donc jamais « *je veux maigrir* ». **Vous déclencheriez des réactions qui vous feraient grossir.**

7. Ne vous préoccupez plus des calories

Vous ne devrez pas davantage penser aux calories. **Rayez aussi de votre esprit cette notion de calories** dans laquelle toute une génération s'est fourvoyée sous la bannière de la diététique. Certes, la science diététique a accompli, ces dernières décennies, des progrès considérables, particulièrement en ce qui concerne les vitamines et les acides aminés. Mais le concept abusif des calories **a faussé bien des facteurs** et a surtout relégué à l'arrière-plan ce qui est essentiel : **l'aspect psychosomatique du problème que pose l'accroissement pondéral.** Aussi, si je ne manquerai pas de traiter des calories dans la partie théorique de cet ouvrage, je me garderai d'en faire état dans les pages qui lui font face (pages impaires).

Ne vous préoccupez plus des calories, ni des basses ni des hautes !, dont les chiffres, comme je le soulignerai, sont par ailleurs assez fantaisistes, ce qui m'a incité à innover un système global que vous pourrez assimiler en quelques instants seulement. Vous pourrez ensuite **vous délivrer de cette hantise obsessionnelle des calories.**

8. Développez et entretenez les motivations

Si vous ne devez pas faire intervenir la volonté, vous pouvez par contre avoir recours à l'imagination. C'est l'un des moyens que j'utilise pour freiner l'appétit et rendre plus actif le centre de la satiété. Un ardent désir de maigrir, **qui n'a rien à voir avec la volonté,** peut être développé **par la constitution de puissantes motivations.** Celles-ci trouveront leur assise en des observations et statistiques montrant à l'évidence que **la surcharge graisseuse est bien le plus grand fléau qui puisse frapper un individu,** quels que soient son âge et son sexe.

D'une part, les motivations concernant la santé devront être assez fortes pour lutter efficacement contre ce qui constitue le fond

ditionnement alimentaire, l'exercice modulé et strictement personnalisé, la relaxation psychosomatique (1).

4. Liée à la surcharge graisseuse, l'athérosclérose durcit et obstrue les artères

Pourquoi les aborigènes de certains pays africains et d'Australie, dont nombre de vieillards, conservent-ils la souplesse de leurs artères ? Manifestement, parce que leurs conditions de vie sont différentes de celles des Occidentaux. Alors que la consommation des graisses d'origine animale est infime chez ces peuplades au régime végétarien et fruitarien prédominant, elle est de plus de 40 % chez l'Américain. Dans les pays nantis, la proportion de sucre industriel qui entre sous diverses formes dans la ration alimentaire quotidienne est considérable alors que, dans les pays en voie de développement, les hydrates de carbone sont surtout fournis par les produits naturels, les céréales et les fruits qui n'agressent pas la cellule hépatique comme le font les sucres raffinés.

L'athérosclérose se caractérise par le dépôt des graisses sur la tunique interne des artères, ce qui en réduit progressivement — et insidieusement — la lumière. Des plaques d'athérome se constituent, faites de cholestérol et de matières albuminoïdes. Les artères perdent peu à peu de leur souplesse et s'épaississent; leur coupe transversale montre des rétrécissements inégaux qui gênent la circulation sanguine. Le durcissement de ces vaisseaux est favorisé par des dépôts calcaires qui renforcent la tunique, mais accélèrent la sclérose artérielle.

L'artériosclérose qui découle de la formation de plaques d'athéromes entraînant des dépôts de calcium a pour conséquence

(1) *« Relaxation psychosomatique » :* Terme déposé par l'auteur et repris abusivement par certains. Il s'applique aux méthodes qui ont été légalement déposées. Ce terme figure comme titre de la première édition de l'ouvrage *« Relaxation psychosomatique »,* publié par Marcel Rouet dès 1962. Il bénéficie par conséquent du copyright et tout plagiat donnera lieu à des poursuites.

de la personne humaine : la tendance à rejeter hors de la conscience tout ce qui apparaît comme menaçant ; d'autre part, ces motivations ayant leur source dans la raison objective, devront être **confortées par des mobiles d'ordre affectif.** J'ai vu davantage de femmes maigrir lorsqu'elles « *tombaient amoureuses* », que sur les conseils de leur médecin, si justifiés soient-ils.

Il faut reconnaître qu'il existe un bon nombre de personnes ayant quelques kilos de trop « *qui se trouvent bien dans leur peau* ». Il arrive même qu'un sujet soit paniqué à l'idée d'être bientôt en possession d'une autre morphologie que celle à laquelle il est accoutumé. Il lui est pénible de penser que « son image du corps » puisse se trouver modifiée. Le « moi » actuel, lentement élaboré, éprouve un certain sentiment d'insécurité à la perspective du « moi » inconnu qui sera celui de demain.

9. Le transfert des motivations

L'obésité — et même la simple surcharge graisseuse — constitue pour certains un moyen de défense, le sujet inconsistant se transmuant dans l'espace en un personnage imposant ; **elle peut n'être que la forme passive d'une agressivité impuissante à s'exprimer.**

Il semble que ces mécanismes se rencontrent plus souvent chez l'homme que chez la femme, à cause de cette affirmation, soigneusement entretenue pour une suprématie qui tend heureusement à disparaître, que l'homme peut être laid, ce qui laisse implicitement entendre que la femme serait dépourvue de toutes les qualités, exception faite de la beauté sur laquelle on met l'accent.

L'évidence que **le gras pathologique ne peut représenter une valeur authentique,** à l'inverse du muscle qui est l'élément noble, doit annihiler cette autosatisfaction masculine.

Pour maigrir, il est indispensable de se considérer avec lucidité et sans indulgence ; puis, d'établir par l'imagination créatrice, en les visualisant intérieurement, les étapes du retour à la morphologie normale, voire idéale par rapport à des normes que j'indiquerai ultérieurement. Nous verrons qu'il **est important de maintenir fréquemment ces images dans le champ de la pensée,** afin de se familiariser avec le nouveau « moi » dont les caractères psychologiques évolueront parallèlement aux modifications de structure. Cette opération de l'esprit opère un transfert efficace des motivations qui affectent le comportement. Mais il est d'autres ressorts.

de faire perdre aux vaisseaux sanguins, alors en « tuyaux de pipe », leur élasticité. C'est cependant cette élasticité des artères qui, favorisant la migration du sang, réduit d'autant le travail du cœur. Alors la tension artérielle menace du fait de la diminution du calibre intérieur des vaisseaux et de la perte de leur souplesse. L'artériosclérose la plus répandue dans les deux sexes appartient aux personnes ayant une surcharge graisseuse importante, aux obèses. Elle est en général la conséquence des précipitations sclérosantes du cholestérol. On l'observe particulièrement à partir de la quarantaine, mais à ce moment elle n'est en réalité que le symptôme d'une athérosclérose qui, depuis longtemps se constituait silencieusement. Ce qui implique, quel que soit l'âge, de se montrer vigilant envers la constitution anormale d'une réserve excessive de graisses, si minime soit-elle; son accumulation prépare la litière de la maladie.

Les affections du cœur sont nombreuses. Certaines altérations peuvent tenir à d'autres causes que l'obésité : à des malformations ou prédispositions congénitales, au rhumatisme articulaire aigu. Mais la majorité d'entre elles ont pour origine la perte d'élasticité des vaisseaux dont les parois se chargent d'un excès de cholestérol qui réduit leur diamètre, les cartonne et augmente ainsi dangereusement le travail du muscle cardiaque.

De cette surcharge découlent de graves accidents dont témoignent les statistiques des Compagnies d'Assurances. Ainsi la Metropolitain C°, constate qu'un excès pondéral de 20 % *« entraîne un taux de mortalité supérieur d'un tiers à la moyenne, un supplément de 50 % double le taux »*. Tout excès de poids — fut-il de 2 à 3 kg seulement — accentue le risque de mortalité.

En réalité, dans l'optique qui est la nôtre, la surcharge graisseuse est responsable d'au moins 90 % des maladies. Effectivement, nous démontrerons que la majorité des personnes reconnues comme minces accumulent des réserves adipeuses au détriment du muscle qui s'amenuise. Si le diabète dit gras, la goutte cette affection qui revient en force, sont liés à la surcharge alimentaire d'une manière évidente, il n'en est pas de même de nombreuses autres atteintes dont l'origine tient cependant à la fonte des muscles que remplace l'exubérance du tissu cellulo-adipeux. Citons seulement l'insuffisance respiratoire souvent responsable des affections pulmonaires : les ptôses et hernies,

10. Les menaces de l'obésité sur la santé

L'obèse qui « *se sent bien dans sa peau* » n'en est pas moins menacé. Nombre de personnes qui ne se considèrent pas comme des obèses, mais dont le muscle a fait insidieusement place à la graisse, ont un aspect normal quand elles sont habillées ; **elles sont tout aussi en danger.** Dès que le pourcentage de graisse dépasse ce qui est admis par rapport au poids corporel, les graisses commencent à tapisser les vaisseaux sanguins, à gêner le fonctionnement des organes dans lesquels ils s'accumulent, ou qu'ils enrobent. Il existe heureusement une accommodation fonctionnelle qui retarde une échéance cependant inéluctable. On dit que l'obésité est compensée. Pendant cette première phase qui peut déjà se solder par un accident brutal et imprévisible, **le sang qui a acquis un taux élevé de viscosité circule mal.** Le cœur et le système circulatoire tout entier doivent en permanence fournir un effort supplémentaire qui finit par épuiser leur puissance fonctionnelle. C'est alors que la phase de décompensation survient. Les troubles mineurs : gêne circulatoire, fatigue, maux de tête, digestion pénible, etc, s'accentuent. Jusqu'au jour où un examen médical trop souvent tardif révèle une affection grave, dont l'hypertension artérielle, l'insuffisance cardiaque, quelquefois un diabète qui était passé inaperçu. La décompensation qui indique la faillite des résistances organiques peut survenir brutalement ; c'est la crise aiguë d'asystolie, le douloureux infarctus.

Si vous pesez quelques kilos de trop, votre taux de graisse dans le sang dépasse son pourcentage normal. Vous pouvez négliger cet état de fait. **Mais vous ne pouvez pas échapper à ses conséquences.** Croyez-vous qu'il serait raisonnable, par légèreté, de vous exposer à des troubles qui diminueraient votre activité, ou à une thrombose qui ferait de vous un handicapé physique, **cela pour ne pas avoir pris à temps la détermination de maigrir,** et alors qu'il ne vous fallait que trois ou quatre mois pour écarter cette menace ?

Ces considérations constituent déjà de suffisantes motivations pour réagir, mais elles se trouvent renforcées quand l'obèse, en toute objectivité, considère quelles seraient la situation et le désarroi de ses proches dans cette conjoncture.

La douleur peut donner lieu à des réflexes de défense libérateurs. L'obèse qui a dix kilos de graisse superflue **se trouve dans la situation d'une personne normale qui pendant tout le jour devrait**

les lordoses et déplacement de vertèbres, les arthroses — hanches, genoux, région cervicale — qu'un poids excessif aggrave ; les maladies digestives — dyspepsie, constipation, aérophagie, dilatation et descente d'estomac — provenant de la distension des muscles qui forment la paroi abdominale et auxquels la graisse qui la capitonne ne peut suppléer dans leur fonction de soutien.

C'est donc en éliminant les kilos superflus, en remplaçant graisses et cellulites par des chairs fermes et utiles qu'il est possible d'échapper à la maladie. Ou tout au moins, de diminuer considérablement les risques d'insuffisance coronarienne, d'infarctus qui aboutissent dramatiquement à la crise cardiaque, avec tout ce qu'elle implique comme amoindrissement des facultés physiques et cérébrales pour ceux qui ont échappé à la mort.

5. Le « check-up »

LE « CHECK-UP » OU BILAN DE SANTÉ A POUR OBJECTIF DE PRÉVENIR LA MALADIE. IL COUTE MOINS CHER !

Les motivations concernant l'amaigrissement doivent se cultiver en toute lucidité. A l'angoisse de grossir ne doit pas se substituer celle de la maladie.

Les facultés d'adaptation de nos organes fonctionnels sont prodigieuses. Beaucoup plus de gens qu'on ne pense présentent un certain degré d'athérose et, surtout après 40 ans, un rétrécissement plus ou moins marqué des coronaires. Ils ne paraissent pas s'en porter plus mal et n'en éprouvent aucun inconvénient. Beaucoup d'individus meurent à un âge avancé autrement que d'une crise cardiaque, malgré que l'autopsie révèle qu'ils ont fait un léger infarctus dont la manifestation a été attribuée à une autre cause. La cicatrisation s'est opérée spontanément. Des branches collatérales se sont dilatées et ont continué à fournir au cœur le sang qui lui aurait fait défaut.

Il faut donc se garder de faire de la « cardiophobie » et surtout, ne pas s'imaginer à la moindre douleur se situant au niveau du cœur, du cou ou du bras gauche qu'on va faire une thrombose des coronaires. Les douleurs thoraciques ont la plupart du temps

transporter une valise de 5 kg à chaque main. Cela a des conséquences mécaniques, dont les déplacements de vertèbres, les arthroses siégeant aux hanches et aux genoux. Les douleurs que ces affections entraînent **disparaissent souvent spontanément,** ou du moins s'atténuent quand l'obèse a maigri.

L'empâtement corporel est ennemi de la juvénilité. J'ai insisté dans un ouvrage précédent sur la nécessité de conserver la souplesse articulaire (1). C'est que cette aptitude conditionne l'allure. **La démarche s'alourdit au fur et à mesure que le corps prend de l'embonpoint.** Et cela, davantage que les rides du visage, dénonce l'âge sans discrétion.

11. Gardez-vous de faire des réserves de graisse

Si vous voulez rester toujours jeune, gardez-vous de faire des réserves de graisse !

Ce n'est pas faire du narcissisme que de désirer avoir un corps bien proportionné et de vouloir paraître dix ou quinze années de moins que son âge réel. Cela confère de réels avantages en ce qui concerne les contacts socio-professionnels quand se trouve franchi le cap de la cinquantaine. **Une impression de dynamisme s'attache toujours à l'homme et à la femme qui ont su conserver leur sveltesse** et la vivacité des gestes que ne peuvent posséder les personnes qui se sont laissées grossir. Un employeur est toujours favorablement impressionné dans ce cas.

Il est d'autres mobiles liés au souci de recouvrer une silhouette normale.

12. Les menaces de l'obésité sur l'esthétique

L'élégance, chez la femme et chez l'homme, est subordonnée à la sveltesse. Elle se personnifie chez la première par des jambes fuselées et la finesse de la taille ; chez l'homme par le contraste entre sa largeur d'épaules et son tour de ceinture.

Me plaçant sur le plan esthétique, je me dois de souligner combien la graisse circulante dont l'excès se dépose dans les tissus nuit à la beauté de l'épiderme. **Elle empâte les traits du visage** dont

(1) *« Chassez la fatigue en retrouvant la forme ! »* (Éditions Dangles).

d'autres origines, particulièrement chez l'obèse et la cellulitique qui ont une forte propension à l'aérophagie qui gêne par compression le système cardio-vasculaire.

Des nausées, un malaise peuvent simuler — la douleur de la région supérieure de l'abdomen s'y associant — une crise cardiaque, alors qu'il ne s'agit que d'indigestion. La crise cardiaque s'accompagne d'une douleur aiguë qui irradie en général vers le bras gauche ; elle s'accompagne d'une difficulté à respirer, de dyspnée, d'une sueur plus ou moins profuse et surtout d'un sentiment d'angoisse indicible qu'accentue un froid intérieur, comme si la mort était imminente. De la rapidité d'intervention du médecin dépend la vie du malade. Aussi, ce dernier pouvant être fréquemment sauvé, ses chances de récupération après la crise sont grandes. Quand les signes précédemment énoncés se conjuguent, il serait inconséquent de négliger d'appeler le médecin sans délai.

Si nous avons insisté sur les maladies cardio-vasculaires, c'est qu'en additionnant les atteintes du cœur, les affections artérielles, les lésions vasculaires cérébrales ayant entraîné le décès, on arrive à un total impressionnant : 180 000 en 1965 contre 93 000 cas de cancer. Encore peut-on admettre que dans les cirrhoses du foie (16 325), les diabètes sucrés (8 118), la surcharge pondérale puisse à l'origine de la maladie constituer une cause déclenchante.

Plutôt que d'attendre que la maladie fasse son apparition et se manifeste par certains signes trop souvent tardifs, n'est-il pas plus raisonnable de la prévenir ? C'est alors agir en responsable ; c'est se libérer de craintes souvent imaginaires ; c'est parfois, devant l'évidence de quelque menace envers la santé, décider de réagir pour échapper à la maladie et à ses conséquences, dont l'écourtement de la vie. Il est rare qu'une surcharge de poids excédant 10 % et plus de ce qu'il faudrait peser normalement ne se traduise pas par l'une ou l'autre déficience organique qui peut être dépistée par divers examens et analyses de laboratoire.

Disons tout de suite que la cure de reconditionnement psychophagique rétablit généralement l'équilibre compromis en quelques semaines, ou en quelques mois selon les dysfonctionnements relevés.

elle favorise la couperose par entrave de la circulation capillaire ; elle noie les yeux dans le gonflement sous-orbitaire qui les fait paraître plus petits et leur enlève leur éclat ; elle donne naissance à la séborrhée responsable de la dégénérescence du cheveu.

13. Le corps, instrument de l'entente charnelle

L'harmonie des corps est un élément capital pour l'entente charnelle du couple. Ce n'est pas sans raison, car cela constitue une puissante motivation, que j'ai souligné dans l'un de mes ouvrages de sexologie (1), combien il est important, ne fut-ce que par égard pour le partenaire, de posséder un corps que l'harmonie des formes ne peut rendre que plus désirable. « *Sur le plan physique* — disais-je après avoir traité de l'érotisme psychique — *la femme comme l'homme qui veut retirer la quintessence de la sensation charnelle* **se doit de préserver de toute atteinte le corps qui en est l'instrument.** *On ne saurait concevoir l'érotisme autrement qu'entre des êtres sains ayant une grande vitalité* ; *la gymnastique de l'amour exige des moyens physiques à la mesure des performances érotiques... La beauté du corps est un élément de l'attraction sexuelle* ; *particulièrement chez la femme, où elle peut être assimilée à la force chez l'homme. Il n'est toutefois pas indifférent que l'homme soit en bonne condition physique et possède, sinon un corps d'athlète, du moins des proportions harmonieuses* ».

Ainsi que je viens de le souligner, il y a de nombreuses raisons, sanitaires, socio-professionnelles, esthétiques, affectives et sexuelles pour vous inciter à maigrir. Ce sont **autant de motivations qu'il vous faut entretenir sciemment dans votre esprit.** Vous le ferez par le jeu de l'imagination dirigée, mais également par la supputation de ce qui vous attend — une existence terne et remplie d'embûches — si vous vous laissez encore grossir.

14. Voyez, en imagination, votre nouvelle silhouette

Reprenez de temps à autre les premières données de ce livre. En relaxation (voir chapitre 10) et même au cours de la journée, **substituez à la rêverie l'imagination créatrice.** Dans une sorte de

(1) « *La magie de l'amour* » (N.O.E.).

THEORIE

Le dépistage s'opère au moyen de ce qu'on appelle « Le Bilan de Santé ». A moins que l'on n'ait que 3 ou 4 kg à perdre, quelques agglomérats de cellulite sans grande consistance, et que l'on se sente malgré cela en bonne condition, il est prudent de se faire établir un *« Check-up »* (signifie en anglais : vérifier).

Il s'agit en fait d'une médecine préventive reposant sur les moyens scientifiques très élaborés dont dispose maintenant la science médicale. Ce sont les dirigeants, les cadres qui, en Amérique, ont bénéficié de « Check-up », aux frais des entreprises. Mais aussi de hautes personnalités dans le monde politique, dans l'industrie et dans le domaine artistique. La personne est hospitalisée pendant plusieurs jours et il est procédé à des examens extrêmement complets dont nous pouvons dire sans nous étendre qu'ils concernent les analyses que nous indiquons sommairement ci-après : l'auscultation, la radiographie, l'électrocardiogramme, l'examen des organes sensoriels, des tests concernant les atteintes rhumatismales éventuelles, l'intégrité des réflexes, etc., sont complétés par des questionnaires, le contrôle des facultés mentales, la soumission à des tests d'intelligence.

Un « check-up » aussi complet est évidemment onéreux, bien que son montant ne dépasse pas en réalité celui de la somme des multiples opérations effectuées.

Mais il existe un « Check-up » dit standard dont le montant plus accessible donne des indications suffisantes dans le cadre des problèmes qui peuvent se poser dans la réduction des fortes surcharges graisseuses. Certains centres sont spécialisés pour ce genre d'opérations. Après 55 ans, la S. S. assure les bilans de santé sur la demande de l'assuré. Notons à titre d'information que selon les statistiques de l'un de ces Centres, si le médecin généraliste n'arrive à dépister que 10 % des maladies inapparentes non détectables par la consultation, les examens conjugués du « Check-up » parviennent au taux édifiant de 80 %. Aussi, les médecins ont-ils de plus en plus tendance à préconiser le Bilan de Santé annuel qui les renseigne précisément sur l'état physiologique réel de leurs consultants.

cinérama intérieur, « voyez » votre nouvelle silhouette. Ne vous contentez pas de la maintenir dans le champ de votre pensée. « **Regardez-là » évoluer dans toutes les circonstances habituelles de votre existence.** Imaginez-vous plus à l'aise dans vos vêtements, montrant de l'aisance et de la souplesse dans votre comportement, marchant plus vite.

Si vous ressentez certains troubles, **imaginez qu'ils se sont dissipés.** Évoquez le bonheur d'exister que vous ressentirez littéralement dès leur cessation. Développez l'aptitude aux sensations cénesthésiques euphorisantes et apprenez à élaguer de votre esprit les pensées pessimistes déprimantes.

Conjointement, que vos représentations mentales vous amènent à concevoir **comment vous seriez dans quelques mois ou quelques années si vous continuiez à prendre du poids** ; les conséquences que cela aurait pour votre santé, votre vie affective et professionnelle. Bientôt l'alternance de ces images **fortifiera en vous le désir de maigrir** ; vous prendrez alors en aversion les graisses et cellulites qui déforment et amoindrissent le corps.

C'est par ces représentations fréquemment renouvelées que le cortex ou cerveau conscient renforcera l'action que la méthode exerce sur le diencéphale par imprégnation du subconscient.

PANORAMIQUE DES ENREGISTREMENTS (suite)

B. LES « SELF-METHODE » A L'USAGE DES PARTICULIERS (1)

(utilisation professionnelle interdite)

Ce que sont les « self-méthode » enregistrées :

Elles sont destinées aux particuliers qui, pour une raison quelconque n'ont pas la possibilité de fréquenter les « PSYCHO-CENTER ». Différents des enregistrements à usage professionnel, les « Self-Méthode » sont en chaque domaine un condensé qui est aussi très précieux pour tous ceux qui ont bénéficié des applications dans les centres qui appliquent nos méthodes. Car bien entendu, on trouve dans les « PSYCHO-CENTER » des soins et procédés divers, satellites, dont l'intervention renforce l'efficacité des méthodes enregistrées, et qui constituent en fait une authentique psychosomatique appliquée à la conquête et au maintien de la Santé mentale et physique, ainsi qu'à celle de l'esthétique corporelle, et de la vitalité qui conditionne la jeunesse. Les « Self-Méthode » ne sont pas de simples enregistrements; chacune d'elle est délivrée avec des directives et des conseils d'utilisation qui en constituent l'originalité. (2)

Initiation à la relaxation.
Initiation respiratoire.
Auto-hypnose préparatoire à l'autosuggestion.
Diminution pondérale (amincissement).
Traitement de la timidité par action psychique.
Conditionnement psycho-ménopausique.
Pendant la grossesse.
Après l'accouchement.
Reconditionnement musculaire (homme).
Culture physique de la femme.
Restructuration du ventre (homme et femme).
Seins (exercices pour les).
En beauté (détente pendant le masque de beauté chez soi).
Antitabagisme.
Antialcoolisme.
Reconditionnement au sommeil.
Éducation de la fonction intestinale (constipation).
Prophylaxie des varices et mauvaise circulation.
Contre la frigidité.
Méthode sex control.
Soins des cheveux.
HORS SÉRIE : Spécial cellulite (automassage).

(1) En cassettes internationales C-60 (Déposées).

(2) Plus de 25 titres. Documentation détaillée sur demande à l'auteur.

CHAPITRE II

Cet hôte indésirable : la graisse

1. Il existe une graisse physiologique

Si vous avez quelques kilos en trop, **vous abritez en vous des éléments qui sont étrangers à votre organisme,** des graisses, des liquides corrompus, des déchets corrosifs et principalement la graisse que nous qualifions d'hôte indésirable, et dont il faut au plus vite vous débarrasser.

Il s'agit, bien entendu, des graisses en excès. La graisse est l'un des éléments constitutifs de votre corps ; **c'est elle qui harmonise les formes,** particulièrement chez la femme dont elle estompe des reliefs qui, autrement, seraient inesthétiques. La graisse, celle qui est physiologique, a encore un autre rôle : **celui de soutènement.** C'est ce que souligne le Dr L. Chauvois en précisant « *il est tout à fait désirable que l'enveloppe cutanée, ainsi que les espaces interviscéraux, soient doublés et feutrés d'une épaisseur modérée de graisse... autant l'excès de graisse est un défaut par la dégénération qu'il entraîne des éléments nobles des tissus, de la fibre musculaire en particulier, autant l'absence complète de tissu adipeux devient aussi un mal, surtout quand elle ne s'accompagne pas, en compensation d'un développement vigoureux des muscles.* » Ceci doit inciter la personne qui veut maigrir à ne pas faire fondre trop rapidement des coussinets internes de graisse qui se sont substitués au tonus musculaire dans le soutien des organes. **L'amaigrissement doit donc être progressif et s'accompagner de l'indispensable restructuration musculaire.**

THEORIE

1. La proportion des graisses dans le poids du corps humain

Normalement, la peau de la femme apparaît plus fine que celle de l'homme, mais son tissu cutané, par suite de sa doublure conjonctivo-adipeuse, est deux fois plus épais.

Comme il est difficile de déterminer avec précision, pour chaque individu, son taux de graisse par rapport au poids des autres composants du corps, les chiffres avancés comme moyennes par les physiologistes sont surprenants par les différences qu'on relève ; ils ne donnent qu'une indication très relative.

Pour certains, la graisse représenterait chez l'homme 11 % du poids corporel, 24 % chez la femme. Pour d'autres, la graisse ne ferait que 10 % du poids du corps ; ce qui, pour une femme de 65 kg, représenterait 6,5 kg de tissus adipeux normaux. En deçà, il y aurait maigreur, au-delà surcharge graisseuse.

Soulignons que chez l'homme comme chez la femme, les surcharges peuvent dépasser dans les fortes obésités plus de 25 % du poids total du corps. Il faut d'ailleurs considérer que plus l'obésité est caractérisée, plus le tissu adipeux représente une masse importante, d'un taux plus élevé puisque le muscle, dont la densité est plus grande que celle de la graisse, est amenuisé. Quant au poids excessif qui serait dû au poids plus important du squelette, il convient de rejeter cette idée reçue, puisque entre un squelette d'homme et de femme, l'écart n'excède souvent pas 1,5 kg.

Le poids idéal est aussi sujet à caution. Nous le verrons à propos des mensurations (voir chap. X, p. 227). Un homme, une femme peuvent être obèses et cependant avoir le poids soi-disant normal pour leur taille.

Pour beaucoup de médecins, quand un sujet ne dépasse que de 10 à 15 % le poids qu'il devrait avoir équivalent au nombre de centimètres au-dessus du mètre de sa taille, il ne ferait que de l'embonpoint. En somme une simple adipose. Alors qu'en réalité, la frontière entre surcharge graisseuse et obésité est impossible à délimiter. Quant à nous, nous nous y refusons; un seul kilo de graisse en excès, c'est déjà de l'obésité, puisqu'il s'agit de réserves anormales, donc nuisibles et antiphysiologiques.

2. La graisse sert d'amortisseur

Autre utilité de la graisse : normalement constituée en réserve entre les organes pour servir d'amortisseur, sous la peau pour adoucir les contours et comme protection envers le froid et les chocs, elle répond à certaines nécessités en maintenant le taux de graisse sanguine au cours des périodes de disette, à la suite des hospitalisations médicales et chirurgicales. Elle concourt en outre **à la permanence du schéma corporel** par son rôle régulateur du poids.

La graisse n'est donc pas votre ennemie ; **gardez-vous de verser dans une adipophobie qui vous ferait dépasser la mesure en maigrissant exagérément,** ce qui pourrait avoir pour conséquence de provoquer des ptôses plus redoutables que l'obésité elle-même.

3. Comment vous grossissez

Ce ne sont donc que les graisses superflues qu'il faut éliminer. Voyons d'abord comment vous les avez accumulées. En fait, rien n'est plus banal que l'acheminement vers l'obésité. Ma formation me fait distinguer trois facteurs responsables :

— le manque d'exercice,
— une alimentation excessive,
— la tension nerveuse.

Il vous faut remarquer, de prime abord, que les deux premiers facteurs sont intriqués : **l'alimentation n'est excessive que parce que l'exercice est insuffisant.** Quant au troisième facteur, la tension nerveuse, il n'apparaît dans la majorité des cas que comme conséquence de l'atrophie des muscles. Pour nous *« le muscle apaise le nerf »*. Cependant, des influences sensorio-émotionnelles sur lesquelles je reviendrai, sont des circonstances aggravantes. La graisse est normalement présente dans le sang et les cellules de l'organisme. Elle représente une certaine fraction du poids corporel.

4. Le ralentissement des combustions

Si vous mangez avec excès et ne faites pas un exercice suffisant, les graisses trop abondantes et non consommées accroissent inutilement les réserves de votre tissu cellulo-adipeux. C'est ainsi que votre poids augmente régulièrement. On reconnaît qu'il est légitime

THEORIE

Dans l'estimation des surcharges graisseuses — ou cellulo-hydriques — nous substituerons à la science incertaine, l'empirisme du maquignon qui estime, évalue, soupèse et palpe l'animal pour déterminer ses défauts et ses qualités. Il ne faut pas procéder autrement pour le corps humain. Ce n'est que par un sens aiguisé de l'esthétique, l'examen et la palpation des chairs qu'il est possible de préciser la part qui appartient aux divers tissus qui composent la forme humaine ; celle des muscles et des graisses de réserve, du tissu conjonctif. Puis, éventuellement, de dépister les surcharges adipeuses et les agglomérats cellulitiques, les liquides stagnants. Enfin, de déceler les insuffisances et atrophies musculaires là où elles sont les plus inquiétantes. C'est dans les régions où les muscles fondent que les tissus pathologiques se développent. Une pensée à méditer pour ceux qui ne comptent que sur le régime pour maigrir.

2. Qu'est-ce que le tissu adipeux ? Comment il se surcharge

Le tissu cellulo-adipeux est formé de cellules particulières, les adipocytes. Elles se développent au cours de la vie embryonnaire ainsi que dans l'enfance. Ce qui explique que la suralimentation pendant cette période constitue une cause prédisposante de l'obésité. On ne possède pas moins de 30 milliards de cellules graisseuses lorsqu'on entre dans l'âge adulte. Ces cellules sont réparties différemment selon les individus et participent ainsi au schéma corporel individuel.

Le rôle du tissu adipeux est plus important qu'on ne le pense communément. Présent un peu partout dans le corps, il est particulièrement abondant en dessous de la peau. Il accumule les graisses de réserve et joue ainsi un rôle d'épargne et de répartition des graisses au sein de l'organisme.

Sauf dans les premières années de l'existence, l'obésité n'est pas, comme on pourrait le penser, due à la multiplication des cellules graisseuses, mais bien à la surcharge de celles qui existent. Une expérience relatée par nombre d'auteurs montre bien l'autonomie segmentaire du tissu adipeux. La transplantation d'un fragment de peau abdominale, plus riche en adipocytes sur le dos de

après 25 ans et lorsque le poids est normal à cet âge adulte, de prendre 1 kg par dix ans d'âge. En admettant qu'une femme, dont le poids est normal par rapport à sa taille, pèse 57 kg, elle ne devra pas excéder 60 kg après la ménopause. Mais il serait déraisonnable de sa part de vouloir ne peser que 57 kg. Le corps prend de la densité, les formes s'affirment au bénéfice de l'esthétique.

Vous devez toujours avoir présent à l'esprit si vous ne voulez pas grossir, **que de prendre 500 g seulement de graisse chaque année, conduit au bout de 15 ans à une surcharge pondérale de 7,5 kg.** Cette augmentation de votre poids corporel peut se dérouler insensiblement au fil des ans si vous relâchez votre vigilance. Il est possible que vous soyez dans ce cas ; la ceinture d'une jupe dont on s'aperçoit qu'elle est devenue trop étroite, un ancien pantalon dans lequel on entre difficilement donnent quelquefois l'éveil quand on a négligé de monter chaque jour sur son pèse-personne.

5. Les étapes qui menacent votre poids

Le poids est normalement stable. Effectivement, des mécanismes régulateurs s'opposent à l'envahissement du corps par la graisse, même quand la ration alimentaire est excessive et en dépit de la sédentarité. C'est ce qui explique que certaines personnes ont une silhouette normale et quelquefois enviable malgré un solide appétit et une vie relativement sédentaire. **Il est cependant très rare que cet équilibre persiste après 40 ans** et déjà aux approches de la trentaine le spécialiste discerne les prémices de ce qui sera plus tard une importante surcharge pondérale. Chez la femme, les hanches ont tendance à s'alourdir ; chez l'homme, un coussinet graisseux commence à se constituer sur le ventre ou l'estomac.

Cette surcharge menace à tout âge de se développer sous l'influence de divers facteurs. Il est cependant des périodes de l'existence qui la favorisent.

6. Les surcharges de la puberté

Nous laisserons de côté les obésités dont l'origine est héréditaire ; les parents sont souvent obèses et les enfants appartiennent généralement à des familles de gros mangeurs. Ce n'est pas que nos moyens se trouvent impuissants à faire maigrir cette catégorie

la main qui en est exempt développe à cet endroit un tissu graisseux, comme sur le ventre quand le sujet devient obèse.

Les cellules graisseuses sont formées de petits globules qu'enrobe une couche mince de protoplasme. Normalement se trouve libéré un certain taux des graisses en réserve, afin de maintenir la constante lipidique de l'élément sanguin nécessaire aux besoins de l'organisme.

Certains mécanismes métaboliques concourent à la destruction des graisses quand elles sont en excès. Toutefois, quand la surcharge alimentaire en graisses et surtout en sucres devient réellement excessive et qu'elle se poursuit pendant des mois, voire des années, cette destruction devient incomplète. C'est comme si on chargeait inconsidérément un foyer en combustible, alors qu'on aurait partiellement fermé la clé de tirage et laissé s'encrasser les conduits. Mais l'organisme a d'autres ressources qu'un foyer qu'on ne saurait bourrer longtemps de combustible. Il a, lui, la possibilité de le stocker sous forme de réserves lipidiques. Les gouttelettes de graisse viennent « gonfler » les adipocytes; c'est l'hypertrophie du tissu adipeux, autrement dit l'obésité. Elle représente alors un capital énergétique de réserve considérable puisqu'on a calculé que certains obèses pourraient vivre une année sur le total calorique ainsi accumulé. Ainsi, quand la ration alimentaire excède en calories celles nécessaires à l'entretien de notre organisme et à notre activité, sauf cas d'exception, il est inéluctable que le tissu graisseux se développe plus ou moins tardivement de manière excessive. Cette surcharge habituelle de l'appareil digestif et des fonctions assimilatrices crée des distensions organiques, des besoins artificiels de nourriture qui font que l'obèse finit par absorber beaucoup plus d'aliments et de boissons qu'il lui est nécessaire. L'obésité qui se constitue devient alors une réaction de défense de l'organisme qui stocke les graisses au niveau du tissu cellulo-adipeux pour s'efforcer de maintenir la constante sanguine; ce qui n'est pas toujours le cas si on considère le taux élevé de cholestérol chez la majorité des obèses.

Le tissu adipeux est cependant loin d'être inerte. Il possède une activité propre qui tient d'une part à sa vascularisation, aussi importante que celle du muscle en certaines régions, et à son innervation. Les fibres nerveuses du système neuro-végétatif se

d'obèses, mais elle représente une fraction minime qui éveille suffisamment l'attention du médecin pour qu'elle soit traitée dès le jeune âge.

En réalité, **il est peu d'obésités qui se manifestent au stade infantile.** Quant aux obésités qu'on rencontre chez l'adolescent, **elles relèvent rarement de causes pathologiques.** Elles apparaissent chez les tempéraments florides vers la pré-puberté, entre 10-11 ans, se précisent à la puberté, particulièrement chez les filles dans la phase qui précède les règles et au cours de leur normalisation ; c'est-à-dire, selon les sujets, entre 11 et 14-15 ans. Ces surcharges sont justiciables d'une physiothérapie aux traitements associés, exercice progressivement intensifié, sudation provoquée et reconditionnement psychophagique. Les résultats sont en général spectaculaires, la poussée hormonale les favorisant. Quelques cas paraissent irréductibles ; c'est qu'ils ressortissent à des états névrotiques pour lesquels le neuro-psychiatre ou le psychanalyste devront intervenir.

7. Le mariage prélude fréquemment à l'obésité

Pour la femme comme pour l'homme, le mariage est une période délicate quand il intervient au premier stade de l'âge adulte, entre 20 et 30 ans, quand justement la nutrition est très active. Le mode de vie se trouve soudain bouleversé. A la frénésie de dépense physique de l'adolescence, succède sans transition une vie plus réglée, des responsabilités accrues qui modifient les idéations. Si l'activité sexuelle, du moins dans les premières années de l'union, est plus fréquente, elle se trouve compensée par l'abandon progressif de ce qui émargeait sur l'apport calorique journalier, par exemple la danse, les activités sportives et de plein air. Il ne faut pas oublier que chez l'adolescent, la préoccupation légitime de la découverte du sexe opposé et le flirt qui en découle, relèguent au second plan les satisfactions de la table. Les sorties sont fréquentes. les veilles prolongées ; les repas sont pris à la hâte plutôt pour satisfaire l'appétit que la gourmandise. La jeune mariée a souvent plus de fatigue dans sa nouvelle condition, **mais elle s'accompagne d'une tension nerveuse que produit la multiplicité des tâches qui lui incombent.** En outre, le désir de se rendre agréable au mari en composant des mets savoureux l'emporte très souvent sur le respect de l'équilibre alimentaire. **Tension nerveuse et excès de corps gras et de sucres se conjuguent pour amorcer la surcharge pondérale.** Quant à l'homme, il est fré-

prolongent jusque dans l'intimité des cellules graisseuses. Elles ont par conséquent un rôle trophique qui explique les résultats obtenus en reconditionnement psychophagique par action sur la commande hypothalamique. Sans cette liaison on expliquerait difficilement que les graisses superflues puissent diminuer sous l'effet de la suggestion, en certains cas avec l'exclusion de l'exercice accru et du régime amaigrissant.

3. Le ralentissement du métabolisme basal

Afin de couvrir ses dépenses d'entretien et d'activité organique, l'individu a besoin, pour y faire face, d'un minimum calorique indispensable. C'est ce qu'on appelle la dépense de fond qui se mesure par le métabolisme basal. Il diffère évidemment selon le poids du sujet, sa surface cutanée et la qualité des métabolismes (1). Ainsi, la digestion pour s'accomplir mobilise des réserves d'énergie qui émargent sur le total calorique journalier; il en est de même des autres fonctions.

L'adipose provoque une paralysie progressive des fonctions métaboliques de base, par encrassement organique, par gauchissement des mécanismes de désassimilation, par développement excessif de la couche adipeuse protectrice contre le froid qui fait que le corps épargne ses calories.

Cette diminution du métabolisme basal s'accentuant avec l'âge et correspondant à la réduction de la C.V. (2), le nombre des calories nécessaires à l'entretien de la vie tend à diminuer. Si bien qu'en marge d'une ration excessive qui accroît le total calorique journalier (voir chap. IX, p. 182), cette épargne anormale vient s'y ajouter. Prenons un exemple. Un individu donné a besoin, pour maintenir son poids, de 3 800 calories. Il a 25 ans. Une activité suffisante, une ration alimentaire nullement excessive ne lui fait pas dépasser ce chiffre. Mais voilà qu'il change de situation et devient sédentaire; puis, il mange davantage au fur et à mesure de l'écoulement des années. Si bien qu'à 40 ans,

(1) Transformations bio-chimiques qui se font au sein de l'organisme pour permettre le déroulement des processus vitaux.

(2) Volume d'air que contiennent les poumons. Il se mesure au spiromètre après une inspiration forcée.

quent qu'il range ses chaussures à pointes ou ses haltères pour s'abreuver devant la télévision d'exploits sportifs qui ne sont pas sans lui donner une certaine nostalgie.

Ces considérations m'incitent, si vous êtes dans cet âge où le mariage bouleverse le mode d'existence, à vous mettre en garde **contre le farniente conjugal qu'on trouve à l'origine de nombreuses obésités.** Organisez à deux votre vie sportive. Allez à la piscine, sur le stade, à la salle de culture physique ou de judo, ou inscrivez-vous à un club de tennis ou d'équitation. Faites des randonnées pédestres ou du cyclo-tourisme, de la voile ; aérez-vous ! Surtout **ne vous laissez pas engluer par les distractions sédentaires !** Choisissez à bon escient vos programmes de cinéma, de télévision, etc. ; qu'ils ne deviennent jamais ni un besoin ni une drogue.

8. La réussite matérielle qui fait grossir

La réussite, l'accession à une situation enviable incitent à une vie plus large. Le contraste est saisissant entre la vie difficile du couple d'autrefois où les dépenses musculaires étaient importantes, et celle des couples d'aujourd'hui dispensés d'efforts physiques. La voiture, l'ascenseur, la machine à laver, la tondeuse à gazon, la scie mécanique épargnent bien des calories dont l'économie se solde par des réserves de graisse catastrophiques pour la ligne... et la santé. A cela s'ajoutent des excès de boissons et d'aliments qui, curieusement, ne sont accessibles qu'à ceux qui devraient le moins y recourir. Je connais un couple que l'insidieuse habitude — ou le snobisme — de boire du champagne inconsidérément a rendu obèse.

En ce qui concerne l'accroissement pondéral, la réussite sociale est plus préjudiciable à l'homme qu'à la femme, car cette dernière, à moins de frustrations affectives, maintient mieux sa ligne grâce à une plus grande activité physique et au souci qu'elle a de son esthétique. Mais elle connaît par contre une période cruciale en ce qui concerne la surcharge adipeuse et la cellulite. C'est la maternité.

9. La grossesse, une menace pour la ligne

Il faut faire litière de cette idée-reçue selon laquelle d'avoir un enfant embellit la femme. Oui, quand elle s'entoure de toutes les précautions pour défendre son corps contre les déformations ; non

la réduction de l'exercice et l'apport alimentaire qui s'est accru ont élevé le total calorique à 4 300 unités. Ce qui fait 500 calories d'excédent.

Or, ces 500 calories correspondent à 65 g de graisses qui seront mises en réserve dans le tissu cellulo-adipeux. Et ceci journellement. A moins que des métabolismes encore intacts ne viennent freiner cette épargne. Autrement c'est près de 2 kg par mois qui seraient mis en réserve sous forme de graisse.

Mais admettons que le même sujet décide de réduire sa ration alimentaire à 3 000 calories afin de maigrir. Que va-t-il se passer ? Cette réduction ne va pas nécessiter autant de dépense d'énergie pour le travail digestif que la ration de 3 800 calories. Il peut en résulter une économie de 200 à 300 calories journalières qui représentent l'épargne que réalise le métabolisme de base. C'est donc à une ration de 2 700 calories qu'il faudra descendre pour pouvoir maigrir.

Les régimes de basses-calories enferment donc l'obèse dans un cercle vicieux, puisque plus la ration énergétique est réduite, plus la dépense de fond diminue. Il faut alors se soumettre à un véritable régime de famine pour maigrir. Et nous verrons que la perte de poids dans ces conditions ne peut être qu'éphémère. La solution de ce problème réside dans l'activation du métabolisme de base par les moyens que nous décrirons et la reprise progressive des dépenses musculaires consommatrices des calories excédentaires. Mais le relèvement du métabolisme basal ne peut réellement s'effectuer que par une modification profonde et définitive du comportement eu égard à la nourriture et à l'activité psycho-physique. C'est du ressort de la psychosomatique.

4. Le cas des obèses qui mangent avec excès pour lutter contre la fatigue

Il est une catégorie d'obèses au quotient respiratoire élevé dont l'organisme brûle activement, mais qui est devenu inapte à comburer les graisses. Dans ce cas, les réserves graisseuses restent intactes, mais l'appétit est exigeant. Le sujet recherche alors dans l'apport alimentaire les énergies que ses réserves ne peuvent lui procurer. Or, ce sont les sucres qui lui fournissent les

quand elle compte sur la nature pour lui restituer sa beauté corporelle après l'accouchement. L'assertion selon laquelle la maternité embellit la femme **fait partie des mythes qui magnifient la mère au détriment de son droit à être une femme à part entière** (1). Certes ! la femme dont la minceur est excessive voit souvent ses formes s'épanouir ; mais ensuite, comme les chairs ne sont constituées que de graisse, c'est avec l'âge, l'effondrement. Que la maternité embellisse est surtout un argument **que les natalistes à tous crins s'obstinent à employer contre toute objectivité.**

Certaines femmes, inconséquentes ou mal conseillées prennent de nombreux kilos pendant et après la gestation. Si elles n'ont pas l'initiative de les perdre, il s'agit d'un triste abandon teinté de renoncement. J'ai consacré un ouvrage à la culture physique de la femme enceinte (2) et aux moyens qui permettent à la jeune maman de retrouver rapidement sa ligne après l'accouchement. Je me suis également penché sur l'hygiène mentale de la femme pendant la grossesse en mettant à sa disposition des enregistrements en cassettes qui éliminent l'anxiété et les malaises inhérents à cet état, et **qui évitent les boulimies intempestives.**

10. Un cap dangereux : la ménopause

La ménopause, qui se situe à un moment où l'activité physique se ralentit, correspond à un dérèglement de tout le système neuro-endocrinien qui favorise les surcharges tant adipeuses que cellulitiques ou rétentionnelles. Des crises de boulimie (appétit excessif et incontrôlé) qui tiennent au refus d'accepter l'involution sexuelle, à l'angoisse de vieillir, viennent par un mécanisme bien connu des psychanalystes — la compensation — accélérer la tendance à prendre du poids.

Quelquefois, subitement, en quelques mois la femme qui entre dans l'âge climatérique prend plusieurs kilos. C'est souvent une augmentation lente et régulière qui, pendant cette période où la stabilisation d'un nouvel ordre physiologique demande deux ou trois années, **conduit finalement la femme qui a pris deux kilos par an à une surcharge adipeuse importante.**

---

(1) Du même auteur : « *Le comportement sexuel de la femme* » (Nouvel Office d'Éditions).

(2) « *Santé et Beauté plastique de votre enfant* » (La Pensée moderne).

forces les plus vite disponibles. D'où son appétence pour les féculents et sucreries — autrement dit, les hydrates de carbone — qui augmentent le plus facilement les graisses anormalement stockées (voir chap. IX, p. 194).

Cette impuissance de l'organisme à mobiliser les graisses est, en général, liée à l'insuffisance hépatique et à la réduction du champ respiratoire. D'une part la fonction lypopexique du foie est amoindrie et, d'autre part, la combustion des graisses au niveau des poumons et dans les tissus s'accomplit imparfaitement par suite d'une fixation insuffisante de l'oxygène dans le sang, à la phase du déplissement alvéolaire de la respiration.

Ces anomalies instaurent à la longue un état de fatigue permanent qui, ainsi que nous l'avons démontré dans un récent ouvrage (1), tient à ce que l'obèse, si énergique qu'il soit par ailleurs, répugne à accomplir le moindre effort physique, et que, s'il ne peut mobiliser ses réserves de graisse, il doit compenser ses dépenses d'énergies par une nourriture riche en sucres. En fait, chez lui, la gourmandise ne serait qu'un conditionnement que développerait cette inaptitude.

La reprise de l'exercice doit donc être très progressive, afin de ne pas stimuler soudainement un appétit déjà exigeant, Toutefois, c'est cet exercice qui normalisera le fonctionnement des organes digestifs, cependant que la sur-respiration développera la C. V. Le reconditionnement psychophagique qui se poursuivra pendant la cure d'exercice luttera efficacement contre la tendance de cette catégorie d'obèses à se jeter sur les aliments les plus énergétiques, les sucres, charcuteries, etc., au détriment d'une nourriture vitalisante où dominent les protéines, les vitamines et le lest qu'apportent légumes et fruits.

Notons tout de suite, mais nous reviendrons sur ce propos qui participe de l'optique de cet ouvrage, le rôle que joue l'hypothalamus (2) dans l'épargne et la destruction des graisses. Ce centre préside aux divers métabolismes, dont celui des graisses. Par

(suite page 56)

---

(1) Chez le même éditeur : *« Chassez la fatigue, en retrouvant la forme »*.

(2) Centre de la commande du sympathique situé à la base du cerveau et en liaison avec l'hypophyse.

C'est à cette étape de la vie **que vous devrez montrer la plus grande vigilance.** Ne pas admettre de peser davantage qu'il ne faut car, autrement, aux troubles inhérents à la ménopause viendraient se superposer, en les aggravant singulièrement, l'angoisse de grossir. Comme la surcharge adipeuse s'accompagne des signes de vieillissement (alourdissement de la démarche, empâtement du visage, du cou et des membres, gonflement du ventre tenant à l'aérophagie, etc.), il s'établit une sorte de névrose obsessionnelle qui confine au désespoir, ce qui achève de dérégler un système neuro-endocrinien déjà perturbé et à la recherche de son nouvel équilibre.

11. Les surcharges adipeuses de l'homme

Selon les spécialistes, l'homme n'échappe pas aux troubles qui accompagnent l'involution glandulaire de la cinquantaine. C'est l'andropause. Mes propres observations m'ont fait apparaître que certaines femmes n'éprouvent aucun trouble de l'arrêt de la menstruation ; ce sont en général celles dont la vie sexuelle ne s'en trouve aucunement perturbée et qui, au contraire, par suite d'un taux plus élevé de testostérone, assouvissent sans complexes des désirs auparavant refoulés. Ceci **met en lumière l'importance du reconditionnement psychologique dans l'allègre franchissement de ce cap difficile.**

Les hommes qui continuent à vivre normalement et sans inquiétude leur sexualité **ont aussi de grandes chances d'ignorer les perturbations de ce qu'on qualifie, à tort semble-t-il, d'andropause.** Ces troubles ne sont autres que ceux que nous avons précédemment énumérés. Ils proviennent tout simplement des surcharges adipeuses et des fontes musculaires qui précipitent le vieillissement ; la diminution des capacités viriles qui leur est associée retentit alors intensément par voie psychosomatique sur ces troubles mineurs qui peuvent dégénérer en atteintes lésionnelles.

Chaque jour qui passe est susceptible de conduire insensiblement à ce qui sera un jour de l'obésité. Mais il est des périodes de vie, la puberté et le climatère, qui y prédisposent et où l'attention ne doit pas se relâcher ; il est aussi des circonstances où les modifications du comportement interviennent pour la favoriser. Défendre son corps contre les surcharges est affaire de vigilance.

Planche 1 : L'HOMME OBÈSE

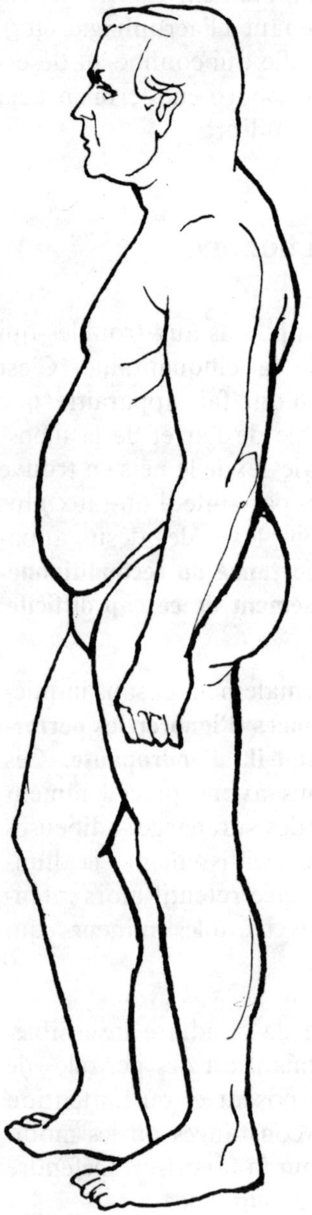

C'est au fil des années que le corps se déforme et s'épaissit sans qu'on veuille s'en apercevoir.
Les graisses qui, en certaines régions constituent un revêtement normal et participent à l'harmonie des formes, s'accumulent par suite de la surcharge des apodicytes (cellules graisseuses).
Le corps subit alors les inesthétiques altérations de la forme que montre ce document : visage et cou empâtés, nuque et dos adipeux, pectoraux affaissés et plis graisseux à la partie antérieure de l'aisselle, ventre débordant, quelquefois en besace, fessiers manquant de fermeté, membres supérieurs et inférieurs sans reliefs.
Ces déformations correspondent toujours à des troubles organiques mineurs ou plus ou moins graves.

12. Où se constituent vos réserves de graisse ?

L'examen de votre corps, en totale nudité, vous apporte le moyen de procéder à une sorte de check-up morphologique. Ainsi, vous définirez avec précision les régions les plus capitonnées par les graisses superflues. Cette « revue de détail » n'est aucunement nécessaire pour que vous perdiez vos kilos excédentaires. La normalisation de la fonction nerveuse qui est à la base de cette méthode et le reconditionnement psychophagique, **vous assurent une fonte régulière des graisses accumulées quelle qu'en soit leur importance ou l'endroit où elles se trouvent.**

Cet examen est cependant nécessaire. Il va vous permettre de déterminer le rapport des graisses et des cellulites entre elles ; il va définir votre type morphologique et votre tempérament dominant. Enfin, cette connaissance vous sera nécessaire quand vous devrez substituer des chairs fermes et élastiques aux tissus mous et dégénérés qui s'élimineront sous la double action de la détente nerveuse et de la restructuration musculaire qui devra ensuite intervenir, afin de vous épargner cette flaccidité des chairs,et de la peau en particulier,qui suit les cures d'amaigrissement **de ceux qui négligent trop souvent la reprise progressive de l'exercice.**

13. Les stéatomes

Vous avez peut-être grossi de partout, **mais la graisse a pu s'accumuler seulement en certaines régions de votre corps.** Elle peut affecter particulièrement la région supérieure, ou seulement la région inférieure. Il est classique de considérer que l'obésité dite androïde appartient surtout à l'homme et que l'obésité dite gynoïde, celle du dessous de la ceinture est spécifique de la nature féminine. Les spécialistes en sont, contre toute évidence, restés à cette notion selon laquelle les neuf dixièmes des femmes seraient à classer dans cette dernière catégorie, alors qu'un homme seulement sur dix aurait une obésité dite gynoïde, de même que les hommes « feraient » rarement de la cellulite. **Ce n'est plus vrai aujourd'hui où les obésités et cellulites proviennent de plus en plus du dysfonctionnement neuro-endocrinien.** La majorité des hommes qui grossissent ont aussi de la cellulite — quelquefois dès l'âge de 25-30 ans — mais dans une moindre proportion que la femme.

Planche 2 : **LE TYPE GYNOÏDE**

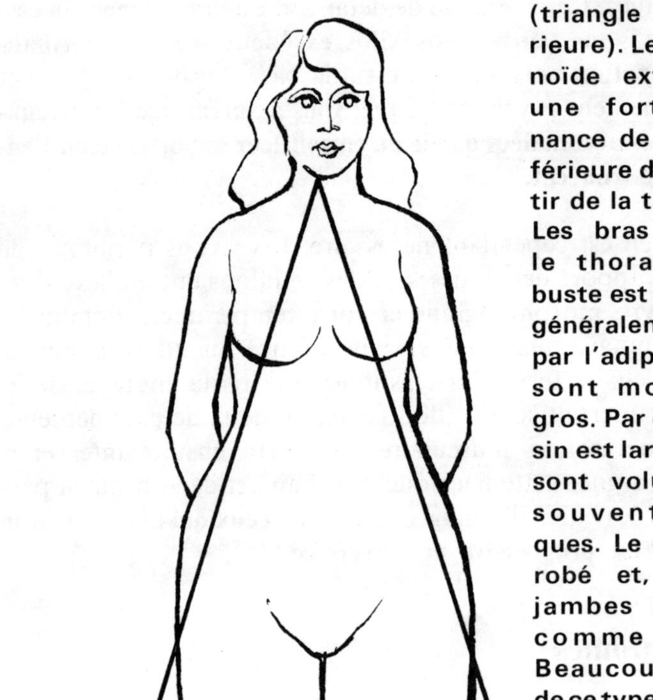

La femme est normalement de type gynoïde (triangle à base inférieure). Le caractère gynoïde extrême donne une forte prédominance de la région inférieure du corps à partir de la taille.
Les bras sont grêles, le thorax étroit. Le buste est peu musclé et généralement épargné par l'adipose ; les seins sont moyennement gros. Par contre, le bassin est large, les cuisses sont volumineuses et souvent cellulitiques. Le genou est enrobé et, parfois, les jambes apparaissent comme infiltrées. Beaucoup de femmes de ce type ont des règles irrégulières et douloureuses. L'homme de type gynoïde est féminisé. Ses capacités viriles et son activité sexuelle sont réduites. Sa pilosité décroît avec l'âge, cependant que le relief musculaire s'estompe sous l'adipose qui envahit surtout la taille, les hanches, les cuisses.

Quant aux obésités gynoïdes, l'homme s'empâtant du bassin vers la quarantaine, elles sont moins rares qu'on ne croit.

Ce n'est que la palpation de vos chairs qui peut vous renseigner sur le type d'obésité que vous faites, ou dans le cas de simples surcharges adipeuses vous renseigner sur leur importance et leur localisation.

14. Apprenez à palper vos chairs

Il est des endroits de votre corps qui sont dépourvus de graisse ; par exemple, le devant du cou, du bras ; le dessus des mains et des pieds. D'autres régions **sont naturellement capitonnées,** le tissu celluloadipeux leur conférant un harmonieux modelé ; ainsi, une région fessière serait, chez la femme, dépourvue d'attraits si le pannicule adipeux en était réduit à sa plus simple expression. De même, une légère adipose du ventre féminin voile agréablement les reliefs musculaires, donne au ventre un léger arrondi qui efface la saillie antérieure des os du bassin. Même dans les cures d'amaigrissement excessif, le Mont de Vénus conserve son coussinet amortisseur (1).

Il est évident que l' « adipostat » qui, au niveau de l'hypothalamus règle la répartition des graisses **défend certaines régions contre une fonte excessive du tissu adipeux,** là où les réserves sont esthétiquement utiles (défense du schéma corporel) et nécessaires comme élément de protection.

Sur un plan général, en vous examinant devant un miroir, il vous est facile de déterminer le type de surcharge graisseuse auquel vous tendez quand vous prenez du poids.

A. ÊTES-VOUS DE TYPE PLÉTHORIQUE ?

Il s'agit d'obésité généralisée. Elle affecte toutes les parties du corps. La tendance à la rondeur (voir Pl. 1, p. 50) est caractéristique. Le cou, la nuque, les bras et les épaules sont enrobés d'un revêtement adipeux plus ou moins épais, ainsi que les reins, le bassin et les hanches. La fesse épaissie se confond avec la cuisse mais les jambes conservent fréquemment une forme acceptable. Du fait de cette surcharge générale, le poids corporel dépasse fréquemment de 10 à 15 % le poids normal (voir chapitre X).

(1) « *La Magie de l'Amour* » (Nouvel Office d'Éditions).

Planche 3 : **LE TYPE ANDROÏDE**

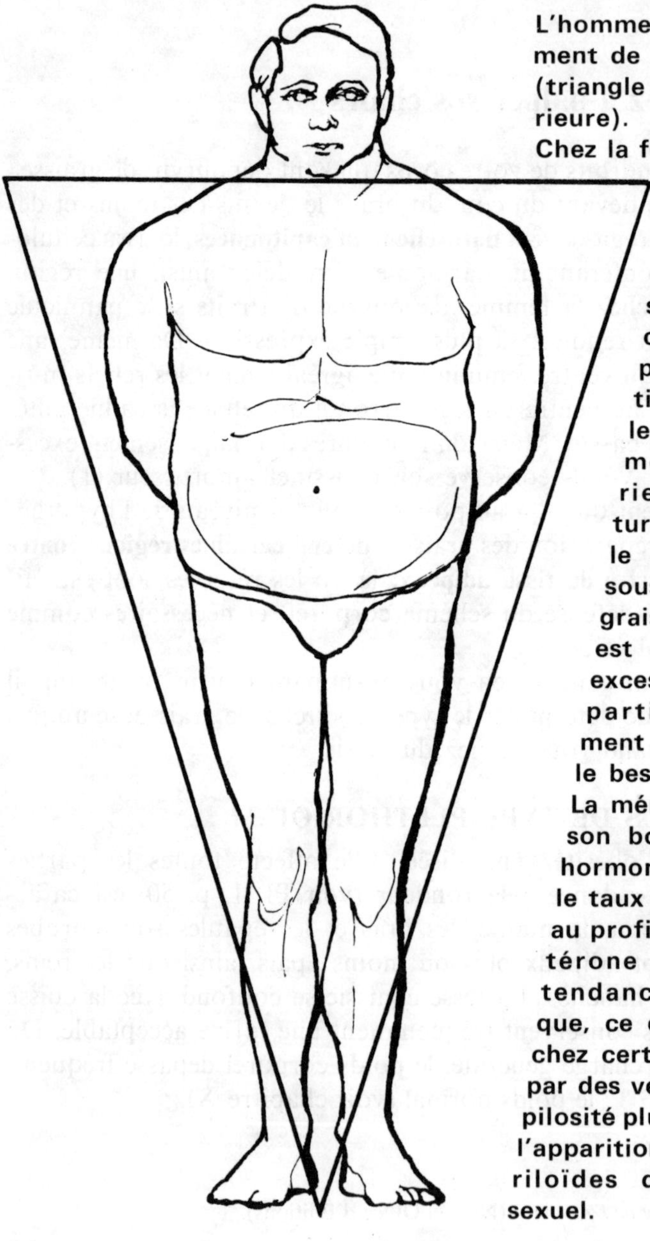

L'homme est normalement de type androïde (triangle à base supérieure).

Chez la femme de type androïde, l'adipose se trouve localisée à la moitié supérieure du corps, ce qui, par effet d'optique, minimise le volume des membres inférieurs. L'ossature est forte et le muscle dense sous sa couche de graisse. L'appétit est généralement excessif, mais en partie heureusement compensé par le besoin d'activité. La ménopause, avec son bouleversement hormonal qui réduit le taux follicullinique au profit de la testostérone accentue la tendance androgénique, ce qui se signale chez certaines femmes par des vergetures, une pilosité plus marquée, et l'apparition de signes viriloïdes de caractère sexuel.

B. ÊTES-VOUS DE TYPE ANDROÏDE ?

La surcharge graisseuse prédomine à la moitié supérieure du corps (voir Pl. 3, p. 54). La nuque, la partie postérieure du bras, le thorax et la région de l'estomac sont recouverts d'une épaisse couche adipeuse. A un stade plus avancé, la graisse envahit tout le pourtour de la taille et le ventre s'écroule en obusier. Cette prédominance rend les membres inférieurs, généralement épargnés, dérisoires. Une sphère soutenue par deux allumettes figure assez bien la disproportion qui s'établit entre le buste et les jambes.

C. ÊTES-VOUS DE TYPE GYNOÏDE ?

Dans ce cas, les régions préférentielles où la graisse s'accumule sont le ventre en sa partie sous-ombilicale, mais surtout les hanches qui s'élargissent. Les fesses, les cuisses peuvent devenir quelquefois monstrueuses, cependant que le cou, le torse et les membres supérieurs restent curieusement intacts. Il arrive que la taille soit marquée et que toute la partie inférieure du corps paraisse incluse dans une épaisse enveloppe adipeuse d'aspect capitonné. Le buste paraît appartenir à un autre sujet, ce qui accentue ce caractère gynoïde magnifié par nombre d'artistes des siècles passés. La Source d'Ingres illustre parfaitement cette morphologie.

D. ÊTES-VOUS DE TYPE STÉATOÏDE ?

L'obésité est parfois segmentaire. On parle alors d'obésité localisée ou dystrophique. La graisse s'accumule en des territoires bien déterminés. Ces amas sont qualifiés de « stéatomes ». Ils déforment d'autant plus la silhouette que les régions voisines sont épargnées. Les plus caractéristiques de ces localisations siègent à la nuque, formant ce qu'on appelle la « bosse de bison », qui constitue un coussinet inesthétique au niveau de la 7e vertèbre cervicale, dite proéminente, et dont on sent le relief sous la peau ; la « culotte de cheval », qui définit les stéatomes qui se constituent à l'extérieur des hanches (stéatomes sous-trochantériens). Ces bosses désespèrent nombre de femmes jeunes, car elles se discernent visiblement sous les pantalons ajustés.

Citons encore (voir Pl. 6, p. 70) les stéatomes sous-maxillaires (double-menton), mammaires et ceux de la partie arrière des bras, les stéatomes abdominaux et pubien, ceux des flancs, des fesses, de la partie interne et externe des cuisses à leur région supérieure, des genoux à l'intérieur et immédiatement au-dessus de leur articulation. Les stéatomes de la cheville sont d'observation moins courante.

sa liaison avec l'hypophyse, *« chef d'orchestre du circuit endocrinien »,* à laquelle il envoie ses messages hormonaux, il intervient au premier chef dans le maintien ou l'anarchie des glandes endocrines. Enfin, tout au long de la chaîne ganglionnaire il influence, par les filets trophiques qui innervent le tissu celluloadipeux, les localisations graisseuses segmentaires. La régulation hypothalamique que nous obtenons par suggestion montre à l'évidence, par la résorption des stéatomes, à quel point cette recherche est importante quand il s'agit d'obésités dystrophiques.

5. Les divers tempéraments et les menaces de surcharge pondérale

La détermination du tempérament fournit au psychologue de précieuses indications sur le caractère et le comportement. Cette opération n'est pas moins fructueuse pour le médecin et le relaxologue par rapport aux tendances à l'embonpoint des sujets examinés et aux moyens à mettre en œuvre pour contrecarrer ces tendances lorsqu'elles tiennent aux idiosyncrasies. Le tableau que j'ai extrait d'un ouvrage consacré à la beauté du corps féminin permet de définir le tempérament dominant dont voici quelques caractéristiques complémentaires. Cette connaissance ne peut que donner l'éveil en ce qui concerne la propension à tel ou tel type d'obésité auquel nous nous référerons.

A. LE TEMPÉRAMENT BILIEUX

Le bilieux se différencie immédiatement du sanguin et du lymphatique par le contact de la peau, ainsi que par sa couleur. La peau est chaude et sèche, bien teintée ; elle a la teinte de l'ivoire, contrairement à celle du sanguin à peau rouge et au lymphatique aux téguments pâles. Ces deux tempéraments ne peuvent être confondus avec le bilieux, car l'épiderme chez le sanguin donne un contact chaud et humide, alors qu'il est froid chez le lymphatique. Le bilieux est avant tout un musculaire. La qualité dominante des chairs est la fermeté : même enrobées de graisse elles sont dures au toucher. Les membres, relativement longs, sont bien étoffés. L'insuffisance hépatique caractérise le tempérament bilieux qui s'oriente insensiblement mais inéluc-

15. Votre corps par régions

Les stéatomes se développent symétriquement, **ce qui les différencient des lipomes.** Ainsi, on ne voit pas un stéatome se constituer sur une hanche et épargner l'autre. **Il est donc inutile de palper les deux parties du corps,** droite et gauche ; elles sont généralement identiques.

La palpation consiste à saisir les chairs, en opposant les pouces aux autres doigts qui appuient en restant pratiquement à plat. Vous devez tenter de soulever le pli ainsi formé par les téguments. **Diverses observations vous permettent alors de définir la nature de vos tissus.**

— LE PLI FORMÉ SE SOULÈVE AISÉMENT, n'excède pas l'épaisseur que j'indique approximativement pour chaque région, cependant que les faces internes de ce pli roulent aisément entre les doigts, sans que vous ressentiez de douleur. Vos tissus sont normaux en cette région.

— L'ÉPAISSEUR DES CHAIRS EST EXCESSIVE. Elles se soulèvent difficilement ou vous ne pouvez les détacher, et vous n'éprouvez toujours aucune douleur. Il s'agit de surcharge graisseuse que vous pouvez qualifier de stéatome s'il s'agit d'un territoire bien délimité (voir les figures p. 70).

— LA PALPATION EST DOULOUREUSE, VOUS RESSENTEZ COMME UNE CUISSON. Vous avez de la cellulite. Reportez-vous au prochain chapitre qui vous donne à ce sujet des indications complémentaires.

A. LE COU ET LA NUQUE

Une légère couche adipeuse dissimule les reliefs et vaisseaux à la région antérieure du cou dont la peau reste mince. La région sous-maxillaire peut être envahie par la graisse, **jusqu'à former un double et même un triple menton.**

La nuque est accessible d'une main. En levant le bras gauche cherchez la vertèbre proéminente, doigts appuyant à plat. **C'est là que se constitue la « bosse de bison ».** Vous devrez éviter qu'elle ne se développe si, pinçant le tégument entre les doigts et le pouce, vous constatez que son épaisseur excède un centimètre.

B. LE DOS DU BRAS

Avec la main gauche et portant l'épaule et le bras droit en avant, vous saisissez fermement entre le pouce et les doigts repliés,

tablement vers la surcharge graisseuse quand il délaisse l'exercice dont il a un besoin absolu. La culture physique, pour être bénéfique, doit être orientée vers le développement intégral des divers groupes musculaires, par un travail lent, intense et localisé.

Chez le bilieux, l'orientation se fait rarement vers le type gynoïde ou androïde. Le corps tend à s'envelopper dans son ensemble, tout en conservant certaines proportions qui dissimulent longtemps sous les vêtements l'obésité qui se constitue à la faveur de l'inactivité physique.

B. LE TEMPÉRAMENT SANGUIN

La peau est chaude, de fond rouge et légèrement humide. Elle ne peut, par conséquent, se confondre avec celle du bilieux qui est sèche, ou celle du lymphatique qui est froide. Le sanguin est un respiratoire qui a besoin d'exercice de plein air. Le corps composé de graisses denses et de muscles, est ferme. Toutefois les muscles ne sont jamais aussi définis que chez le bilieux, car il subsiste une légère adipose. Les jambes sont légèrement courtes par suite de l'importance thoracique (étage respiratoire).

L'obésité, qui se développe facilement, car le sanguin est gros mangeur, est de type androïde; elle se localise à la nuque, aux épaules, à l'abdomen, les jambes étant épargnées.

Le sanguin est menacé par la pléthore. Les états congestifs, l'obésité, l'hypertension, la goutte, le diabète le guettent dans l'âge mûr. L'influence martienne prédispose à la fragilité des vaisseaux sanguins, à l'hypertrophie du foie.

Le sanguin dont la profession est sédentaire est condamné à la surcharge adipeuse par ralentissement des combustions s'il s'écarte des règles de l'équilibre alimentaire (excès de corps gras et de sucre) et s'il ne se livre à des activités professionnelles ou sportives de plein air compensatrices.

C. LE TEMPÉRAMENT LYMPHATIQUE

La peau est blanche, humide et froide, surtout aux extrémités. On fait donc facilement la différence entre l'obèse sanguin au teint congestif, dont la main donne un contact chaud et ferme, et l'obèse lymphatique qui est un lunaire au visage rond et au teint pâle.

le tégument qui recouvre la partie arrière du bras. **Là non plus l'épaisseur ne doit pas atteindre un centimètre.**

C. LA POITRINE ET LE DOS

Entre la région externe du sein et la partie interne de l'épaule, vers l'attache du bras, se situe le rebord antérieur de l'aisselle. Il forme normalement une ligne très pure constituée du rebord pectoral, près de l'attache du muscle de l'épaule (deltoïde antérieur). Très souvent, par suite de l'atrophie du grand pectoral, la peau se trouve infiltrée, distendue ; elle « frise », ce qui est très inesthétique. Les garçons jeunes montrent cette disgrâce quand ils manquent de muscles. **C'est là que se forme le stéatome.** En réalité, à cet endroit, **la peau doit rester mince ;** vous devez la sentir rouler sur le muscle en le contractant. La douleur en cet endroit est un excellent moyen de détection de la cellulite, chez l'homme comme chez la femme.

A la région postérieure de l'aisselle se constituent souvent des amas graisseux qui se signalent chez la femme par des bourrelets au-dessus de la bride du soutien-gorge. Les muscles qui bordent la colonne vertébrale dessinent un harmonieux sillon sur son parcours dorsal et lombaire. **Chez les gras il est noyé dans la graisse,** ce qui est aisément détecté à la palpation.

D. LE VENTRE ET LES FLANCS

La tendance androïde donne les stéatomes du niveau de l'estomac, de chaque côté de la partie médiane du ventre. Ils sont fréquemment associés aux localisations graisseuses des flancs. D'autres fois, les stéatomes se forment au niveau de l'ombilic, enfermant l'ombilic dans une sorte de cratère adipeux. Les stéatomes pubiens sont moins fréquents et se trouvent dissimulés par la toison vénusienne.

Normalement, chez l'homme, les téguments qui recouvrent la paroi abdominale **doivent rouler aisément entre les doigts,** ne pas excéder un demi-centimètre et **laisser transparaître les reliefs musculaires.** Quand ceux-ci sont absents c'est — même à 18 ans — l'indice d'une obésité naissante. La femme doit posséder un ventre ferme et élastique, les muscles se devinant plus qu'ils ne se voient. **L'épaisseur du pli cutané peut chez elle avoisiner deux centimètres** sans qu'il s'agisse d'anomalie, du moment que le ventre n'est pas distendu.

Le lymphatique est un digestif. Chez lui, l'abdomen domine la morphologie ce qui, avec un ventre long et lisse, donne des jambes courtes. Les membres inférieurs sont, dans la surcharge graisseuse, souvent épargnés, les mollets restant gros et musclés. L'homme présente une région stomacale importante, alors que chez la femme le bassin prend une ampleur parfois monstrueuse. C'est ce tempérament qui est le plus menacé par la rétention d'eau et la cellulite. Le lymphatique, dont la tendance est gynoïde, est menacé de par son système dominant qui est la lymphe. Il est donc sujet aux affections des muqueuses, aux catarrhes, aux écoulements. Les organes digestifs sont paresseux. Un foie gras, un estomac dilaté, un intestin qui se libère mal, sont le lot de ce tempérament sujet aux ptôses organiques du fait de la laxité de ses tissus mous et infiltrés. D'où fréquentes hernies et éventrations.

Le sens dominant du lymphatique étant le goût, celui-ci doit lutter contre sa gourmandise. La désintoxication du milieu conjonctivo-lymphatique qui tend à accumuler les déchets, la restructuration du ventre lorsqu'il est dessanglé (voir Pl. 31, p. 255) permet de lutter contre la fâcheuse tendance de ce tempérament à l'obésité et surtout à la cellulite.

D. LE TEMPÉRAMENT NERVEUX

La peau est sombre, fine sur un fond jaune. Il s'agit d'un cérébral qui a besoin d'excitation mentale. Le type nerveux est marqué par la maigreur. Cependant, l'excès de cérébralité, qui l'emporte sur le muscle, conduit fréquemment ce tempérament vers les affections névrotiques. D'où une propension à l'anxiété et au nervosisme, conditions favorisantes des obésités segmentaires et de la prolifération cellulitique.

Nombre de nerveux sont des ptôsés dont le bas-ventre est recouvert d'une couche adipeuse. Malgré un poids insuffisant, ce sont en réalité des obèses qu'on ignore par suite d'une fausse optique concernant le rapport poids/taille (voir chap. X).

L'intoxication cérébrale, les ulcères gastro-duodénaux, la constipation et, sur le plan psychique les psychoses, sont des caractères morbides qu'on relève avec la plus grande fréquence chez les nerveux.

L'hygiène stricte du mental, la relaxation psychosomatique, une musculation systématique destinée à accroître sans fatigue

E. LES HANCHES ET LES FESSES

Hors les stéatomes sous-trochantériens qui les font paraître plus larges, les fesses s'épaississent par des localisations graisseuses qui affectent à la fois leur partie inférieure et la région supérieure des cuisses, ce qui en fait un bloc inesthétiquement excessif, malgré qu'au début cette localisation puisse se montrer avantageuse en mettant l'accent sur un caractère sexuel spécifique à la femme.

Il n'est aucunement anormal qu'en cette région la fesse prise à pleine main excède une épaisseur de plusieurs centimètres, **à condition que les chairs soient fermes,** qu'elles se détachent facilement des plans sous-jacents constitués de muscles fessiers toniques et denses que la contraction durcit comme du bois.

F. LES CUISSES ET LES JAMBES

La peau de la région supéro-interne des cuisses **ne doit pas excéder quelques millimètres d'épaisseur.** Elle est normalement plus épaisse, faisant 1 cm à 1,5 cm sur les faces antérieures et externes. Un capitonnage qui se constitue sur les régions antéro-externes des cuisses leur donne, en certains cas, un aspect informe.

G. LES GENOUX ET LES CHEVILLES

Le stéatome de la région supéro-interne du genou est d'observation fréquente. Quand les muscles des cuisses sont atrophiés à leur partie interne, cela fait paraître les cuisses encore plus creuses, les genoux devenant plus épais. Le pli formé par la peau **ne doit pas en cette région dépasser un demi-centimètre,** tout au plus 1 cm chez la femme.

Les chevilles sont quelquefois comme cartonnées, épaissies par des agglomérats de graisse, de cellulites ; il peut s'agir de troubles circulatoires associés à une inflammation du tissu conjonctif. **La frontière entre le tissu adipeux proprement dit et la cellulite n'est pas toujours très délimitée ;** la rétention de liquides organiques extravasés de la lymphe peut encore fausser le diagnostic. C'est en abordant le problème, si lancinant pour la femme, de la cellulite que nous définirons avec certitude la nature des surcharges indésirables.

le poids musculaire, telles sont les grandes lignes de la discipline que le nerveux doit s'imposer pour échapper à la maladie et aux surcharges segmentaires dont il est loin d'être à l'abri en dépit de sa minceur.

Chaque tempérament indique aussi certaines tendances bénéfiques. Nous n'avons décrit que les menaces qui pèsent sur la santé et sur la forme corporelle, car une étude détaillée de chaque tempérament nous eut entraîné trop loin (1).

Cependant, il nous paraît nécessaire de souligner que le tempérament est toujours mitigé d'éléments composites des autres tempéraments, dits secondaires. C'est ce que révéleront les indices du tableau que nous publions (p. 64). Plus nombreux seront les indices du tempérament dominant, plus les caractéristiques que nous avons décrites seront formelles. Elles se trouveront atténuées selon le nombre d'indices secondaires.

Le tempérament tient à l'atavisme ; il est inscrit dans nos gènes. Mais, tout au long de la vie, les disciplines que nous observons, l'influence de l'environnement, l'éducation permettent de corriger ce qu'il comporte d'excessif. C'est ainsi qu'un tempérament à forte dominante lymphatique peut évoluer vers un tempérament plus actif, musculaire ; c'est-à-dire, en introduisant dans la personnalité des composantes sanguines ou bilieuses qui estomperont les maléfices de l'influence lunaire. C'est ainsi que la lutte contre les surcharges adipeuses ou cellulitiques est aussi, quel que soit le tempérament, un acheminement vers un meilleur équilibre sanitaire, psycho-morphologique et caractériel.

(1) L'auteur a consacré, sous le pseudonyme de Marc Rousselet, un ouvrage à la « Psycho-morphologie » : *« Lire dans votre Main »* (Balland).

Planche 4 : **DE L'OBÉSITÉ A LA FORME NORMALE ou du cercle au triangle**

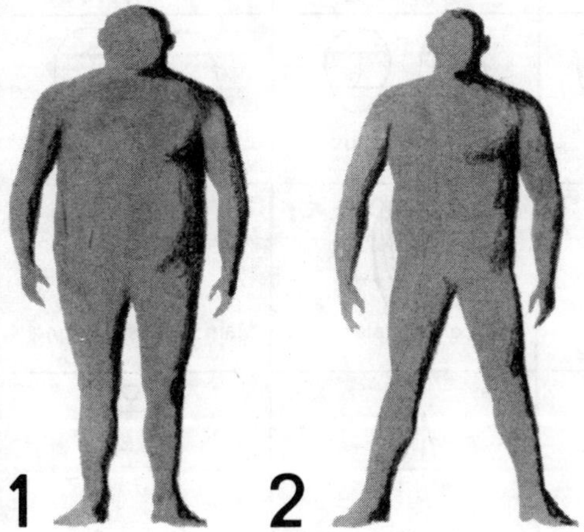

D'Hippocrate à Scheldon, en passant par Sigaud, Thooris, Kretschmer, Olivier, Binet, Viola, etc. ,les chercheurs ont tenté de classer les individus dans des catégories bien définies. Mais la typologie est une science encore balbutiante. Toutefois, quel que soit le type auquel le sujet — homme ou femme — appartient, longiligne, bréviligne, leptosome, picnique, linéaire, endomorphe, etc., il est une règle d'or qui

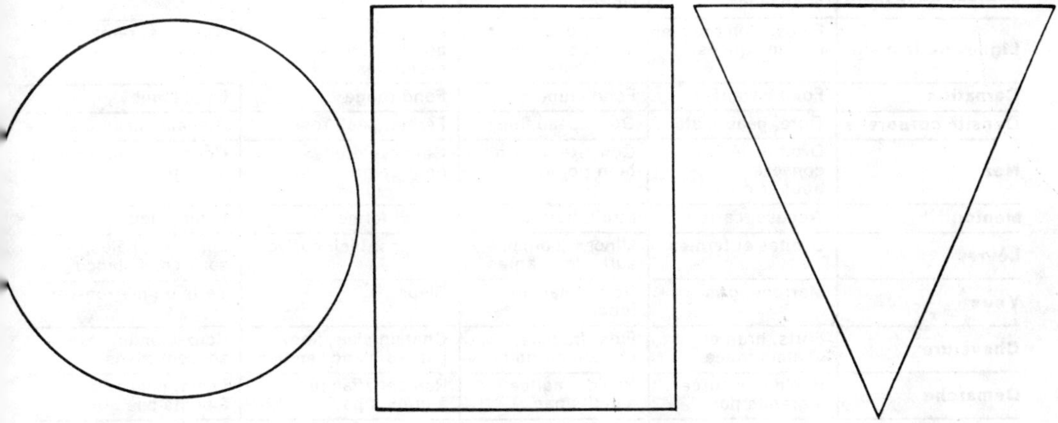

ramène le problème de la diversité morphologique à un dénominateur commun : le corps doit être musclé sans réserve excessive de graisse. On voit ici comment l'obèse, sous l'effet du reconditionnement psychophagique et de l'exercice progressif, peut retrouver une forme normale figurée géométriquement du cercle qui caractérise les gros, au triangle représentatif de la forme athlétique.

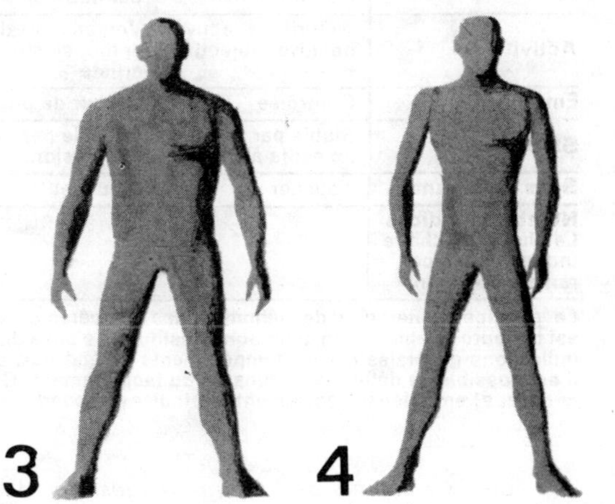

Planche 5 : **FAITES LE DIAGNOSTIC DE VOTRE TEMPÉRAMENT DOMINANT**

(Barrez dans chaque colonne, d'une × vos caractéristiques)

	BILIEUX	**NERVEUX**	**SANGUIN**	**LYMPHATIQUE**
Géométrie de la tête ; étages de la face	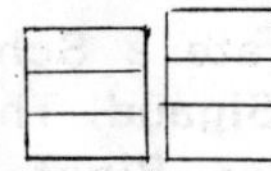 Équilibre	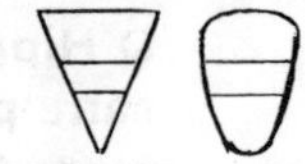 Étage supérieur plus grand	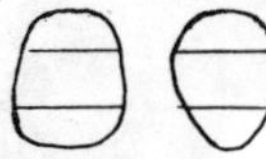 Étage moyen plus important	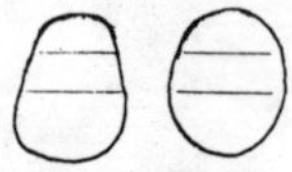 Étage inférieur plus vaste
Forme de la main	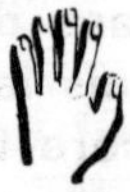 Main carrée rectangulaire	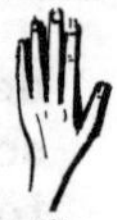 Main petite, étroite	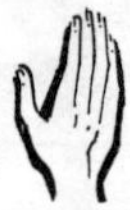 Main exagonale	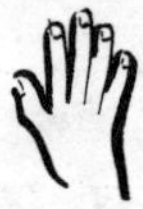 Main épaisse, large
Formes du corps	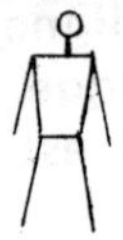 musculaire	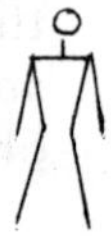 Cérébral	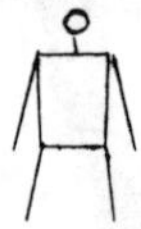 Respiratoire	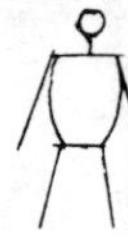 Digestif
Consistance, couleur de la main	Dures et larges. Sèches, teintées et chaudes	Maigres, froides, tendineuses, ivoire	Fermes, humides et chaudes, rouges	Molles, humides, froides et blanches
Lignes de la main	Fines, nombreuses très marquées	Fines, peu profondes, très nombreuses	Rouges, peu nombreuses, profondes	Blanches, rares, larges
Carnation	Fond bazané	Fond jaune	Fond rouge	Fond blanc
Densité corporelle	Dure, peau mate	Dure, peau fine	Ferme, peau rose	Adipeux, peau blanche
Nez	Droit ou lég. convexe bout arrondi	Convexe ou droit, bout pointu	Concave droit, bout pointu	Concave, bout arrondi et large
Menton	Accusé, carré	Etroit, pointu	Rond, ferme	Large, mou
Lèvres	Droites et fermes	Minces, commissures tombantes	Rouges, bien ourlées	Epaisses, pâles, sans consistance
Yeux	Marrons, gris	Noirs (marron foncé)	Bleus	Verts ou marron-vert
Chevelure	Forts, brun et chatain foncé	Fins, fragiles, chatain ou noir	Chatain clair, fins, parfois blanc venitien	Roux-blonds souvent frisés
Démarche	Rapide, assurée à grands pas	Rapide, agitée à petits pas	Rapide, affairée à grands pas	Lente, nonchalante à petits pas
Ecriture	Ferme, droite bien ordonnée	Rapide, inclinée, pointue	Rapide, inclinée, arrondie, désordonnée	Lente, droite, arrondie
Activité	Autoritaire, active, positive, objective	Versatile, exaltée, enthousiaste, artiste	Impulsive, changeante, coléreuse, mobile	Indolente, ordonnée, apathique, passive, patiente
Emotivité	Contrôlée	A fleur de peau	Emotivité passionnelle	Emotivité mesurée
Stabilité	Stable par les objectifs à atteindre	Instable par dépressions	Instable par goût du changement	Stable par passivité
Sens dominant	Toucher	L'ouïe et la vue	Odorat	Goût
Nombre d'indices Le plus gros chiffre indique le tempérament dominant				

Le principe quaternaire de définition des tempéraments : BILIEUX, NERVEUX, SANGUIN, LYMPHATIQUE est toujours valable. Cette définition constitue une base diagnostique précieuse. Nous n'en retirerons ici que des indications générales car les tempéraments à l'état pur, dit francs, sont peu courants. Mais, malgré la mixité, il est possible de définir la dominante du tempérament. C'est celle que vous pourrez dégager à l'aide du tableau ci-dessus, en obtenant également les indices secondaires.

D'après *« Éléments de Psycho-diagnostic »*, de Louis Gastin (Éditions Dangles), et *« La Main, s fabuleux message »*, Rahimara (N. O. E.).

CHAPITRE III

Une hantise : la cellulite

1. L'homme aussi peut avoir de la cellulite

Il vous faut différencier la cellulite de l'adipose proprement dite dont vous connaissez maintenant les caractéristiques. **C'est encore par la palpation que vous pourrez établir vous-même le diagnostic.** Nous l'avons souligné, chez l'homme, sous l'influence des nouvelles conditions de vie imposées par un confort émollient qui lui ôte son caractère viril, l'oriente vers un type hybride à tendance gynoïde, la cellulite tend de plus en plus à prendre le pas sur le muscle et la surcharge graisseuse. Aussi, **l'homme dont le poids est excédentaire ne doit pas à priori rejeter la possibilité d'avoir de la cellulite.** Il devra, lui aussi, s'assurer par la palpation s'il en est exempt. Cependant, la femme, de par l'importance de son tissu conjonctif et son système glandulaire plus sensible aux agressions **est plus sujette que l'homme à l'atteinte cellulitique.** Comme les localisations graisseuses qui se constituent en des territoires délimités, la cellulite se développe de manière préférentielle en ces mêmes régions qui échappent au brassage que produit la contraction musculaire, sauf peut-être à la région sous-ombilicale, le bas-ventre se matelassant plus souvent de graisse que de cellulite.

2. Les adipocytes ou cellules graisseuses

Cependant, vous devez conserver présent à l'esprit que la cellulite est fréquemment imbriquée avec la surcharge des cellules graisseuses, les adipocytes. **J'ai déjà souligné combien il est malaisé d'établir**

THEORIE

1. Qu'est-ce que la cellulite ?

L'examen au microscope d'un tissu cellulitique n'offre pas de différence avec un tissu adipeux reconnu auparavant comme constitué de cellules adipocytes (graisse). Cette constatation semble donner raison à des médecins, de moins en moins nombreux, qui se refusent à reconnaître la cellulite dont on ignore jusqu'à l'appellation en des pays voisins de la France (où il en est tellement fait état). La cellulite est cependant bien une réalité tangible, puisqu'on la différencie manuellement et visuellement du tissu adipeux qui se soulève facilement — à moins de graisse très dense — des plans sous-jacents, sans entraîner de douleur.

La cellulite est, en fait, une modification de ce qu'on appelle la substance fondamentale du tissu conjonctif. Le tissu conjonctif, comme son étymologie l'indique, sert à unir entre eux les organes et les autres tissus. Il baigne dans la lymphe qui est un liquide transsudé du sang, et remplit les espaces lacunaires. C'est un milieu d'échanges très actif. Il apporte aux cellules les éléments nutritifs qui lui sont indispensables et se charge des produits de la désassimilation qui seront dirigés des collecteurs lymphatiques vers les émonctoires.

Le tissu conjonctif est donc une sorte de gel formé d'éléments aqueux, adipeux, fibreux qui joue un rôle de soutènement autour des veines, artères, nerfs, etc., et qui entoure également les organes, les articulations et les aponévroses des muscles. En bref, il comble les interstices existant dans la mécanique humaine. Son importance a été soulignée par Thooris, affirmant *« le corps humain est en réalité « une gelée ambulante » »*.

Tant que les échanges sont satisfaisants, ce gel, la substance fondamentale, conserve sa plasticité normale. Viennent-ils à être perturbés, et nous assistons à un bouleversement de ce milieu intérieur qui s'irrite, se sclérose et s'hypertrophie.

Voyons le processus de ces modifications.

Les cellules graisseuses sont parties constituantes. Leur rôle, nous l'avons précisé, est de stocker les graisses, mais normalement. Dans la cellulite, ces adipocytes accumulent les graisses avec excès ; elles se chargent en triglycérides.

Cette surcharge augmente l'épaisseur du tissu conjonctif. Elle conduit à la cellulite que nous qualifions de fruste.

la différence entre ces surcharges que représentent un tissu adipeux excessif et le tissu dit néoformé de la cellulite. En réalité, il est rare de pouvoir diagnostiquer une cellulite à l'état pur chez une personne dont le poids est fortement excédentaire. On ne voit pas très bien comment, à la longue, un tissu adipeux étranger à la physiologie normale sous-cutanée pourrait n'avoir aucune incidence sur le tissu conjonctif qui lui est intimement lié. Seuls les maigres montrent des cellulites locales bien spécifiques de la dégénérescence du tissu conjonctif. Chez eux, le placard cellulitique voisine visiblement avec des régions épargnées par la graisse **mais où on observe toujours l'insuffisance musculaire.** Vous devez donc déterminer dans quelles proportions graisses et cellulites constituent ces amas inesthétiques. C'est, là encore, la palpation qui va vous permettre de les dépister.

3. La cellulite diffuse

On peut considérer qu'il existe une cellulite diffuse quand l'importance du tissu conjonctif par rapport aux autres éléments sous-cutanés dépasse les normes, ce qui est fréquent chez les tempéraments à dominante lymphatique et sanguine. Dans ce cas, l'épaisseur du revêtement qu'on saisit à pleines mains excède 15 à 20 millimètres sur les régions de l'estomac et de la partie antérieure des cuisses. Mais, déjà, **les chairs sont difficiles à saisir** et **la peau n'apparaît pas** (quand le pli est formé) **uniformément lisse.** C'est ce qui distingue, avec parfois une légère douleur, la cellulite diffuse du pannicule adipeux totalement insensible. Il peut s'agir d'une cellulite fruste qui n'en est encore qu'au stade de l'organisation. Mais bientôt, **si vous ne réagissez pas,** elle élira domicile en certains territoires pour y proliférer.

4. Les adhérences et crispations cellulitiques

La cellulite généralisée, pour être plus discrète, n'en existe pas moins. Elle prépare la litière des cellulites segmentaires. De définir la cellulite comme une modification seulement locale du tissu cellulaire sous-cutané est donc **une grossière erreur.**

Vous savez maintenant qu'une peau saine doit se détacher facilement des plans sous-jacents, rouler entre les doigts sans pro-

La substance fondamentale est encore composée de liquides interstitiels, sortes de réceptacles de gaz dissous, de protides, de sels minéraux, mais aussi de toxines et autres déchets. C'est dans ce milieu que les mucopolysaccharides polymères sont liés aux protéines pour former des chaînes plus ou moins longues.

Que sous l'effet de troubles métaboliques de ce milieu intérieur, les mucopolysaccharides s'accroissent anormalement ou revêtent une structure plus complexe — on dit qu'ils se polymérisent — et c'est l'augmentation de la viscosité de la substance fondamentale. Au stade primitif, ce n'est pas encore la floculation, mais on observe une entrave plus ou moins grave des échanges. Cependant que la diffusion vers les voies du drainage lymphatique se ralentit, la rétention d'eau augmente, l'oxygénation des tissus se réduit singulièrement.

A un autre stade, plus avancé, les mucopolysaccharides favorisent d'une part la surcharge des adipocytes, et d'autre part l'agglutination des colloïdes moléculaires de gluco-protéines. Toutes les conditions se trouvent réunies par cette formation de collagène, dont nous nous rappelons que l'une des causes fondamentales est, à l'origine, la corruption de l'élément sanguin (hémogliase), pour déclencher le redoutable processus de vieillissement des chairs qu'est la floculation.

2. La cellulite et le phénomène de la floculation

La floculation n'est autre que la précipitation de la substance colloïdale. Voyons comment elle se produit. Effectivement, les colloïdes — colloïde vient du grec *« kolla »*, qui signifie *colle* — ont l'apparence d'une gelée. On dit d'une substance qu'elle est à l'état colloïdal lorsque ses molécules sont groupées en micelles, nom donné aux particules en suspension dans une solution colloïdale.

Cet état de suspension est attribué à la force répulsive des charges électriques de même signe que les micelles. Que cet équilibre soit rompu, et les micelles s'agglomèrent en amas ou flocons. C'est la floculation.

Auguste Lumière a bien exposé les méfaits de la floculation qu'il rend responsable des déséquilibres du milieu cellulaire.

duire de douleur. Il n'en va pas de même pour la cellulite dont un pincement, même peu accentué, **s'accompagne d'une réaction douloureuse.**

Donc, si vous avez de la cellulite, de saisir la peau entre les pouces et les doigts opposés, pour en former un pli que vous pincez, provoque une douleur plus ou moins vive.

Vous observerez d'autre part un changement dans l'aspect des chairs ; aspect que vous pouvez observer sur les régions voisines restées normales quand elles ont été épargnées, s'il s'agit de cellulite localisée.

Le tissu sous-cutané ne se détache plus alors aussi facilement des plans profonds. Le « *palper-rouler* », qui consiste à soulever la peau et à la rouler entre les doigts comme on le ferait d'une cigarette, vous permet de constater l'augmentation d'épaisseur du tissu sous-cutané, **ainsi que son changement de consistance.**

L'épaisseur du revêtement atteint dans les cas extrêmes des proportions étonnantes ; il n'est pas rare aux hanches, aux cuisses et à l'abdomen, de constater des épaisseurs de trois à cinq centimètres qui bouleversent complètement la morphologie.

Les adhérences nombreuses fixées à la face interne de la peau et aux plans profonds montrent en surface **des creux et des boursouflures caractéristiques.** C'est la « peau d'orange » que connaissent bien les femmes cellulitiques. A un stade plus avancé, elle devient évidente sans qu'il soit besoin de pincer les chairs.

5. Les nodules et la douleur

Dernière phase de l'atteinte cellulitique, **des nodosités se constituent dans l'épaisseur des tissus.** Ces nodules forment des petits grains sous-cutanés aisément perceptibles à la palpation. Leur consistance est souvent très dure, ils sont de grosseur différente et habituellement disséminés. Leur réunion peut aussi former des placards de cellulite très dense, ou bien **ils se disposent en chapelets** autour des insertions musculaires et des ligaments articulaires. Toutes ces formes qu'emprunte la cellulite sont plus ou moins associées quand les tissus ont depuis longtemps été atteints dans leur intégrité fonctionnelle. Mais nous verrons qu'en certains cas, par traumatisme psychique, des cellulites peuvent parvenir au stade crucial du tissu néoformé fortement induré **en l'espace de quelques jours ou de quelques semaines.**

Planche 6 : **LES STÉATOMES ET LOCALISATIONS DE LA CELLULITE**

A.
Stéatome de la nuque, bosse de bison.

B.
Stéatome de la région dorsale du bras.

C.
Stéatome dorsal ; souvent associé à celui des bras.

D.
Stéatomes des flancs avec adipose du ventre.

E.
Stéatome trochantérien, dit « culotte de cheval ».

F.
Stéatome de la région fessière formant bloc avec la cuisse.

G.
Stéatome de la région interne du genou ; également lieu d'élection de la cellulite.

H.
Stéatome de la cheville ; fréquemment associé aux troubles circulatoires.

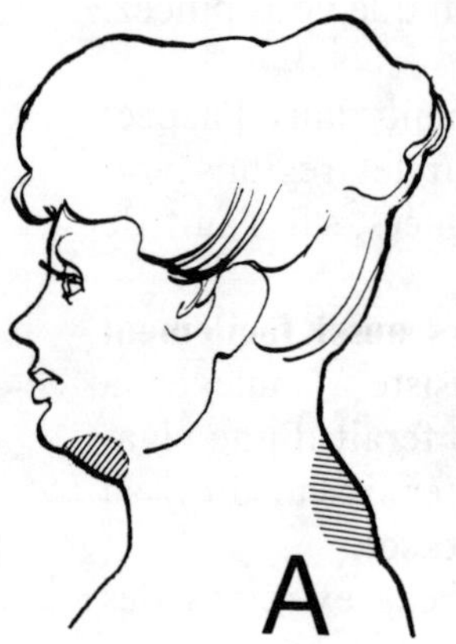
A

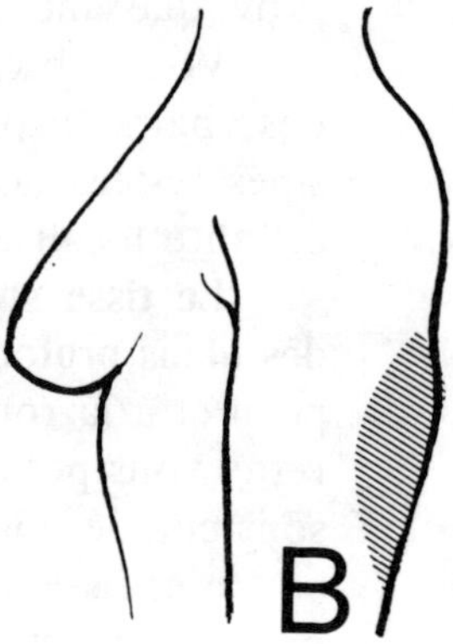
B

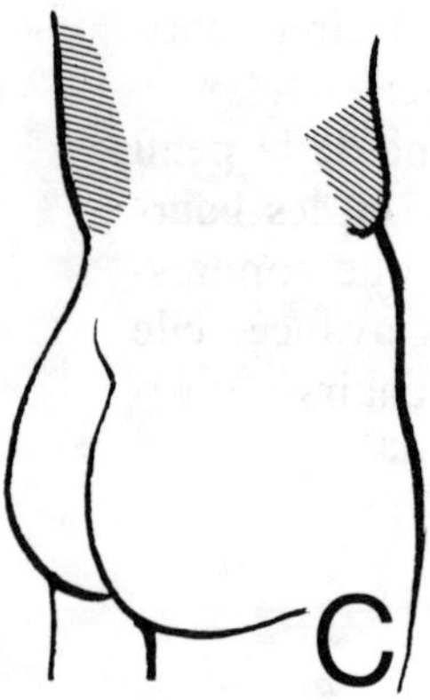
C

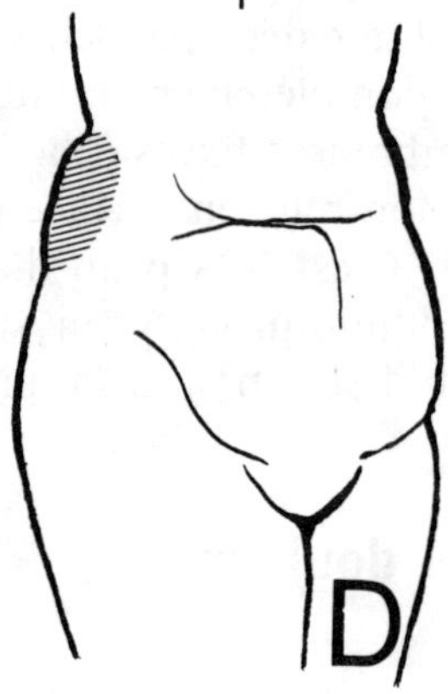
D

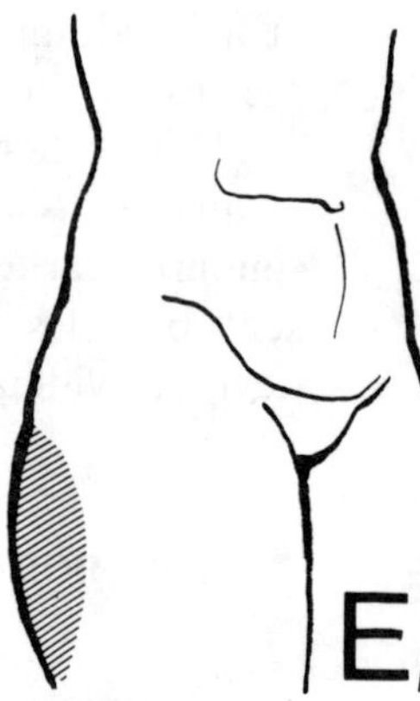
E

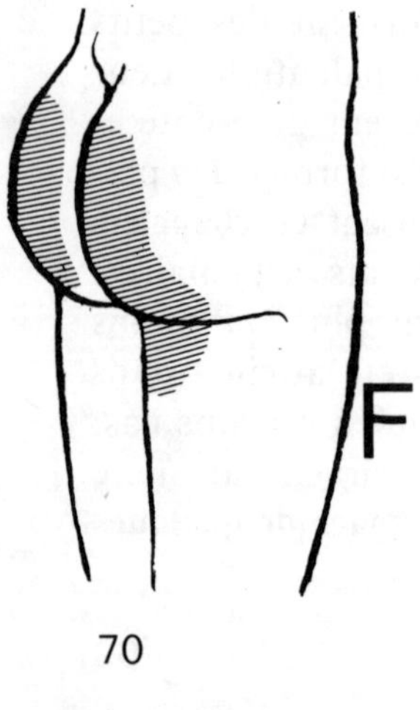
F

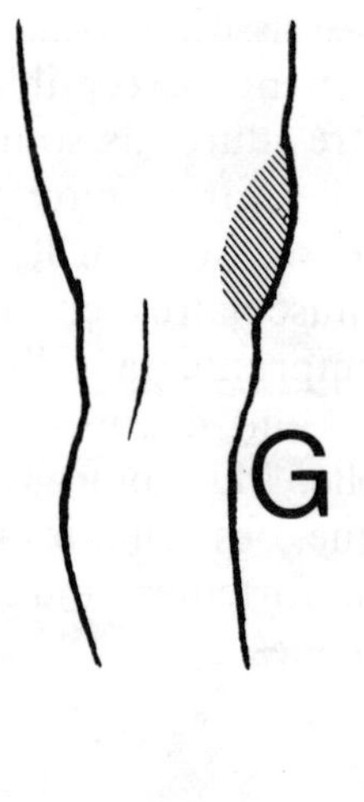
G

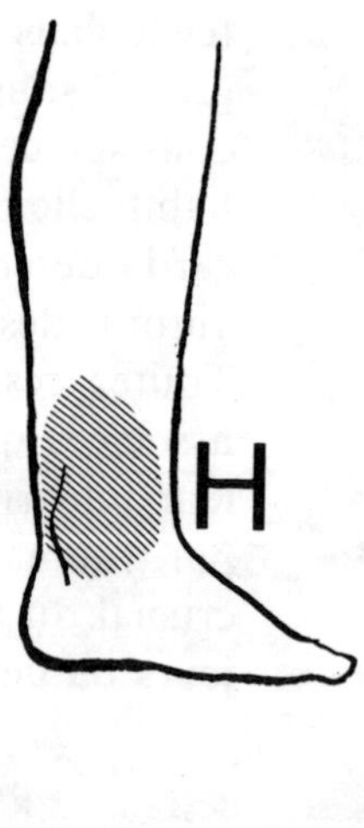
H

En résumé, la douleur, la difficulté de préhension des chairs et l'aspect plus ou moins lisse et régulier du revêtement cutané indiquent le degré de gravité de la cellulite.

La cellulite siège aux endroits que je vous ai indiqués comme étant les lieux d'élection pour le développement des stéatomes. Bien qu'étymologiquement ce terme soit impropre pour désigner l'organisation en placards délimités de la cellulite, **il est couramment employé en ce sens,** ce qui n'est aucunement illogique si on considère que la cellulite participe de la surcharge en graisse des adipocytes. Le dessin qui illustre ce chapitre (Voir page 76) montre les localisations les plus fréquemment rencontrées.

Je vous conseille d'explorer systématiquement ces régions dans l'ordre indiqué. Puis aussi, toutes les autres parties de votre corps, moins vulnérables mais où la cellulite peut aussi se déceler, l'intérieur et le devant des cuisses par exemple, la région claviculaire et thoracique, etc.

Vous établissez alors la liste dans un ordre dégressif des régions atteintes par la cellulite. Car nous verrons, à propos du traitement local combien il est important de définir les territoires les plus atteints **pour y remédier en premier.**

6. Cellulite et rétention d'eau

La rétention hydrique est spécifique de la morphologie gynoïde. Elle affecte particulièrement les hanches et les jambes. L'infiltration efface les genoux, les mollets et les chevilles, ce qui donne aux membres inférieurs l'apparence de poteaux. Le bassin, les cuisses sont volumineux, **comme gonflés d'éléments liquides extravasés.**

L'œdème cellulitique se différencie aisément de l'œdème provoqué par les affections cardio-circulatoires, ou rénales. Alors que la cellulite offre un plan résistant, la pression du doigt sur l'œdème y laisse une empreinte plus ou moins prolongée (signe du godet) lorsqu'il s'agit de troubles physiologiques. **Dans ce cas, vous ne devez pas hésiter à consulter chez le médecin.**

7. Les obésités spongieuses

Les obésités spongieuses et cellulites à dominante hydrique sont liées, la plupart du temps, **aux perturbations hypothalamiques,**

« Nous avons remarqué — dit-il — *que les êtres vivants sont essentiellement constitués par des matériaux qui sont à l'état colloïdal : l'état colloïdal conditionne la vie. Or, cet état n'est détruit que par précipitation. Lorsque, pour des raisons déterminées, l'état colloïdal est détruit, un précipité se forme dans les tissus ou dans les humeurs et c'est ce précipité, ce floculat qui est la cause de tous les maux (...) Les médecins qui ont analysé les humeurs n'y ont rien trouvé de nocif, parce qu'ils n'ont soumis à leurs essais que les substances solubles, dissoutes dans le milieu; ils n'ont pas pensé que ces liquides humoraux pouvaient contenir des particules insolubles, solides. »*

Si la précipitation des micelles est à la source de nombreux désordres organiques, la maladie, en de nombreux cas, favorise la floculation en créant dans le milieu humoral les conditions propices au phénomène de la précipitation; sans doute par les toxines qu'elle enferme, mais aussi à cause d'une chimiothérapie abusive qui contribue à bloquer les émonctoires au lieu de les libérer, et des substances nocives qu'elle introduit dans l'organisme.

Cela est rendu évident par les observations du grand savant précédemment cité : *« Il est d'ailleurs bien facile* — poursuit-il — *de prouver la nocivité de ces particules solides : il suffit pour cela d'injecter dans les veines d'un animal des corpuscules insolubles finement divisés et mis en suspension dans du sérum physiologique; on constate aussitôt des troubles multiples intenses : prurit, hoquet, chute de tension artérielle, perturbation profonde des rythmes circulatoire, respiratoire et sécrétoire, vomissements, diarrhée, hémorragies, paralysie, convulsion, coma, mort, c'est-à-dire tous les grands bouleversements fonctionnels des chocs et des maladies aiguës. »*

Les processus de la floculation des colloïdes du milieu conjonctivo-lymphatique chez l'être humain sont assez mal définis et décrits — semble-t-il — à travers des vues partisanes selon les travaux spécifiques des divers auteurs; les uns en rejetant la cause sur tel ou tel aspect d'une alimentation irrationnelle, les autres, spécialisés en électromagnétisme tendant à réduire le phénomène à la désagrégation des micelles sous l'effet de la rupture de l'équilibre électrique biologique. Enfin, le milieu naturopathe insiste sur la nécessité de conserver aux aliments les cata-

(suite page 78)

comme le met en évidence une expérience qui consiste à associer un appareil de pesée à un lit où repose un obèse en traitement. Sous l'influence de contrariétés et de traumatismes émotionnels, **dans les mêmes conditions de régime et d'environnement** on constate que le sujet peut retenir en 24 heures plus de 300 g d'eau d'excédent dans les tissus.

Au lieu d'éliminer par la peau et les poumons un litre d'eau comme il est normal, vous pouvez, si vous êtes dans ce cas, n'éliminer que 700 g.

Ce phénomène, sous l'influence hypothalamique, est soumis au fonctionnement des glandes endocrines, **dont celui de l'hypophyse qui commande la sécrétion antidiurétique.** Ses messages hormonaux qui déclenchent le cycle menstruel font aussi grossir la femme par rétention d'eau à l'approche des règles. Le phénomène est d'autant plus marqué que les règles sont irrégulières ou que leur flux est perturbé.

8. L'illusion des diurétiques

Ces troubles du métabolisme hydrique sont par conséquent à imputer à la cause initiale : le dysfonctionnement de l'hypothalamus, **plutôt qu'aux troubles glandulaires qui n'en sont que la conséquence.** Ce qui veut dire que vous pouvez suivre un régime amaigrissant et absorber des diurétiques sans pour autant retrouver une morphologie normale. La perte de poids est d'abord spectaculaire, **mais moins d'un mois après, la cellulite revient en force** et dépasse en importance ce qu'elle était auparavant. Cela s'explique par le fait qu'en l'absence de toute régulation hypothalamique, la déshydratation obtenue par des moyens physiques, dont les diurétiques, **développe une plus grande aptitude à retenir l'eau.** Tant que les causalités responsables du dérèglement de la commande sympathique n'ont pas été annihilées, la cellulite, comme l'obésité, **ne peut être définitivement vaincue.** Elles proviennent effectivement d'infractions renouvelées aux lois de l'hygiène physique et mentale. **On ne voit pas très bien comment des traitements ne cherchant pas d'abord à y remédier pourraient avoir quelque efficacité.** C'est seulement dans le cadre du reconditionnement que leur association avec l'action psychique peut, selon les cas, intervenir bénéfiquement (voir chap. XII, p. 272).

Planche 7 : **LA FORME NORMALE DE LA FEMME ET DE L'HOMME D'AUJOURD'HUI**

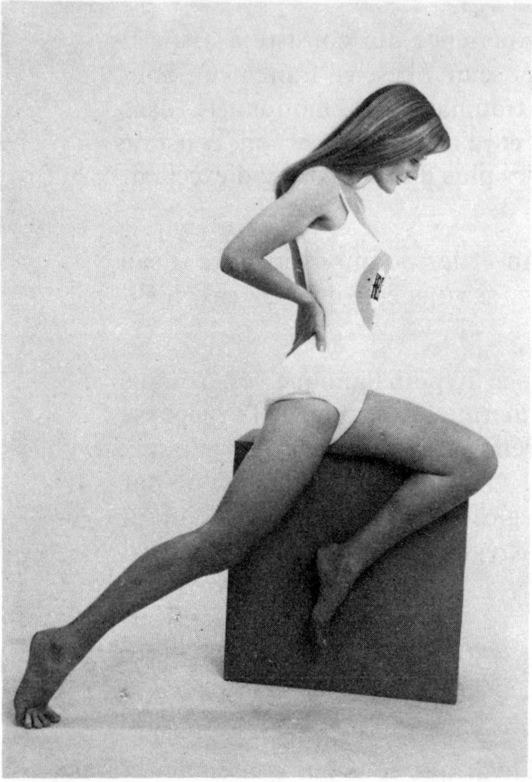

A

A. Grande, mince, les jambes longues et galbées, la femme moderne, sans rien perdre de sa grâce, s'est délivrée de l'adipose dans laquelle la maintenait le mythe de sa fragilité et de sa faiblesse.
Active, brillant souvent davantage que l'homme moyen sur le stade et sur les pistes de ski, elle a découvert que le muscle ne fait qu'ajouter à la beauté de son corps, sans nuire à ses attraits spécifiques. Elle a conquis de surcroît la santé et une jeunesse prolongée.

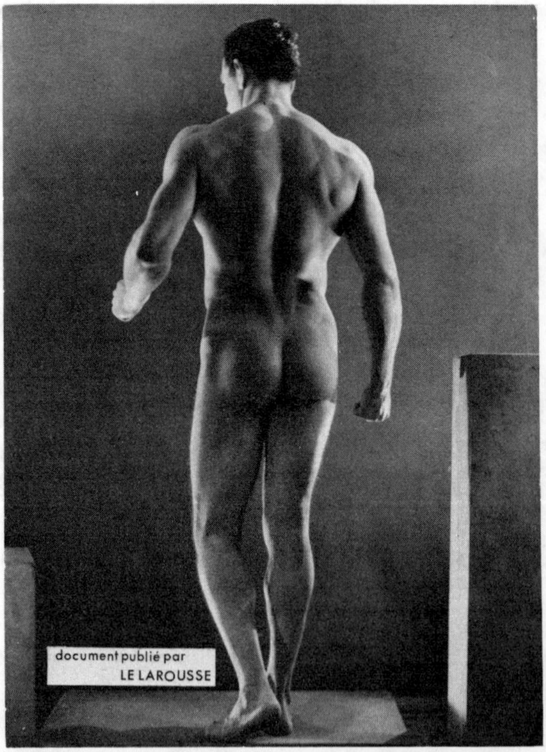

B

B. Le Larousse a pris ce document comme modèle de la musculature masculine. Il montre, dans la pose du discobole au repos, le contraste qui doit apparaître chez l'homme entre la largeur des épaules et celle des hanches.
La gouttière vertébrale formée de muscles toniques assure une bonne statique. Toutefois, la musculature n'a rien d'excessif ; elle correspond aux mensurations données pour 1,80 m (voir planche 28)

(Cliché ARAX - Photo de la plastique de l'auteur).

Avant d'aborder le domaine du mental **dont l'importance dans la genèse de la cellulite est primordiale,** nous allons nous pencher sur les fautes commises envers l'hygiène physique, afin que, dès maintenant, à l'aide de ces brèves données, vous puissiez modifier votre comportement s'il s'écartait par trop des lois infrangibles de la vie saine.

9. Mauvaises graisses et cellulites : réservoirs à toxines

Pour nombre de spécialistes, le développement anormal du tissu cellulo-adipeux ne serait pas un phénomène compensateur d'un taux excessif de graisses dans le sang, mais plutôt **une réaction de défense contre une corruption des liquides organiques par des poisons solubles dans la graisse.** Tout se passerait comme si, devant la faillite des organes émonctoriels sous le flot croissant des toxines, celles-ci ne trouvaient qu'une issue vers l'immense réservoir que représente le milieu lacunaire qui sépare le revêtement cutané des muscles et organes fonctionnels.

Il vous faut donc, en premier lieu, tarir cette source toxémique **afin de soulager vos émonctoires** (peau, reins, poumons, intestins), **et de libérer votre foie** de l'excès de travail de neutralisation des poisons auquel il doit trop souvent faire face.

10. L'hémogliase, corruption du sang

Cet état d'intoxication porte un nom. Cela s'appelle **l'hémogliase.** Elle se caractérise par la corruption et l'épaississement du sang qui ne fait pas que ralentir son cours (entrave circulatoire) et favoriser le durcissement et l'obturation des artères, **mais déverse dans le tissu conjonctif les déchets extravasés du sang dans la lymphe.**

Ce sont ces poisons accumulés par les fautes d'hygiène corporelle et alimentaire qui favorisent la surcharge des adipocytes, autrement dit, des cellules graisseuses, et la sclérose des chairs en placards cellulitiques.

L'une des principales motivations du reconditionnement psychophagique est la prise de conscience de ce phénomène d'auto-intoxication qui conduit à l'hémogliase. Car de savoir, si vous avez grossi, que vous transportez en permanence une masse de liquides

Planche 8 : **LES TERRITOIRES DE LA CELLULITE**

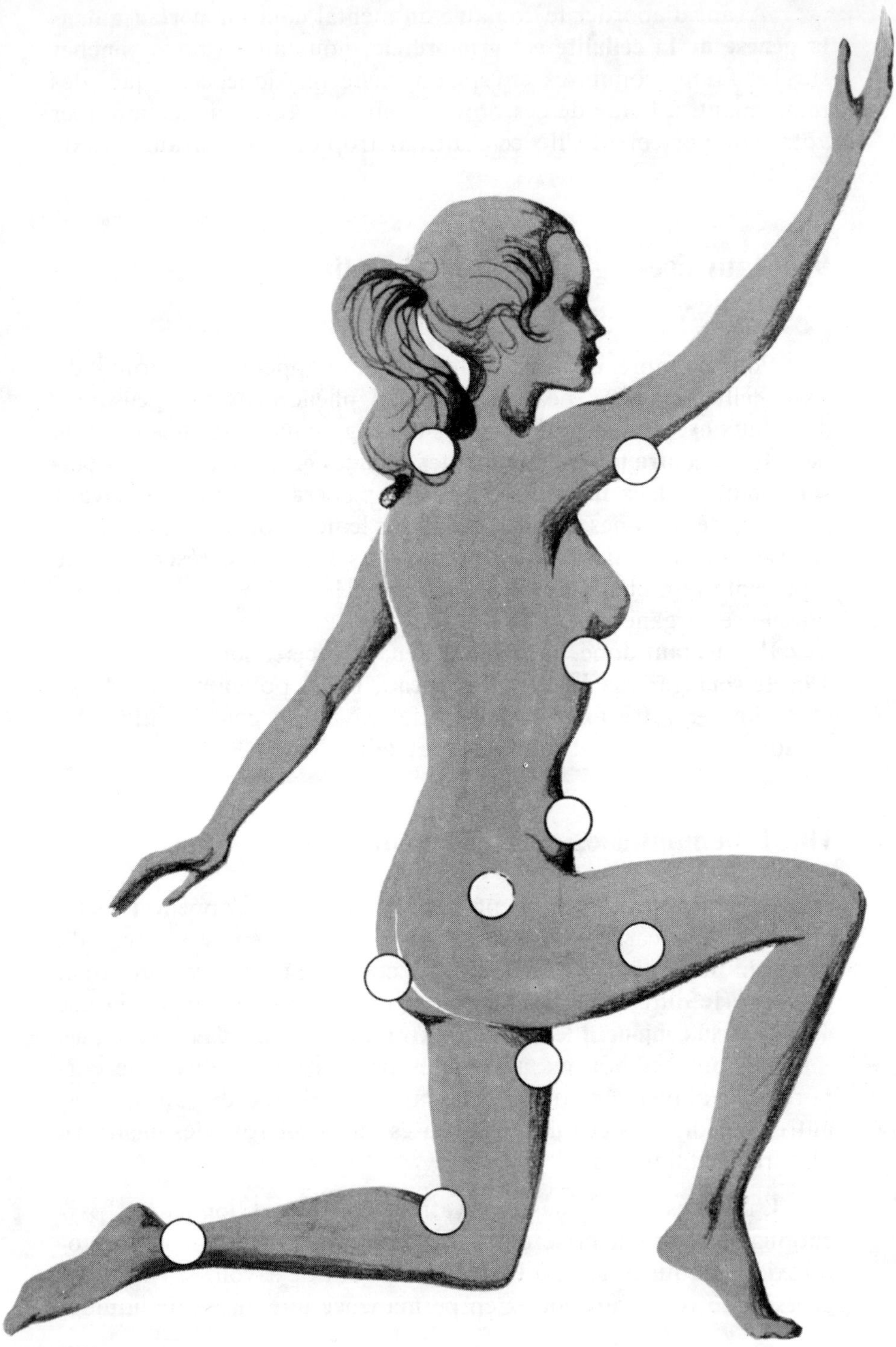

corrompus et de poisons qui ne peuvent qu'altérer votre santé et votre beauté, nuire à votre vitalité en engendrant la fatigue physique, intellectuelle et la lassitude morale, **ne peut que vous inciter à plus de sagesse dans l'observance des lois naturelles** qui conditionnent la pureté de votre milieu intérieur.

11. Les erreurs alimentaires

L'hémogliase, ou épaississement du sang, vient surtout, pour les tenants du régime, de nos erreurs alimentaires. Les aliments privés de vitamines et diastases, donc frelatés, seraient les grands responsables, particulièrement les féculents et le sucre blanc.

Le pain blanc, le riz décortiqué, les pâtes alimentaires mêlés aux graisses animales indigestes sont effectivement générateurs d'éléments inassimilables, que vous digérez mal, **qui se transforment en « colles » qui ralentissent la circulation et épaississent les humeurs.** Je reviendrai sur cet important problème de l'alimentation (voir chap. IX).

Vous devez cependant éviter de vous obnubiler sur cet aspect de l'intoxication organique (la toxémie). Si une sage diététique occupe une place de choix dans le concert des disciplines qui permettent de lutter contre l'accumulation des graisses et des cellulites, **elle ne suffit pas pour assainir le milieu intérieur.** De ne compter que sur le jeûne, le crudivorisme ou la macrobiotique (régime céréalien) pour obtenir cette épuration **est illusoire.** C'est l'observance de l'ensemble des lois de la vie saine, et non la soumission faite d'aveuglement — souvent de sectarisme — à l'une d'entre elles, qui assure réellement l'hygiène du sang et des humeurs ainsi que leur fluidité **qui rétablit dans leur intégrité les fonctions de la commande sympathique,** ceci grâce aux interférences qui s'établissent bénéfiquement entre « psychée » et « soma » (entre l'esprit et le corps) dans leurs actions réciproques que soulignent si bien les conquêtes de la psychosomatique.

12. Observez d'abord les lois de la vie saine

Je reviendrai longuement au cours des développements qui suivront sur les divers moyens de lutte contre la dégénérescence des tissus, ceux qui participent de l'hygiène physique. Mais de les

lyseurs que sont les enzymes, diastases et vitamines en évitant leur cuisson. Il est évident que cette cuisson les détruit dans une large mesure et que c'est là l'un des facteurs capable de perturber l'équilibre électromagnétique micellaire, et par conséquent de précipiter la floculation (voir chap. X, p. 240). Mais ce n'est pas le seul facteur, ainsi que la synthèse de cet ouvrage tend à le démontrer.

Manger cru pour conserver les ions minéraux, les diastases et vitamines dans leur intégrité est une vue de l'esprit; personne aimant la vie et les joies qu'elle nous procure, n'admettra de supprimer la cuisson. Sans elle, pas de gastronomie. Par ailleurs, c'est priver l'organisme d'autres principes nutritifs qui lui sont aussi essentiels, dont les précieux acides aminés de haute valeur biologique (voir Pl. 19, p. 190).

Mais de négliger de manger cru, donc végétarien, chaque jour et suffisamment, conduit par contre à sevrer le corps de ces substances indispensables à l'équilibre cellulaire que sont les catalyseurs, dont nous ne devons pas oublier qu'ils sont effectivement détruits par la cuisson.

Il est un autre aspect de la floculation sur lequel il nous faut insister. C'est sur le déséquilibre sympathique et para-sympathique, sur la traumatisation de l'hypothalamus dont nous pensons qu'ils ont une lourde responsabilité dans l'organisation des floculats. Il n'est que de voir les poussées soudaines de cellulite que nous avons été à même d'observer chez des femmes victimes d'un choc émotionnel, pour se rendre compte combien ce facteur intervient dans les phénomènes de précipitation des micelles. On est alors amené à penser que des préoccupations constantes, le fait même d'avoir la hantise de grossir, sont susceptibles de déclencher dans l'organisation des cellulites, des processus plus obscurs, mais tout aussi inexorables. La connaissance des liaisons qui existent entre le système nerveux, la vascularisation des chairs, leur détente et leurs crispations va nous permettre d'éclairer notre propos.

résumer dès maintenant **ne peut que vous inciter à réagir rapidement si vous enfreignez certaines lois naturelles qui conditionnent la santé.** En en énonçant les conséquences, j'attirerai votre attention sur les mesures à prendre pour y échapper.

A. LA SCLÉROSE DES POUMONS

Si vous ne vous essoufflez jamais, il y a de grandes chances pour que vos poumons aient une moins grande souplesse qu'autrefois. Vous pouvez avoir perdu un ou deux litres de capacité vitale. **Vous brûlez moins les graisses** qui, alors, s'accumulent dans l'organisme ; **vos organes digestifs sont insuffisamment massés** par un diaphragme immobilisé par la paralysie partielle de votre cage thoracique. La diminution du champ respiratoire est une cause majeure de l'abaissement du métabolisme basal. **La cellulite n'a souvent pas d'autre cause,** la cellule nerveuse manquant d'oxygène, les déchets s'accumulent dans le tissu cellulo-adipeux et les espaces lacunaires du milieu conjonctif.

Aérez-vous le plus possible par des marches actives en pleine nature, un sport qui essouffle, la bicyclette par exemple. Faites chaque jour de la respiration complète. Assouplissez systématiquement votre cage thoracique.

B. LA SÉDENTARITÉ MUSCULAIRE

Votre corps est fait pour se mouvoir. S'il est trop souvent immobile, les quelques 500 muscles que vous possédez dépérissent. **La graisse, la cellulite se substituent à eux** et votre corps s'amollit. Or, ces éléments indésirables qui devraient être brûlés par l'oxygène s'accumulent. **C'est que le muscle a la propriété de fixer l'oxygène** et de le restituer au fur et à mesure des besoins de l'organisme. Puis aussi, par la sédentarité musculaire, vous perdez votre souplesse, vous laissez s'encrasser vos articulations (1) ; **vous êtes privé de l'action mécanique du mouvement sur vos organes profonds.**

Ce sont pourtant ces mouvements de grande étendue et intenses qui ont à charge de stimuler toutes les fonctions, en particulier la circulation.

Faites chaque jour votre toilette musculaire ; que chaque groupe de muscles soit sollicité. **La culture physique est la discipline la plus**

---

(1) Du même auteur : « *Chassez la fatigue en retrouvant la Forme !* » (Éditions Dangles). Self-méthode en cassette C-60 : « *Reconditionnement musculaire* ».

3. Les états de tension et la cellulite

En 1963, nous publiâmes diverses observations sur l'origine nerveuse des obésités et des cellulites, les illustrant de résultats que nous avions obtenus par le magnétisme ; ce qui permet de former l'hypothèse qu'entre autres effets, l'action du magnétisme humain peut rétablir l'équilibre électromagnétique des micelles et lutter contre la précipitation floculante.

Priant le spécialiste intéressé par cet aspect du traitement cellulitique de se reporter à cet ouvrage (1), nous nous contenterons de relater l'expérience qui nous avait mis sur la voie de ces possibilités : « ... *Je me trouvais à la campagne avec une personne extrêmement sensible à l'action magnétique, lorsqu'elle fut piquée au mollet (par un insecte). J'appliquai immédiatement une main en position hétéronome et j'obtins la disparition immédiate de la douleur. Étonné de ce résultat aussi prompt, je voulus m'assurer de sa réalité et appliquai le même procédé à la face interne du genou où se trouvait un amas cellulitique important (et douloureux au pincement). Je constatai la même insensibilisation. Spécialisé dans le traitement de la cellulite, j'expérimentai ensuite fréquemment pour établir une méthode efficace d'anesthésie magnétique que je renforçai bientôt par la suggestion et l'hypnose.* »

Nous avions, conjointement à la disparition de la sensation douloureuse, observé une détente des chairs extrêmement favorable au traitement. « ... *Sous l'action de la magnétisation on observe que le sujet se décontracte, les membres semblent s'appuyer lourdement comme s'ils étaient privés de vie. On assiste alors à ce que L. Alquier appelle la détente des crispations tissulaires. Il n'est pas rare de voir un véritable épanouissement des chairs s'effectuer lorsque les doigts passent au-dessus des zones particulièrement atteintes par la cellulite...* ».

Cela ne peut se concevoir dans l'ignorance des interrelations entre le psychisme et les réflexes tissulaires. Ce que, psychosomaticien avant la lettre, nous expliquions ainsi : « *Le réflexe de rétraction tissulaire est dominé par l'intégrité du système ner-*

---

(1) « *Psychosomatique de la Cellulite* » (Maloine).

systématique et la plus efficace. Ne la négligez pas. Pratiquez un sport au moins hebdomadairement. Nous verrons que si, dans un premier temps l'exercice doit être mesuré, il permettra ensuite le maintien du poids idéal.

C. L'ALIMENTATION NOCIVE

De manger trop, de manger mal **encrasse votre organisme par surcharge.** Vous satisferez davantage votre goût pour la gastronomie en ordonnant mieux vos repas, en les équilibrant selon les principes que je vous enseignerai (voir chap. IX), qu'en vous laissant aller à manger sans discernement et avec excès, **et ainsi, vous maigrirez sans effort.**

Apprenez à équilibrer vos repas. Mangez les mets que vous aimez, mais avec modération. Sachez compenser les plats riches, par des éléments moins nutritifs **qui évitent le dangereux cumul.** Ayez une vue limpide de votre propre diététique, afin, s'il y a lieu, de reconquérir votre ligne, puis, de conserver pour toujours un poids normal.

D. LA CHIMIE QUI CORROMPT

Les médicaments sont, pour la plupart, des substances chimiques qui, introduites dans votre organisme, corrompent votre milieu intérieur et le rongent en y séjournant, **car leur élimination est lente et difficile.**

Certes ! dans la maladie aiguë, **si la vie est en danger,** certaines substances, les sulfamides et antibiotiques par exemple, peuvent vous tirer d'affaire. Il ne faut donc pas, systématiquement, rejeter des médications ordonnées par l'homme de l'art...

Les médecins eux-mêmes déplorent cet abus des médicaments et ne manquent pas de faire des réserves quant à leur usage intempestif et prolongé. Ils ont récemment attiré l'attention sur le danger de certaines synergies résultant de la prise simultanées de certains médicaments **dont les effets sont alors imprévisibles.**

La chimie alimentaire n'est pas moins redoutable. Elle menace votre santé sous forme d'engrais, de conservateurs, de colorants. S'il est impossible d'échapper totalement à cette dénaturation de nos aliments, il nous faut, dans la mesure du possible, écarter de notre table les produits les plus chimiques et également ceux qui sont dévitalisés par des procédés industriels qu'on peut qualifier de criminels. **Il faut se montrer vigilant quand on veut préserver son milieu intérieur de la corruption.**

veux vago-lymphatique qui influence directement le phénomène des réactions conjonctivo-lymphatiques, qui ne s'accomplit plus avec toute la perfection désirable. On comprend que tout déséquilibre nerveux engendre, ou tout au moins exagère, la crispation tissulaire. Ceci explique les progrès foudroyants de la cellulite chez les femmes dont le système nerveux est déséquilibré par des conditions défectueuses d'existence (...) *La cellulite est particulièrement réflexogène, aussi la crispation tissulaire retentit-elle dangereusement sur la fonction nerveuse, en produisant de véritables crises de sur-réflexibilité vago-lymphatique.* »

La cellulite serait donc, selon Alquier, la résultante d'un réflexe particulier au tissu conjonctif, réflexe analogue à celui des vaisseaux sanguins qui se dilatent et se rétractent tour à tour sous l'effet de diverses influences. Ces actions appelées vaso-constrictions et vaso-dilatations, trouvent leur corollaire dans l'acte réflexe du tissu conjonctif.

La toxicité de la lymphe, reflet de la toxicité du sang, semble se trouver à l'origine de l'irritation du tissu conjonctif et des crispations qui, formant un obstacle mécanique, s'opposent à la progression normale de la lymphe vers ses voies de drainage. Lorsque se produit la contraction tissulaire, les exudats dont la présence apparaît sous forme d'œdèmes, mais qui ne peuvent être confondus avec eux, sont morcelés et au lieu d'être normalement dirigés vers les collecteurs lymphatiques, stagnent assez longuement pour amener leur transformation en tissu cicatriciel. L'irritation gagne alors de proche en proche et les tissus cellulitiques s'organisent en nappes plus ou moins compactes et indurées selon leur ancienneté.

4. La cellulite et la circulation

L'infiltration séreuse du tissu cellulaire sous-cutané donne des bouffissures que l'on désigne sous le terme d'œdème. Mais alors que la cellulite offre un plan résistant, la pression du doigt sur l'œdème y laisse une empreinte plus ou moins persistante. L'œdème provient généralement des troubles de la circulation veineuse. Il peut avoir d'autres origines : hépatique, cardio-rénale, etc.

E. L'ALCOOL QUI DÉGRADE

L'alcool n'est pas un aliment. Par contre, il apporte des calories supplémentaires qui aggravent les états d'obésité en favorisant l'économie et la mise en réserve des sucres et des lipides. **L'alcool sclérose le foie dont il amoindrit la fonction antitoxique.** Les poisons non neutralisés irritent les tissus, favorisent la prolifération de la cellulite et contribuent à la sénescence des chairs.

N'oubliez pas qu'un litre de vin **équivaut à un bon verre d'alcool.** C'est pourquoi je recommande de ne pas dépasser un verre de vin au repas. **Méfiez-vous des cumuls qui paraissent anodins.** La consommation de champagne en apéritif — snobisme des parvenus — d'apéritifs, de whisky et de cocktails devient vite une habitude. Si vous voulez maigrir, dominez cette tendance en n'en prenant qu'exceptionnellement.

F. LE TABAC QUI INTOXIQUE

Les poisons que contient le tabac ne sont pas seulement irritants pour les tissus ; ils entravent au niveau des poumons et dans les cellules la comburation des autres déchets **en s'opposant à la fixation de l'oxygène** dont on connaît le rôle majeur dans l'obésité et la cellulite (voir chap. VI, p. 138).

Fumer peut être un plaisir, **à condition de le faire sciemment** et de ne pas dépasser trois ou quatre cigarettes par jour.

Si vous aimez fumer, évitez que cela — comme les boissons alcoolisées — ne devienne un besoin incoercible, car c'est ce qui se produit quand le sang est saturé des produits tabagiques. La cote d'alerte est atteinte quand le fumeur tire machinalement une cigarette de son paquet.

Après avoir fumé une cigarette, en sybarite et non par esclavage, n'omettez jamais de faire quelques respirations complètes. Toutefois, **il est préférable, surtout en cas de cellulite, de s'abstenir complètement de fumer.** Vous pouvez y parvenir aisément en quelques jours (1).

G. LES MICROTRAUMATISMES SENSORIELS

Ils sont multiples, et j'y reviendrai dans la seconde partie de cet ouvrage. Me limitant aux agressions physiques, je ne ferai état que des effets traumatisants du bruit et des sollicitations visuelles.

---

(1) L'auteur a réalisé une méthode antitabagique sur mini-cassette.

THEORIE

Pour bien comprendre les perturbations vaso-motrices, il n'est pas inutile de préciser l'action des nerfs dit vaso-moteurs qui agissent sur les vaisseaux.

Les vaisseaux sanguins se dilatent et se rétractent par un phénomène analogue à celui de la rétractilité des chairs, sous l'action produite par voie réflexe des nerfs qui dépendent du système sympathique. On divise ces nerfs en deux groupes : les nerfs vaso-constricteurs qui amènent le rétrécissement des vaisseaux sanguins, et les nerfs vaso-dilatateurs, qui augmentent leur calibre ; ce phénomène intervient par la contraction des parois musculaires des vaisseaux ou leur relâchement. La vaso-dilatation fait rougir la peau, l'action inverse la fait pâlir ; ces effets s'accompagnent de chaleur ou de froid.

La vaso-dilatation et la vaso-constriction peuvent être éphémères ou permanentes. Dans le premier cas, elles résultent d'un trouble temporaire, d'une réaction d'ordre émotif, ou thermique ; dans le second cas, elles sont l'indice d'un dysfonctionnement vago-sympathique. Les troubles vago-sympathiques étant solidaires les uns des autres, on conçoit que la perturbation des réflexes vaso-moteurs retentisse sur les réflexes de rétractilité des chairs, et inversement. La vaso-constriction s'étend à tous les vaisseaux sanguins : artères, veines et capillaires. La dilatation artério-capillaire produit les érythèmes, les éruptions de taches rosées. La dilatation veineuse se signale par la coloration bleue des téguments appelée cyanose. La constriction des vaisseaux amène la décoloration de la peau. Les perturbations vaso-motrices produisent souvent un effet curieux. On l'observe fréquemment chez les cellulitiques. La peau est inégalement colorée et présente l'aspect marbré ; cela tient à un mélange de vaso-constriction et de vaso-dilatation.

Selon le Dr Salmanoff « *la surface offerte par les micelles du corps entier n'est sûrement pas inférieure à 2 000 000 de mètres carrés, soit 200 hectares de la surface vivante. L'importance de l'irrigation capillaire est bien évidente. Alexis Carrel estimant le volume de liquide nutritif nécessaire pour conserver du tissu survivant en culture, a calculé que le besoin en sang et lymphe de l'organisme humain est de 200 000 litres par jour. Par des moyens infiniment petits mais merveilleusement disposés, l'organisme humain arrive à réaliser une irrigation*

La radio avec ses informations horaires plus déprimantes les unes que les autres et ses chanteurs hystériques **met les nerfs à rude épreuve.** La télévision qui agresse la vue, émet des ondes nocives **est encore plus redoutable pour l'équilibre nerveux.**

Devez-vous vous priver, pour maigrir, de ce qui constitue l'un des meilleurs agréments de notre temps. Certes non ! **Mais ne vous laissez pas entraîner à ce qui n'est qu'un lavage de cerveau :** informations et publicités tendancieuses ; dithyrambes orientés sur les livres et chansons qui dissimulent mal des dessous commerciaux ; débats politiques, tables rondes, dont les participants ne pensent en général qu'à parader et qui n'apportent rien de neuf aux téléspectateurs.

Si vous voulez préserver l'intégrité de votre système nerveux, **évitez d'écouter la radio à longueur de journée ;** choisissez soigneusement vos programmes de télévision ; **n'avalez pas n'importe quoi !** Évitez la superposition de ce qu'on appelle les micro-traumatismes. Le jour où vous voulez lire, ne regardez pas la télévision.

Apprenez aussi à faire **des cures de silence** qui contrebalancent l'action délétère du bruit dans les grands centres urbains. Pour beaucoup, **le bruit est devenu une drogue ;** comme pour les stupéfiants, son abus conduit à accroître la cohorte des malades mentaux. De toutes façons, **il participe à la dégradation de la commande hypothalamique ;** il est particulièrement nocif dans les états cellulitiques.

H. LE MANQUE DE SOMMEIL

Chacun sait que le sommeil permet d'élimer les toxines de fatigue accumulées pendant l'activité diurne. Aussi, trop peu de sommeil, un repos nocturne entrecoupé d'éveils, superficiel ou agité **ne permet pas d'éliminer ces toxines qui finissent par s'accumuler,** d'où une rétention dans le milieu conjonctivo-lymphatique dont l'irritabilité se trouve singulièrement augmentée.

Les tranquillisants que prennent la plupart des insomniaques accroissent massivement la toxémie ; ils achèvent de délabrer les commandes nerveuses. Comme les drogues, ils produisent à la longue des effets d'accoutumance (assuétude), qui obligent à augmenter les doses initiales, **mais ne guérissent jamais l'insomnie.**

Si vous dormez mal, ce n'est que **par la maîtrise de la relaxation associée à la sur-respiration désintoxicante** que vous pouvez retrouver, en quelques semaines, **souvent en quelques jours,** un som-

parfaite avec 35 litres de liquide pour un homme de 52 à 54 kg (5 litres de sang, 2 litres de lymphe, 28 litres de liquide extra-cellulaire et intra-cellulaire)... »

H.-Ch. Geoffroy, à qui nous avons emprunté cette citation observe judicieusement : *« Ces chiffres permettent de comprendre le drame de l'intoxication de l'organisme humain, lorsque, par exemple, une précipitation brutale des colloïdes provoque l'obstruction des 100 000 km de capillaires ! »*

C'est cependant ce qui se produit plus ou moins dans les surcharges pondérales. Quand la graisse est abondante, que les adipocytes se trouvent surchargées, la circulation se trouve entravée et se ralentit singulièrement dans tout le réseau capillaire. Or, on sait que ces vaisseaux que comprime alors la graisse ont un rôle régulateur complexe qui doit maintenir le taux de la tension artérielle et assumer les besoins des tissus en oxygène et en matériaux nutritifs. Si la graisse en excès comprimant les capillaires trouble leur fonctionnement, les crispations des tissus cellulitiques sont encore plus redoutables. Le cycle dégénérescent est alors constitué, puisque les troubles circulatoires s'accentuent sous l'action compressive et paralysante de ces effets mécaniques, et que ces derniers favorisent la stagnation des liquides, elle-même responsable de la rétention irritante des poisons organiques à partir desquels se constituent les cellulites.

5. La cellulite et la fonction nerveuse

Nous n'étudions la cellulite que dans l'optique de cet ouvrage, c'est-à-dire, des surcharges pondérales. Mais il est difficile de ne pas évoquer la douleur et les troubles organiques que la cellulite entraîne.

Cette douleur est provoquée par la compression des nerfs périphériques dans la gangue des crispations tissulaires. La cellulite peut stimuler l'arthrite au niveau des articulations, mais aussi la céphalée (maux de tête) ; produire des douleurs thoraciques et pelviennes qui égarent le diagnostic. Elle retentit parfois sur le système musculaire : *« Le phénomène de rétraction des chairs explique bien que la cellulite des gouttières vertébrales*

meil calme, profond et réparateur. Il suffit que les muscles et les nerfs soient décrispés au moment de dormir, que vous ayez fait le vide dans votre mental **pour qu'aussitôt vous vous endormiez profondément.** Cela, vous pouvez facilement apprendre à le faire chez vous ou par une cure dans un *« Psycho-Center »* (voir chap. XII, p. 273).

Cependant, il vous faut aussi établir un rythme nicménéal aussi satisfaisant que possible. Sans être forcément « couche-tôt », observez des heures régulières de sommeil et consacrez-y un temps suffisant (1). C'est **la loi du rythme** à laquelle, pour se bien porter, il faut soumettre son comportement.

I. L'ASPHYXIE CUTANEE

La peau respire, son mètre carré de surface représente un quart de poumon. Mais on oublie trop souvent **qu'elle est aussi un organe d'élimination.** L'expulsion des déchets par la peau soulage le rein qui, ainsi, accomplit plus aisément ses fonctions. D'autre part, la peau est une vaste glande endocrine **et le siège du système nerveux périphérique.** Dans la surcharge graisseuse et la cellulite, le capitonnage de la peau la conduit à l'asphyxie progressive qui ne fait qu'aggraver ces états. D'autant plus que cette épaisse doublure **empêche le rayonnement calorique** indispensable à la normalité du métabolisme de base. Les peaux asphyxiantes emprisonnent les déchets organiques... et les calories.

Redonnez vie à votre peau en l'aérant, l'ensoleillant, la triturant ; enfin, en prenant des bains et en transpirant pour que la sueur élimine avec elle les poisons qui baignent les tissus sous-jacents. **Alors votre peau recommencera à respirer, à accomplir les multiples fonctions qui lui sont dévolues.**

J. LA PARESSE INTESTINALE

Pour le Dr L. Chauvois, quantité de gens sont des constipés sans le savoir (2). Même allant à la selle quotidiennement, ils n'évacuent pas suffisamment. Cela peut tenir aux ptôses viscérales sur lesquelles je ne manquerai pas d'insister (voir chap. XI, p. 265).

---

(1) Du même auteur : *« Dormir enfin sans problème »* (Balland).
(2) *« Constipation, danger social »* (Maloine).

puisse provoquer des déviations du rachis en contracturant les muscles d'un côté. Un faux lumbago peut résulter de l'envahissement de la région sacro-lombaire par la cellulite... »

A ces douleurs provoquées par l'emprisonnement des nerfs efférents et périphériques dans les crispations tissulaires, se superpose la sensibilité particulière aux états irritants et congestifs. Certaines surfaces cutanées où siègent des œdèmes cellulitiques et congestions locales sont hyperesthésiques à tel point que, parfois, le drap est insupportable. Sans nous attarder sur ces cas cruciaux, on peut dire que dans les crispations tissulaires, cette hyperesthésie sous-jacente et superficielle retentit douloureusement sur le système nerveux central qui en intègre difficilement les résonances, ce qui perturbe encore davantage l'hypothalamus, et par voie centrifuge réactionnelle, aggrave la crispation cellulaire.

L'hygiène et les traitements physiques agissent donc, quand ils sont bien conduits, sur le diencéphale pour contribuer à son équilibre ; c'est une action somatopsychique. Mais il est bien évident qu'elle ne suffit pas.

De même, on peut dire que les effets psychosomatiques sont moins profonds, s'ils ne s'assortissent de la libération toxémique des tissus qui retiennent les poisons.

D'autre part, la détente des crispations tissulaires, indispensable pour que les déchets puissent s'éliminer, ne peut réellement s'obtenir que par la relaxation psychosomatique qui participe de la suggestion en l'état hypnoïde. Nous avions déjà remarqué que les seuls traitements physiothérapiques ne faisaient qu'amorcer la régression pondérale et cellulitique, mais qu'après seulement quelques séances de suggestion hypnotique, une réelle *« débacle cellulitique »* se produisait qui faisait fondre littéralement en quelques jours les agglomérats. Cela, nous l'obtenons maintenant par la « Cure de Reconditionnement psychophagique ».

Ajoutons que nous pensons que la régulation hypothalamique, que nous obtenons en agissant sur la rééquilibration électrique des micelles menacées par la floculation, n'est pas étrangère à ces résultats spectaculaires.

C'est ainsi que nous venons de tracer les grandes lignes de la psychosomatique appliquée aux états cellulitiques.

Mais ce médecin souligne aussi **les manifestations toxiques de la constipation** qui résultent d'un état infectieux que provoqueraient les stases intestinales « *... non seulement pénètrent dans les veines intestinales et se répandent dans le sang les poisons formés dans l'intestin par les aliments en putréfaction et par les microbes agents de cette putréfaction, mais à ce que les microbes eux-mêmes s'infiltrent dans les veines intestinales et par elles s'introduisent dans toute la circulation* ».

Certains médecins contestent maintenant cette possibilité de résorption des poisons intestinaux. Mais alors, comment se fait-il qu'à certains signes qui ne trompent pas, la couleur caractéristique des ongles, du teint, etc, le psycho-morphologue puisse de visu découvrir, entre autres choses, qu'une personne est constipée? L'examen de la langue et celle de l'iris ne sont pas moins édifiants.

Processus aggravant, **c'est le foie qui est chargé de neutraliser les poisons extravasés dans le torrent circulatoire.**

La prise de conscience du contenu abdominal, la maîtrise absolue de la fonction intestinale obtenue par la relaxation psychosomatique, la restructuration musculaire du ventre, une alimentation plus rationnelle, voilà les quatre volets de la rééducation intestinale sur lesquels vous devez vous appuyer si, étant constipé, vous décidez de cesser d'empoisonner votre organisme, à cause de négligence.

K. LE DEREGLEMENT SEXUEL

Une sexualité satisfaite est la condition sine qua non d'une bonne détente nerveuse ; celle que procure l'orgasme à la suite de la montée des forces libidinales qu'il est légitime et souhaitable de libérer quand elles parviennent à leur culminance. **Faute de quoi, se développent des états tensionnels, des frustrations** sur lesquelles je reviendrai (voir chap. IX, p. 189). La pratique érotique libère d'autre part l'esprit de ses préoccupations et constitue en soi un excellent exercice en marge de la décharge émotionnelle qu'elle procure au couple dont l'entente psychique est absolue (1).

Tout problème sexuel — acte bref et frigidité par exemple — donne lieu à des tensions neuro-musculaires, **au développement d'états**

(1) Du même auteur : « *L'Encyclopédie de la Pratique sexuelle !* (6 volumes) (Nouvel Office d'Éditions).

Planche 9 : COMMENT LA GRAISSE DÉFORME LE CORPS

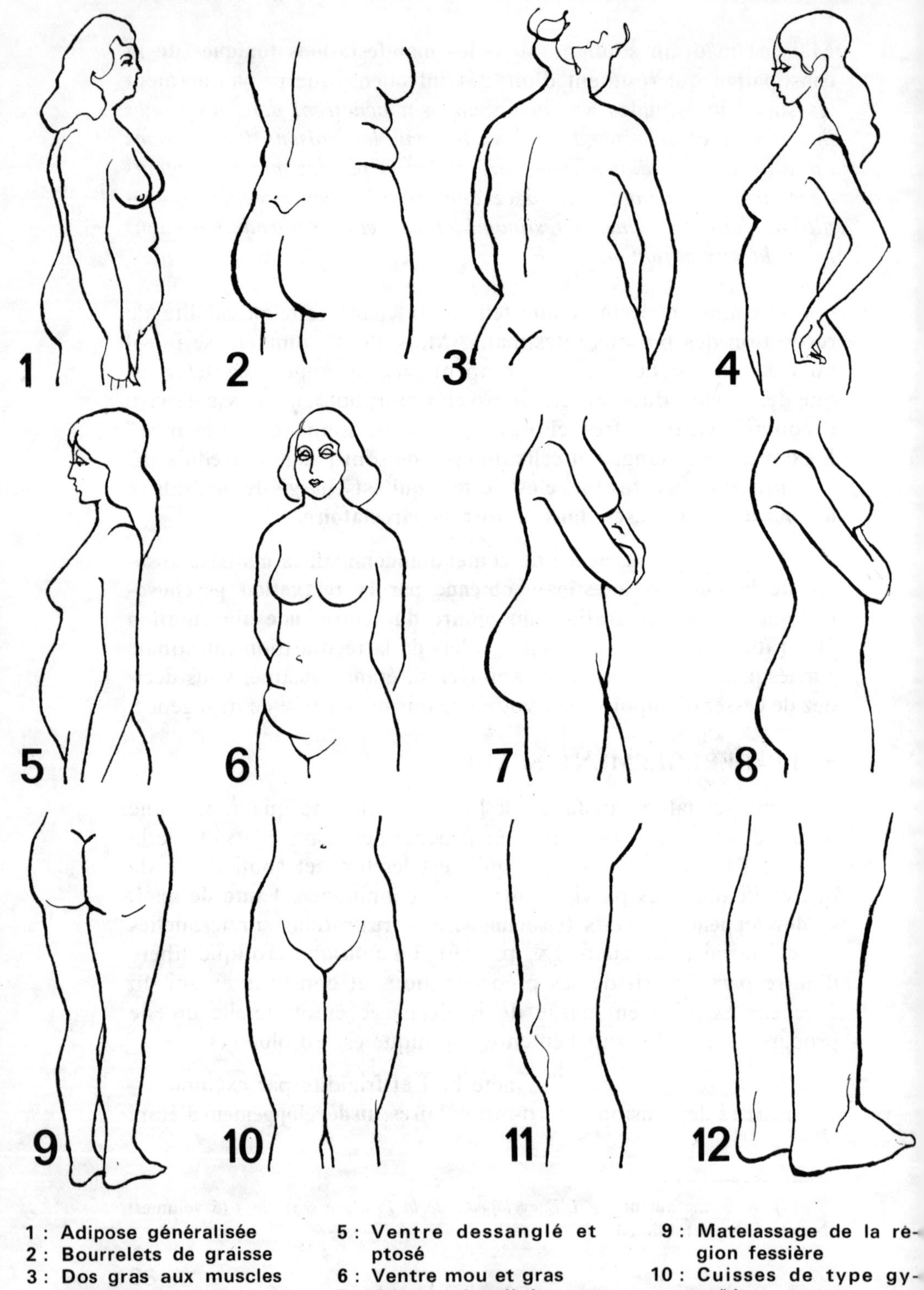

1 : Adipose généralisée
2 : Bourrelets de graisse
3 : Dos gras aux muscles atrophiés
4 : Adipose de la région stomacale
5 : Ventre dessanglé et ptosé
6 : Ventre mou et gras
7 : Adipose localisée aux fesses
8 : Manque de tonus musculaire
9 : Matelassage de la région fessière
10 : Cuisses de type gynoïde
11 : Adipose et cellulite de l'intérieur du genou
12 : Jambes œdémateuses en poteau

anxieux qui confinent quelquefois à l'angoisse. Cela retentit douloureusement sur les chairs cellulitiques.

De toutes manières, **les obésités et cellulites liées à la frustration érotique doivent être traitées comme telles,** soit par une initiation personnelle à la pleine satisfaction intime, soit, en certains cas, par le spécialiste.

Ce tour d'horizon, pour si rapide qu'il ait été, montre suffisamment combien les surcharges, qu'elles soient constituées de graisses en excès ou de cellulites **sont liées à la toxémie** qui se développe à la faveur des fautes commises envers l'hygiène corporelle.

Mais il est d'autres agressions qui tiennent, elles, à l'hygiène du mental. C'est ce domaine encore en friche pour beaucoup de spécialistes que je vais maintenant vous faire explorer.

DEUXIÈME PARTIE

L'hypothalamus, centre du poids

CHAPITRE IV

Vous ne pouvez pas maigrir sans détendre vos nerfs

1. Vous êtes conditionné par la vie que vous menez

Si curieux que cela puisse vous paraître, c'est dans une certaine mesure, votre cerveau conscient — le cortex — qui est responsable de vos kilos superflus ou de votre cellulite. Mais cela remonte à la nuit des âges. L'intelligence de l'homme s'est développée, et avec elle les circonvolutions cérébrales. Parallèlement, l'instinct s'est trouvé jugulé au profit des facultés conscientes, **mais au détriment du système sympathique qui commande à la vie organique.** Ceci est bien illustré par une observation du Dr Winter : « *On a constaté* — écrit-il — *que chiens et chats domestiques présentent les symptômes de l'anxiété quand on met obstacle à la satisfaction de leurs tendances naturelles ou qu'on les punit pour avoir agi suivant leurs instincts. Au cours d'expériences, on a observé que l'animal éprouve de l'angoisse quand il ressent une douleur qu'il ne peut ni comprendre ni éviter. Mais quand il se trouve dans le cadre de sa vie naturelle, il ne manifeste devant la douleur ou le danger aucune angoisse* ».

Or, qui de nous n'est, comme ces animaux, bridé dans ses instincts, ses aspirations à vivre libre et sans contraintes ? Personne sans doute, **car nous devons nous accommoder de la vie en société,** de nos obligations professionnelles et familiales. Nous sommes également contrariés dans nos aspirations spiritualistes et déchirés dans l'ambivalence de notre désir d'une existence plus conforme à notre instinct animal, et les artifices séducteurs du confort et des biens de consommation.

THEORIE

1. Structure et rôle de l'hypothalamus

L'hypothalamus comporte plusieurs zones qui sont à la fois antagonistes et synergiques. Deux zones latérales qui activent la faim, une autre médiane qui fait intervenir la satiété. Elles sont situées à la partie inférieure du cerveau et tapissent les parois du troisième ventricule. La chirurgie cérébrale a permis de découvrir ces caractéristiques. Clovis Vincent, David et d'autres chirurgiens en intervenant sur la région du troisième ventricule eurent l'occasion d'entendre, à leur grand étonnement, des opérés dont on touchait au cours de l'opération le plancher ventriculaire au-dessus de l'hypophyse, accuser une soif ardente qu'aucune ingestion d'eau n'arrivait à faire cesser. Dans une région très proche de ce même plancher c'était une faim dévorante, impossible à assouvir qu'accusait le patient (M. Landry). Les noyaux latéraux contrôlent également tout ce qui touche à l'action de manger : la salivation, la mastication et la déglutition. Le centre de l'appétit qui participe de la même zone, s'il est détruit chez l'animal le rend indifférent à la nourriture. Il se laisse mourir d'inanition en dépit des aliments qu'on lui offre.

Les centres hypothalamiques ne font pas que réguler la faim et la satiété. Par le truchement des effecteurs vago-lymphatiques, ils président à la régulation du métabolisme des graisses en réglant le degré de saturation des cellules graisseuses, les apodicytes, en les diverses régions corporelles et selon un chéma préétabli de l'adipostat.

Ces opérations ne se font pas sans liaisons avec le cortex ; soit que le désir de se mettre à table ou l'olfaction d'un mets suscite l'appétit, soit qu'il s'agisse d'un réflexe conditionné par l'horaire des repas.

Le déclenchement du centre de la faim se fait aussi par abaissement de la teneur du sang en glucose et en acides gras qui est un phénomène purement physiologique, les réserves en principes nutritionnels devant être reconstituées sous peine de malaise. Ainsi, la dysrégulation de l'hypothalamus a des effets directs sur la quantité de nourriture absorbée quand le centre de la satiété ne freine qu'imparfaitement celui de l'appétit et celui de la faim, le premier, apparenté au psychisme ; le second, somatique. Des effets indirects s'exercent par l'intermédiaire de

2. Évitez l'usure de votre système auto-régulateur

Pour échapper à l'anxiété provenant de ces états conflictuels, faut-il donc que vous partiez vous isoler dans la nature en renonçant à l'existence qui est la vôtre et qui ne comporte pas sans doute que des aspects négatifs ? Certainement pas !, **car vous avez contracté des habitudes qui vous ont conditionné pour le genre de vie que vous menez.** Il n'empêche que c'est votre système sympathique qui fait les frais de ces tendances contradictoires. Or, c'est lui qui commande à vos glandes endocrines, qui règle vos métabolismes et qui préside à toutes les fonctions organiques, ceci en liaison avec votre conscient qui lui transmet les résonances de vos sensations et de vos émotions. Sont-elles trop fortes et trop nombreuses? Voyons ce qu'il en advient.

3. L'hypothalamus, votre cerveau végétatif

Fort heureusement, vous possédez un système physiologique autorégulateur qui vous permet d'intégrer sans dommage les excitations venues de l'extérieur et celles surgies des profondeurs de votre inconscient ou provoquées par le jeu de votre imagination. Ce système régulateur **joue le rôle d'un amortisseur** qui, tant qu'il serait intact, vous épargnerait tous les heurts et secousses de l'existence, mais dont l'usure vous les ferait ressentir douloureusement. Cet amortisseur n'est autre que l'hypothalamus.

Le système régulateur s'étend à l'équilibre pondéral ; chaque personne a un poids pré-déterminé et ce mécanisme s'appelle l' « adipostat ». Il participe de la structure et des fonctions de l'hypothalamus inclus dans la région inférieure de votre cerveau, l'hypothalamus ne pèse guère plus de quatre grammes. Il exerce cependant sa souveraineté sur les systèmes sympathique et parasympathique ; il est le cerveau végétatif qui gouverne les réactions inconscientes de votre organisme. C'est aussi lui qui règle la température de votre corps par rapport à celle ambiante, ainsi que les divers métabolismes dont celui de l'eau et des graisses.

Dans l'hypothalamus siègent les centres de commande de l'appétit, de la faim, de la satiété et du sommeil. Tout proches se trouvent ceux de la sexualité, de la haine et de la colère, de l'angoisse et de la peur. L'hypothalamus abrite également nos centres émotionnels,

Planche 10 : L'HYPOTHALAMUS, LES CENTRES DE LA FAIM ET DE LA SATIÉTÉ

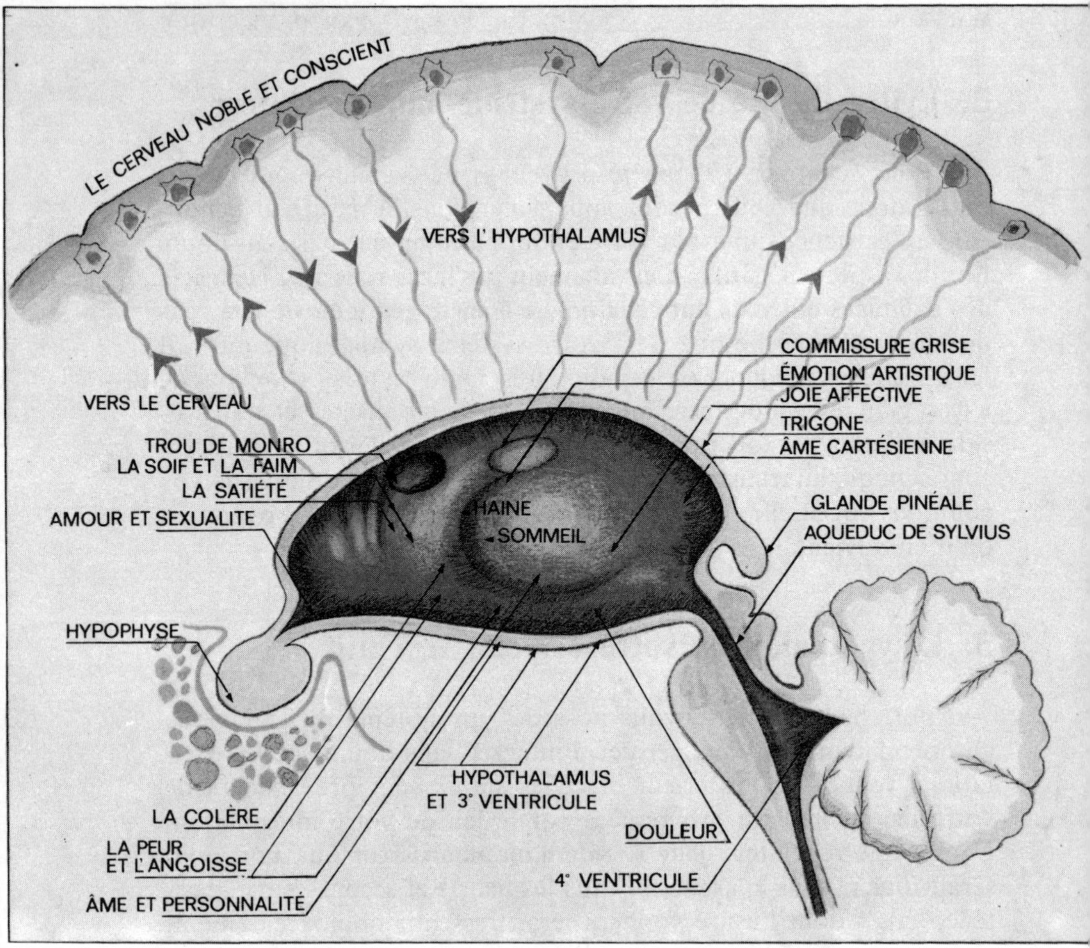

D'après : *« Le sympathique dans la vie moderne »,* Professeur M. Landry (Librairie S.A. Maloine).

L'hypothalamus est situé à la base du cerveau. Il est formé par la masse du 3e ganglion, sous le thalamus. A la partie moyenne et inférieure, se trouvent la zone médiane responsable de la satiété et deux zones latérales qui interviennent dans les actions nutritionnelles et dont le rôle est d'activer la faim. Ces deux postes de commande retentissent l'un sur l'autre, le centre de la satiété freinant celui de la faim et ce dernier entrant en activité lorsqu'il est stimulé par le besoin organique de nourriture ou par la sollicitation sensorielle. La destruction expérimentale du centre de la satiété entraîne une forte agitation, une faim insatiable, ainsi qu'une rapide augmentation du poids corporel.

On voit sur ce document la position de l'hypothalamus par rapport au cortex (cerveau conscient ou écorce cérébrale) dont il reçoit les influx nerveux selon les sollicitations et les stress de la vie active. L'hypothalamus réagit en sécrétant des hormones qui agissent elles-mêmes sur l'hypophyse qui commande le jeu hormonal des autres glandes ; ces dernières transmettent les ordres reçus aux ganglions de la chaîne sympatique, d'où émanent les nerfs efférents, à tous les niveaux des tissus et des organes par le moyen de médiateurs chimiques que délèguent les vaisseaux et les nerfs.

A l'origine du dysfonctionnement de ces relais se trouvent donc les agressions qui affectent l'hypothalamus dont les centres de l'angoisse et de la peur (centres émotionnels). Ceux du sommeil et de la sexualité déséquilibrent par réaction de voisinage ceux qui commandent la satiété, quand ils sont traumatisés ou n'ont pas assez de répit.

dont celui de l'affectivité et de l'amour. Les diverses sollicitations sensorielles que vous recevez de l'environnement, les émotions qu'elles vous procurent sollicitent vos facultés conscientes, c'est-à-dire votre écorce cérébrale. Elles sont transmises à l'hypothalamus.

4. Les tensions émotionnelles qui font grossir

On comprend alors que les tensions émotionnelles renouvelées, les soucis matériels, le surmenage, les insatisfactions d'ordre affectif et sexuel puissent par leurs répétitions perturber cet ordinateur dont les commandes s'anarchisent.

Or, c'est votre hypothalamus qui envoie ses ordres sous forme de messages hormonaux à une glande appendue telle une grosse cerise, immédiatement en dessous, qui est l'hypophyse.

L'hypophyse transmet ensuite les ordres reçus, sous la forme d'hormones stimulantes qu'elle envoie **vers les autres glandes endocrines qui sont sous sa dépendance.**

Vous avez vu que les centres de la vie émotionnelle sont voisins de ceux de la faim et de la satiété. Il n'est pas étonnant que les micro-traumatismes et les agressions soudaines dont ils sont l'objet, se transmettent à ceux-ci et produisent un dérèglement de l'adipostat. Ainsi les agressions sensorielles (le bruit par exemple), celles tenant à la libido, l'inquiétude sexuelle, les frustrations de la vie socio-professionnelle peuvent-elles, en développant des états anxieux, **perturber la commande hypothalamique** et, par conséquent, retentir sur les centres de la faim et de la satiété dont la régulation est une merveille de précision, mais **qui peut à la longue se dégrader** sous des assauts répétés venant à bout de sa résistance.

En notre temps où les états tensionnels sont d'observation courante, on peut dire qu'**il n'est pas une forme d'obésité et de cellulite qui n'ait plus ou moins pour origine le dérèglement hypothalamique.** Non seulement le centre de la satiété n'accomplit plus son office qui est de limiter la faim, mais les glandes endocrines se perturbent ainsi que les métabolismes, dont celui des graisses, **puisqu'ils sont soumis également à la régulation transmise par l'hypothalamus.**

l'hypophyse qui déverse dans le sang ces messagers que sont les hormones. Que certaines d'entre elles, en cas de troubles de cette glande maîtresse, stimulent l'activité d'endocrines activatrices de la faim, ou qu'elles soient insuffisamment actives pour mobiliser les graisses au niveau du tissu adipeux, et ce peut être une surcharge tenant à un appétit excessif ou une forme d'obésité dystrophique, donc localisée.

Les voies nerveuses qui traversent l'hypothalamus pour se rendre à l'hypophyse montrent que ces deux organes voisins si petits par rapport à l'importance et à la diversité de leurs fonctions, constituent bien un complexe neuro-endocrinien dont on peut dire que les troubles de l'un retentissent nécessairement sur l'autre, soit pour perturber les centres de la faim et de la satiété, soit pour brouiller le jeu hormonal, sans préjudice des interactions perturbatrices qui peuvent se produire.

On a qualifié avec juste raison l'hypophyse de *« chef d'orchestre de l'équilibre hormonal »* du fait que c'est elle, par les stimulines qu'elle envoie vers les autres glandes, qui a la propriété, par des actions synergiques ou antagonistes, d'en régler le débit hormonal.

Il est bien évident que ces hormones, dont les formules chimiques sont sensiblement voisines, forment un cocktail dont les effets deviennent différents quand l'une ou l'autre prédomine ou diminue. Il s'agit d'un équilibre extrêmement bien établi dans la normalité, mais particulièrement sensible quand il s'agit de le modifier par l'introduction dans le circuit hormonal de stimulines exogènes. C'est jouer à l'apprenti sorcier. Aussi, les résultats obtenus dans les traitements de l'obésité et des cellulites se sont révélés aussi déroutants et décevants qu'ils le furent à la découverte des hormones dont on pensait que leur administration devait faire de chaque être humain un centenaire.

Ces traitements hormonaux ne sont utiles que dans les cas de déséquilibre endrocinien très caractérisé, par exemple dans l'hirsutisme (excès de pilosité) chez la femme au seuil de la ménopause, quand la testostérone la virilise outrageusement.

La surcharge pondérale qui s'établit sournoisement sous l'effet d'une nourriture mal équilibrée et excessive par sa quantité, est susceptible, en perturbant la nutrition, de retentir sur le fonc-

5. Les agressions qui font grossir

C'est quand la capacité d'intégration des stimuli se trouve débordée que l'équilibre de l'hypothalamus est menacé. **Cela peut survenir à tout moment.** On dit que la personne « a craqué » et, c'est la dépression nerveuse.

L'excès d'impressions sensorielles, en affaiblissant la fonction nerveuse, parvient à altérer les commandes hypothalamiques, à la manière de trépidations qui ébranleraient les fondations les plus solides. **C'est surtout le cumul des excitations** provenant de la perception de nos sens qui est dangereux. Le travailleur qui exécute sa tâche au milieu du bruit, mais qui retrouve le soir une certaine quiétude est moins exposé que celui dont l'habitat avoisine une autoroute, ou qui retrouve, après un trajet de retour éprouvant, une atmosphère familiale bruyante et orageuse au milieu des enfants qui crient.

6. Les décharges d'adrénaline

Les micro-traumatismes ne sont pas toujours liés au bruit. La sollicitation visuelle vient souvent s'y ajouter. Moins évidente dans ses moyens, **elle est aussi délétère.** L'avidité de l'image, magazines que l'on feuillette sans les lire, abus de la télévision, soif de la publicité visuelle — et auditive — attrait immodéré pour le cinéma, crée un besoin sans cesse accru de consommation visuelle qui traumatise le système nerveux, le déséquilibre **en éparpillant l'attention,** donc les énergies. L'atmosphère érotique que développe une plus grande liberté des mœurs et qu'entretiennent les mass media conduit à une excitation libidinale, larvée mais permanente. Elle s'ajoute aux autres stimuli sensoriels pour élever la tension artérielle et nerveuse **à un niveau qui devient difficilement supportable.** On sait que toute excitation provoque une décharge d'adrénaline préjudiciable au système cardio-vasculaire. **Elle l'est également pour le système nerveux** qui en subit le contre-coup.

La sur-tension qui résulte de ces causes intriquées, lorsqu'elle se prolonge, finit par éroder le système nerveux le plus robuste. **Il en résulte une moindre capacité de résistance aux atteintes psychologiques qui sont encore plus redoutables.**

tionnement hormonal et, par cela même, de gauchir les commandes hypothalamiques en déroutant l'hypophyse; c'est un processus somato-psychique. Lorsque sur lui vient se greffer le processus inverse, psychosomatique, tenant à l'agression psychologique, on se trouve devant un syndrome particulièrement menaçant qui ne peut être combattu que par l'association que nous préconisons des soins physio-esthétiques et du reconditionnement psychophagique dont la relaxation est la pierre angulaire. Dans cette optique, il ne fait pas de doute que de supprimer les causes perturbantes, l'excès de poids et l'agression nerveuse, rétablit par la loi de cause à effet l'équilibre de l'hypothalamus et de l'hypophyse. Et par voie de conséquence, celui de la forme corporelle.

2. Le système sympathique et la relaxation

Quelques notions concernant le système nerveux sympathique sont indispensables pour qui veut connaître les mécanismes qui, favorisant la détente, permettent la libération des tensions neuro-musculaires dont la permanence finit par altérer la fonction hypothalamique. Nous emprunterons ces éléments à un ouvrage que nous avons consacré à la maîtrise sexuelle, élaguant ce qu'il ne nous a pas paru utile d'exposer ici (1).

Nous avons deux systèmes nerveux :

1) Le système nerveux de la vie de relation qui est celui de la sensibilité consciente, de la motricité soumise à notre volonté.

2) Le système nerveux sympathique qui n'est pas sous notre contrôle volontaire, et qui préside à la vie végétative, au fonctionnement de nos organes.

Posant en préambule que la vaso-dilatation équivaut à la détente, à l'épanouissement, et que la vaso-constriction produit la crispation et la rétraction, nous comprendrons mieux par la suite comment se développe l'anxiété et ce qui peut la résoudre.

(1) *« Les Techniques de l'Acte sexuel »* (« J'ai lu »).

7. Les insatisfactions et frustrations

Les insatisfactions matérielles de toutes sortes, les ambitions excessives et les déceptions qui en sont le corollaire, les soucis d'argent, ceux des échéances auxquelles on craint de ne pouvoir faire face, la hantise de l'accident et de la maladie, l'angoisse du devenir, et enfin les frustrations qui résultent des aléas de la vie affective et sexuelle représentent une somme d'inquiétudes qui, quand elle grandit, s'ajoute aux traumatismes précédemment énoncés. **Il en résulte un climat moral dépressif** que ne peuvent qu'aggraver les diverses sources d'information diffusant à longueur d'antenne les événements les plus dramatiques.

A ce stade qui frise l'angoisse, un choc émotionnel ou affectif, l'écroulement d'une situation jusqu'ici florissante, le déchirement d'une séparation, la perte cruelle d'un être cher peuvent provoquer un traumatisme de l'hypothalamus qui le désorganise. C'est ainsi que la brisure d'un grand amour développe parfois spectaculairement une cellulite jusqu'ici diffuse, ou **fait prendre en quelques semaines de nombreux kilos.**

8. Le désarroi psychique

Lorsque les tensions deviennent permanentes, **elles conduisent inéluctablement au désarroi psychique.** Il prélude au déséquilibre de l'hypothalamus. On assiste alors à de profondes modifications caractérielles. **Il se peut que des troubles qui n'étaient d'abord que fonctionnels deviennent organiques.** C'est le processus de la maladie psychosomatique, des ulcères gastro-duodénaux, des crises d'eczéma, etc, et aussi des obésités et des cellulites caractérisées par le fait que la personne grossit **sans pour autant avoir mangé davantage.** C'est l'aspect psychosomatique de l'accroissement pondéral.

9. Défendez votre système nerveux

Je souhaite que vous n'ayez pas subi l'atteinte de ces agressions. **Mais il est peu probable que vous ayez pu y échapper entièrement,** par suite des conditions d'existence que nous imposent le progrès tech-

THEORIE

Cette approche implique de nous attarder sur le rôle que jouent les médiateurs chimiques. Car, en définitive, ce sont les nerfs qui inhibent ou activent la contraction des muscles et la sécrétion des glandes selon les ordres qu'ils reçoivent du système nerveux central, mais par l'entremise des substances chimiques qu'ils sécrètent. Ces substances sont les médiateurs dont l'acétylcholine à effets vaso-dilatateurs et activateurs, et la sympathine à effets vaso-constricteurs et inhibiteurs.

L'acétylcholine, ou ACh, élève la tension du liquide céphalo-rachidien et produit la contraction des muscles striés. Cette excitation est renforcée par l'adrénaline que sécrète la partie centrale des glandes surrénales et certaines fibres nerveuses du sympathique. Ce sont ces médiateurs qui préparent à la fuite ou à l'attaque — quand on se sent menacé —, et qui mettent le corps en état de tension. Le même mécanisme intervient quand le désir produit l'excitation sexuelle.

Mais le sympathique est composé de deux éléments antagonistes :

— L'ortho-sympathique qui libère l'adrénaline et la sympathine.

— Le para-sympathique dont le médiateur est l'acétylcholine.

Or, l'ortho-sympathique est vaso-constricteur et contracturant. Libérant la sympathine, il est source de rétraction, d'angoisse. Par contre, le para-sympathique, dont le médiateur est l'acétylcholine est vaso-dilatateur. Il est euphorisant.

En bref c'est l'acétylcholine qui relâche les artères, qui produit la déconnection du mental et la relaxation, donc, qui détend les nerfs et libère de l'anxiété.

Les liaisons du cortex avec les couches optiques font que les agressions que nous avons dénoncées ont une résonance sur les autorégulations et, parfois, en perturbent le fonctionnement. Soit que des excitations fréquemment renouvelées dépassant le seuil de tolérance, développent un état tensionnel permanent, soit que des sentiments dépressifs, timidité, culpabilité, etc., fassent prédominer l'ortho-sympathique inhibiteur.

Dans une perspective comme dans l'autre, on aboutit au dérèglement du grand sympathique qui se manifeste d'abord

nique et un rythme de vie de plus en plus harassant, quand il n'est pas démentiel...

Ne croyez surtout pas que vous êtes désarmé devant ces agressions. Vous disposez, sur le plan physique, des mécanismes auto-régulateurs que j'ai précédemment évoqués et, sur le plan mental, des mécanismes de défense. Les développements de cet ouvrage vont vous permettre de les appréhender, puis de vous protéger contre l'atteinte hypothalamique.

par de la fatigue nerveuse, de l'instabilité caractérielle qui, lorsqu'elles ne sont pas soignées à temps, débouchent un jour sur l'anxiété et la névrose.

Il déborderait de notre cadre d'entrer dans l'étude de la santé mentale et de ses altérations, tant est étendue la gamme des névroses et psychoses, depuis les troubles de l'humeur et du comportement, jusqu'aux affections les plus déroutantes comme la schizophrénie, la paranoïa qui frisent l'aliénation.

Notre objectif sera limité à exposer succinctement les mécanismes de défense qui permettent de supporter, sans dommage pour le système nerveux, les mille petits coups d'aiguille que nous réserve la vie de tous les jours, et aussi, éventuellement, de pouvoir intégrer les stress de certains coups de boutoir que nous assène quelquefois un impitoyable destin.

CHAPITRE V

La psychologie de l'amaigrissement

1. Libérez vos tensions par l'introspection

Vous savez maintenant pourquoi la tension nerveuse vous fait grossir. La relaxation à laquelle je vais bientôt vous inviter doit vous libérer de ces tensions **dont vous n'avez peut-être pas vous-même conscience.**

Cependant, l'obtention de cet état de détente morale et physique qu'on nomme en fait la sérénité, peut être considérablement accéléré si vous voulez bien considérer votre intellect de l'extérieur pour discerner ce qu'il renferme, et descendre en vous par l'introspection afin de maîtriser pleinement votre mental. En un mot présider à ce qui se passe en vous au lieu de laisser le désordre, et quelquefois le chaos, s'y installer.

C'est sous une forme lapidaire et dans un esprit pratique que j'exposerai les lois fondamentales de ce qui n'est autre qu'un aspect de l'hygiène mentale **destiné à combattre l'anxiété dont vous savez qu'elle est souvent responsable de l'accroissement pondéral** et des états cellulitiques.

2. N'ayez pas l'inquiétude du devenir

Celui qui est pénétré de la LOI D'UNITÉ ne peut craindre ni la maladie, ni le vieillissement, ni la mort. Cette usure qu'on appelle le vieillissement est inévitable, mais vous pouvez la freiner

THEORIE

1. Les structures mentales

C'est Freud qui a découvert la place que tient le subconscient dans les structures de la personnalité. Dans la dernière moitié du XIXe siècle, il jette les bases sur lesquelles allait s'édifier la psychanalyse. Il met en relief les principes qui commandent le comportement, apportant les notions du ÇA, du MOI, et du SURMOI, décrivant ce qu'il nomme les *complexes,* précisant les mécanismes de défense qui permettent à l'individu de conserver son équilibre psychologique en dépit des agressions qu'il subit.

A. LA LOI DE CONSTANCE

Pour Freud **« le système nerveux est un appareil qui a pour fonction d'éliminer chaque fois les excitations qui surgissent et de les abaisser au niveau le plus bas possible »**. Ainsi, il existe un mécanisme régulateur qui a pour effet de réduire les tensions chaque fois qu'elles menacent l'équilibre mental ou psychique de l'individu, réalisant ainsi une économie de ses énergies.

B. LE PRINCIPE DE PLAISIR

Il est lié au précédent dans ce sens qu'un accroissement de tension est facteur d'angoisse, et que la résolution d'une tension excessive produit du plaisir. Or, d'instinct l'homme recherche son plaisir, ou le mieux-être ; il tend au bonheur. Lorsque cette tendance à la satisfaction est contrariée, il y a tension, donc déplaisir ; c'est alors qu'elle peut dégénérer en névrose si elle ne trouve pas d'exutoire.

C. LE PRINCIPE DE RÉALITÉ

Le MOI incité par le ÇA (instance instinctive) tend vers le plaisir, mais cette tendance chez l'être équilibré est freinée par l'objectivité, la nécessité de tenir compte de la réalité extérieure incarnée par toutes sortes d'interdits dont le rejet sans discrimination pourrait menacer la liberté et l'existence de l'individu, en quelque sorte le sanctionner, donc aboutir à plus de déplaisir que n'en développent les tensions elles-mêmes. Il s'établit donc normalement un équilibre entre les incitations de l'instinct à se procurer un plaisir maximum et le frein de la réalité que renforce l'instinct de conservation.

par toutes les ressources que je vous apporte dans ce livre. Nous faisons partie d'un tout auquel notre corps dissocié se réintègre. **Le passage de la vie à la mort n'est jamais pénible.** Tous ceux qui ont échappé miraculeusement à la mort affirment que c'est le retour à la vie qui est douloureux, mais non le passage dans l'au-delà. Écartez l'angoisse du devenir. **Ayez une foi inébranlable dans la providence.** Lorsque l'être humain songe à ce qui aurait pu lui arriver dans l'heure qui vient de s'écouler, il **reste confondu devant l'ordonnance des choses.** Alors qu'à travers le monde des milliers de personnes périssent à l'instant même, alors que des milliers d'êtres sont plongés dans le désespoir pour une foule de raisons diverses, vous continuez à vivre, à poursuivre les buts que vous vous étiez fixés, **comme si rien de grave ne vous menaçait.** Vous faites des projets d'avenir comme si c'était vous qui décidiez de l'enchaînement des événements. N'est-ce pas un don du ciel que l'homme ait cette faculté d'ignorer les dangers qui bordent la route qu'il suit de la naissance à la mort?

Le sentiment de puissance que donnent la santé et la connaissance des lois qui nous régissent, permet de se défendre contre l'invasion de l'esprit par le doute, la crainte, l'anxiété. **L'être fort ne craint pas la maladie,** parce qu'il sait que sa vitalité lui permettra d'y résister ou de supporter les traitements nécessaires pour la guérison. Il ne connaît pas l'échec de ses projets, car il se sent capable d'accomplir de nombreux efforts jusqu'à la réussite finale. Il ne connaît pas la mort, **parce qu'il se sent capable de la regarder fixement.**

3. Vous êtes l'artisan de votre réussite

Cette confiance en soi **qui n'est autre que la foi en sa destinée,** ne doit pas vous inciter à l'abandon et au laisser-aller. Vous forgez en réalité votre destin par vos pensées. Ce sont les pensées d'équilibre, de santé, de beauté, de réussite qui prépareront votre succès. Aussi, pour vous libérer de la crainte et de l'anxiété, vous devez substituer à ces sentiments dépressifs des sentiments euphoriques. **Libérez votre esprit de ces entraves paralysantes que sont la crainte et l'anxiété.** N'hésitez pas à prendre des décisions capables de vous apporter le bonheur. Même si elles doivent bouleverser votre vie. Vous ne serez plus comme un esquif balloté au milieu d'une mer démontée, mais vous serez l'habile pilote qui sait où il va, qui tient la barre d'une main sûre pour atteindre le cap où il veut aborder. Sachez que **votre destin dépend uniquement des pensées que vous**

THEORIE

D. L'INCONSCIENT

Selon Mitscherlich nous possédons *« une double chaîne de motivations »*, l'une consciente, l'autre inconsciente. Nous y retrouvons le principe de plaisir qui participe d'une aspiration du conscient, celui de déplaisir qui, en l'occurrence, se manifeste par la condamnation des tendances instinctives, des pensées inadéquates aux normes socio-culturelles, des désirs sexuels qui, pouvant paraître anormaux, sont alors refoulés dans l'inconscient quand les deux instances entrent en conflit. Cherchant à bannir cette ambiguïté qui nous culpabilise, nous refoulons dans l'inconscient les phantasmes délétères qui surgissent des profondeurs. Ce refoulement est un mécanisme qui nous échappe. Alors qu'au niveau de la conscience figure le vécu, dans l'inconscient gisent des pensées, des tendances dont le sujet n'a pas connaissance, mais qui influencent cependant son comportement.

2. Les trois instances fondamentales

L'équilibre de l'être humain est conditionné par l'intégrité des structures mentales, par leur rapport de forces, l'une d'entre elles vient-elle à prédominer ou à faillir à sa mission, la santé mentale et partant physique, s'en trouve menacée. C'est la connaissance de ces instances psychiques qui permet de résoudre les problèmes de la vie instinctive.

A) Le « ça »

Cette instance correspond aux instincts. Le *ça* désigne ce qu'il y a de plus primitif chez l'homme. Les instincts se manifestent en pulsions biologiques qui tendent à la satisfaction de nos besoins fondamentaux par la libération explosive des énergies qui sont en nous. Le *ça* est soumis au principe de plaisir qui ne tient pas compte des réalités de la vie.

B) Le « surmoi »

Il s'agit d'une autre instance psychique, inconsciente, qui apparaîtrait au moment de la liquidation du complexe d'Œdipe. Le *surmoi* exerce une fonction de censure en s'opposant aux instincts. Il jugule par l'entremise du moi les pulsions du *ça* qui, plus ou moins fortes, influencent sans trêve notre comportement.

entretenez en vous ; vous êtes l'artisan de votre bonheur... ou de votre malheur.

4. Les sentiments nuisibles qui font grossir

Si vous voulez vivre détendu, **commencez par éloigner tous les mauvais sentiments.** Vous devez savoir que toutes les pensées noires que vous entretenez en vous, que vous émettez, se retournent contre vous avec une intensité accrue par le phénomène du « choc en retour ». Il est compréhensible qu'un climat moral malsain aille à l'encontre de la détente de l'esprit.

Parmi les sentiments nuisibles, l'un de ceux qui font le plus de mal à l'être humain est sans doute **la vanité.** Ayez conscience de votre valeur, ayez foi en votre destinée. Mais ne pensez pas que vous êtes supérieur à tous ; il existe une élite dans tous les domaines de l'activité humaine. **C'est en vous que vous devez trouver la source de vos satisfactions,** dans votre évolution et non dans un vain narcissisme. Celui qui veut progresser sur le chemin de la perfection n'a rien à faire de l'admiration plus ou moins sincère des gens qu'il côtoie. La provoquer est un aveu d'impuissance. Cette recherche d'adulation si odieuse chez la jolie femme, mais commune à l'homme en d'autres domaines, abaisse ceux qui en font le mobile de leurs actes.

5. Libérez votre esprit de ses toxines

Vanité, orgueil, amour-propre mal placé, soif de la flatterie et des honneurs, de la notoriété sont autant de sentiments méprisables qui répandent leur venin dans l'esprit et l'empêchent d'être serein. **L'égocentrisme, l'égoïsme, l'envie, la jalousie** sont aussi des sentiments noirs qui sont nuisibles à la détente de l'esprit. Il n'y a rien qui épanouisse autant la personnalité que la générosité du cœur. La vie de chaque jour nous emprisonne dans ses mailles et nous fait parfois oublier d'être bon. Laissez votre esprit en éveil du côté de cet aspect de la vie qu'on finit par ne plus apercevoir ; que votre esprit reste sur le qui-vive pour apporter la bonne parole, pour consoler, pour aller au devant des desseins d'autrui, pour donner dans la mesure de vos possibilités sans rien demander en échange. **N'entretenez en vous que des sentiments nobles et généreux.** Vous

C) Le « moi »

C'est l'égo qui se structure sous l'effet de la maturation, des conditions de vie. Le *moi* a pour mission d'adapter le comportement à la réalité, de l'appréhender rationnellement. Le *moi* joue le rôle d'arbitre entre les instincts et la censure. Le *moi* exerce ses fonctions sur un double plan : conscient pour les décisions et les actes de la vie courante, inconscient, dans la mobilisation des mécanismes de défense. Lorsque le *moi* s'affaiblit, comme chez les névrotiques, le *ça* l'emporte sur le *surmoi* qui se trouve impuissant à exercer sa censure. La conduite est alors en contradiction avec les réalités et la morale conventionnelle. Le *surmoi* peut aussi exercer une censure impitoyable empêchant l'expression normale des pulsions instinctuelles, sexuelles en particulier. Il en résulte, dans les deux cas, des états conflictuels qui donnent lieu à des comportements anormaux ou paradoxaux. Mais, dans la normalité, des moyens sécurisants interviennent qui tendent à maintenir l'équilibre psychique. Ce sont *« les mécanismes de défense »*.

Fort heureusement, l'homme dispose de mécanismes psychologiques pour lutter contre l'anxiété et l'angoisse. Ils lui permettent d'éviter les conflits intérieurs qui menacent la cohésion de la personnalité ; ils diminuent les tensions ; ils participent à l'édification des structures psychiques, à la construction du moi.

3. Les mécanismes de défense

On distingue trois sortes de mécanismes de défense : ceux de négation, de fuite, de substitution.

A. LES PHÉNOMÈNES DE NÉGATION sont assimilables au refoulement. Le sujet, inconsciemment bien sûr, refuse d'admettre un fait qui lui ferait appréhender la vérité.

B. LES PHÉNOMÈNES DE FUITE sont évidents : le sujet ne fait face ni à la réalité, ni au danger. Il renonce, se réfugie dans le rêve ou l'inaction ou se jette à corps perdu dans une activité éloignée de ses préoccupations et de ses intérêts.

vous libérerez des toxines, vous décuplerez vos forces vitales en même temps que vous étendrez les pouvoirs de votre esprit. Ce n'est que lorsque vous aurez balayé du champ de votre pensée tous les sentiments noirs **que vous commanderez aux forces occultes** et que vous obtiendrez la tonifiante détente du corps et de l'esprit.

6. La rétention d'énergie

L'ambition sans frein est aussi défavorable à la quiétude de l'esprit que peut l'être le détachement excessif des bien matériels. Toutes les mystiques prônent cependant ce détachement. Mais nous vivons dans une société hiérarchisée où l'homme, et surtout la femme, ont de lourdes responsabilités. La lutte pour l'existence, qui se personnifiait dans les temps primitifs par le courage de l'homme aux prises avec les embûches de la nature, s'est transposée de nos jours avec le développement du cortex, sur l'aptitude à gagner de l'argent. Mais l'argent **est un agent corrupteur chargé d'une puissance maléfique.** Il corrode les cœurs, ligote les consciences, fait perdre toute notion du bien et du mal. L'argent recouvre l'existence d'un voile factice, **il substitue aux valeurs véritables les valeurs illusoires,** il fausse totalement les notions élémentaires de la vie et des rapports normaux entre les hommes.

Pour vivre détendu, ne pas être prématurément frappé d'infarctus, **sachez modérer vos ambitions,** que votre idéal ne soit jamais investi dans la recherche d'une grosse fortune. Fixez-vous des objectifs raisonnables, efforcez-vous d'être le premier dans votre domaine, mais pour les satisfactions morales que vous en retirerez. Alors, par la qualité de votre œuvre, vous obtiendrez des satisfactions de tous ordres qui dépasseront vos espérances les plus optimistes.

7. Libérez-vous de vos complexes

La libération des complexes est extrêmement importante. Les complexes de timidité peuvent dégénérer en états obsessionnels. **De nombreuses femmes ont des complexes d'infériorité qui empoisonnent leur existence.** Elles sont quelquefois tourmentées par un défaut corporel dont elles exagèrent l'importance. Depuis la publication de mon livre « *Virilité et Puissance sexuelle* », je reçois de

C. LES PHÉNOMÈNES DE SUBSTITUTION participent d'un processus différent; ils sont un transfert de conflit. Le but ne pouvant être atteint, un autre objectif lui est substitué qui diminue la tension.

1. Le refoulement. — Ce qui différencie la santé mentale de la névrose est que l'homme sain résiste normalement par son moi aux poussées des idées refoulées sans subir de dommage pour son équilibre psychique, partant, pour l'hypothalamus et tout le système sympathique et glandulaire. Il n'en est pas de même chez le névrosé dont le moi ne lutte plus à armes égales avec le refoulement.

Rappelons que le refoulement, phénomène de défense du moi, est inconscient, c'est-à-dire que les sensations, les souvenirs, le vécu pénible et culpabilisant, les pulsions réprouvées par le surmoi n'émergent pas dans le champ de la conscience. Ils en sont bannis, car en désaccord avec les lois morales et sociales, avec les convictions religieuses et idéologiques.

Le moi, d'après la psychanalyse, refuse la verbalisation des désirs et virtualités inconscientes. C'est le moyen, en les empêchant de s'exprimer par des mots, d'éviter la prise de conscience; ils n'en continuent pas moins d'exister avec toutes leurs potentialités qui cherchent à s'exprimer (ambivalence).

L'introspection est un moyen de faire remonter en surface les idées enfouies pour apercevoir l'origine de ces troubles. Leur prise de conscience permet de résoudre l'anxiété et les rend inoffensifs. On voit tout le parti qu'on peut en tirer quand l'obésité est liée à ces refoulements qui sont générateurs de tensions et d'anxiété.

2. La sublimation. — C'est la transposition d'une énergie instinctuelle vers un but social, artistique, etc., élevé. Ainsi les conflits peuvent-ils être résolus par la poursuite d'idéations accaparant l'activité cérébrale ou physique. C'est ainsi que des instincts incompressibles sont canalisés vers des buts acceptables pour le moi.

3. Le déplacement. — C'est un mécanisme inconscient différent de la sublimation. Il n'est pas exhaustif comme la sublimation. Selon Freud, il s'agit d'un processus primaire du subconscient. Le bébé privé du sein maternel suce son pouce; l'instinct ne pouvant se satisfaire a déplacé son objet. Le dépla-

nombreuses lettres de garçons dont les insuffisances, **auxquelles ils pourraient remédier,** deviennent des idées fixes qui les paralysent.

Les complexes de culpabilité font naître, dans la conscience, des débats qui créent une tension d'esprit défavorable à la détente. Vous avez en vous une dualité d'instincts, de sentiments qui font que, quelle que soit votre évolution, **le bien et le mal coexistent** sans que vous puissiez renier cet état de fait — ce que font les hypocrites pourtant ! — inhérent à la nature humaine. Quelquefois les digues se brisent sous les assauts de l'instinct, et nous pouvons commettre des actes regrettables. En réalité, chacun de nous possède **son jardin secret** où prolifèrent les sentiments nobles et les actes plus ou moins réprouvés par la morale courante. Si vous avez commis une action regrettable, **ne vous appesantissez pas sur votre faute,** si ce n'est pour essayer de la réparer, et ne plus succomber aux mêmes tentations. Dites-vous bien que tous les êtres que vous côtoyez ont aussi des pensées qu'ils n'osent formuler, ont aussi accompli des actes qu'ils ont ensuite réprouvés.

8. Descendez au fond des choses

En réalité, aucun spécialiste, aucune narcose ne peuvent vous libérer de vos complexes — si vous en avez — mieux que vous-même. **Prenez l'habitude de méditer longuement sur vous.** Descendez au fond des choses. Cherchez à discerner par l'introspection, spéléologie du mental, pourquoi votre comportement a été différent en certaines circonstances de ce que vous auriez désiré qu'il fut. **Dirigez la lumière du discernement sur les processus de vos pensées et de vos actes.** Remontez à leurs origines afin de déterminer la part qui revient aux impulsions subconscientes. Lorsque par des méditations successives, par des recoupements, des confrontations vous aurez découvert l'origine de certains complexes, de certaines pulsions irrésistibles, **vous ne serez pas loin de les annihiler pour toujours.**

9. L'éducation des réflexes et la conscience du corps

La relaxation ne doit pas intervenir pour compenser les dépenses vitales inconsidérées, mais pour accumuler encore plus de force

cement permet donc de se libérer des tensions provoquées par la censure (surmoi) et le moi, par rapport aux forces instinctuelles (le ça).

4. La régression. — C'est un phénomène de fuite par la régression à un stade de la vie de moindre maturation. L'aliénation de la personne apparaît à la suite de la frustration, par le refuge à un stade antérieur à la structuration du moi.

5. La projection. — Le mécanisme de projection s'observe fréquemment. Le psychisme se libère de tendances obsédantes génératrices de conflits par la projection sur autrui de pulsions censurées.

6. L'identification. — Le mécanisme d'identification joue aux divers stades de la structuration psychologique. Il arrive que l'adolescent veuille ressembler à telle ou telle vedette. Cela peut influer sur son comportement, voire susciter une vocation dans un sens bénéfique ou défavorable selon que l'identification va dans le sens des possibilités ou n'y correspond aucunement.

7. La compensation. — La compensation revêt des formes différentes : elle peut être inconsciente, mais alors elle s'assimile aux états névrotiques, elle devient un phénomène de fuite. C'est le comportement de l'homme qui, ayant essuyé des échecs dans sa vie professionnelle, trouve la compensation dans une fantasmagorie où il tient le rôle gratifiant d'un conquérant ou d'un personnage aux exploits légendaires. Mais la compensation reste un phénomène normal chez l'être équilibré ; elle lui permet d'échapper à la sanction morale de l'échec, celui-ci étant inhérent à l'entreprise humaine, comme le succès. Il s'agit alors d'un comportement secondaire ou additionnel, d'une sorte de soupape de sécurité des tensions qui ne pourraient, tant les obstacles sont grands, se libérer dans l'accomplissement. La compensation peut devenir l'instrument de la réussite, un facteur sauvegardant la personnalité, protégeant de la névrose.

8. La substitution. — C'est un mécanisme qui entre en jeu pour libérer l'individu de ses tensions quand il y a frustration. Ainsi, le garçon déçu qui ne peut satisfaire son désir sexuel avec la femme qu'il convoite et qui substitue aux rapports hétérosexuels, l'auto-érotisme masturbatoire ; cet ersatz ne lui apporte

au sein des plexus. Dites-vous que chaque fois qu'à un acte impulsif vous substituez une action volontaire, **vous opérez en vous une rétention d'énergie.** Cultivez un calme souverain. Avez-vous de mauvaises nouvelles à votre courrier ? Que cela ne vous affecte pas ; vous avez déjà eu des difficultés plus grandes que vous avez surmontées ; **l'horizon n'est pas aussi bouché que vous le pensez.**

Conservez toujours votre calme. La colère est aveugle, elle obscurcit les facultés et empêche de juger sainement. Puis à la colère, comme à toute excitation morbide, **succède une période d'abattement et de dépression** qui est symptomatique de la baisse de vitalité qu'elle entraîne.

10. La sobriété des pensées

Vous devez « vous hâter lentement ». Il ne faut pas confondre une activité désordonnée qui ne mène à rien et une activité sagement mesurée dont toutes les manifestations ont un but. Que vous fassiez n'importe quoi, ayez toujours des gestes sobres, précis, utiles en un mot. Cette éducation n'aura pas seulement l'avantage de vous faire gagner un temps précieux que vous pourrez consacrer à d'autres choses, **elle procédera à l'éducation de vos réflexes et vous donnera « la conscience du corps ».** Par ailleurs, on conçoit que la sobriété des gestes **entraîne celle des pensées ;** il est hors de doute qu'elle les discipline, qu'elle les ordonne. Éduquer vos gestes, **c'est aussi mettre de l'ordre dans vos idées.**

11. Évitez les activités disparates

Il est impossible de vivre détendu sans un emploi du temps bien établi. Mais l'emploi du temps ne consiste pas seulement à fixer pour la journée les différentes tâches. L'emploi du temps comporte l'étude et la mise au point des grandes lignes de votre vie, puis, l'estimation des efforts à accomplir et du temps pendant lequel chacun d'eux doit être poursuivi, enfin l'emploi du temps pour l'année qui vient, et votre emploi du temps journalier.

C'est avant votre sommeil que vous devez organiser votre emploi du temps du lendemain. Commencez par réviser dans votre tête tous les événements de la journée, revoyez tous vos actes, toutes les paroles que vous avez prononcées. Puis faites votre auto-cri-

pas la satisfaction qu'il voudrait, mais le libère d'une tension devenue insupportable (d'après *« Le Guide de l'information sexuelle »* (1).

9. La fantaisie. — Ce mécanisme de défense participe de l'imagination; c'est une sorte de rêve éveillé qui consiste en la résolution des tensions que font naître les états conflictuels. La pulsion, au lieu de trouver son exutoire dans l'action, le trouve dans l'image mentale. La fantaisie nourrit les rêveries et parfois les délires; c'est aussi une fuite devant les difficultés de l'existence. Elle permet à l'adulte d'échapper aux états névrotiques qui peuvent se développer à la suite de frustrations et d'échecs.

10. La dissociation. — En réalité, il s'agit d'un mécanisme de défense qui s'apparente aux phénomènes de fuite et de régression, mais caractérisé par des ambivalences multiples qui donnent un comportement étrange et flottant, insaisissable pour l'entourage. Le laisser-aller et la démission des adultes, ont favorisé ce mécanisme et donné naissance à une génération de schizophrènes qui se complaît dans le refus de se colleter avec la vie, dans la paresse. L'individu, une fois que le pli est pris, devient souvent irrécupérable et accroît les charges de la société.

4. Le principe de répétition

Le cas du schizophrène illustre ce principe de répétition qui est une tendance à répéter les expériences vécues, quels qu'en soient les effets : chez certains sujets, par exemple, la répétition des mêmes comportements vecteurs d'événements fâcheux ou même dramatiques. Cette tendance viserait à la maîtrise d'expériences douloureuses. Mais Freud va beaucoup plus loin : ce principe relèverait d'un besoin spécifique et organique de répétition. Expliquons-nous : toute existence a la mort comme aboutissement. Si bien qu'en chaque être humain, si nous suivons Freud, il existerait une tendance au retour à des stades antérieurs. Ce qu'on appelle *« la compulsion de répétition »* ne serait donc que l'instinct de mort transcendé du *« principe de plaisir »*.

(1) *« Encyclopédie de la pratique sexuelle »* (N.O.E.).

tique. **Voyez votre comportement sans indulgence mais aussi sans culpabilité ;** pensez à ce que vous auriez réellement dû faire dans telle ou telle circonstance, et promettez-vous d'agir ainsi à l'avenir dans une circonstance analogue. Puis, songez à votre réveil, et décidez de l'heure à laquelle vous vous lèverez le lendemain, **à ce que vous ferez pendant toute la journée.** Prenez enfin la décision de faire exactement ce que vous décidez sans vous laisser entraîner par vos désirs ou vos relations dans des incidents que vous vous reprocheriez ensuite.

L'emploi du temps et sa stricte observance **sont des éléments importants de la relaxation ;** ils évitent la compression de la pensée et l'agitation qui l'accompagne, les actions impulsives qui sont génératrices de tension cérébrale et de fatigue physique.

Soyez toujours à l'heure et ne cherchez surtout pas à faire trop de choses ; espacez vos rendez-vous en conséquence. Déterminez chaque soir l'heure précise de vos occupations du lendemain **et ne vous laissez détourner de votre horaire sous aucun prétexte...**

12. La détente qui fait maigrir

Toutefois introduisez dans votre vie quelque fantaisie, **mais que cela soit sciemment.** Décidez parfois de vous amuser, de rire, et aussi de vous livrer frénétiquement aux plaisirs du corps, qu'ils soient d'ordre gastronomique ou érotique, ou qu'ils proviennent de la pratique du sport, de randonnées dans la nature.

Ainsi, vous serez réellement maître de vos activités physiques et mentales et non plus leur esclave. La réussite de votre cure de reconditionnement psychophagique est à ce prix. Car on ne peut concevoir de maigrir, de se défaire de la cellulite **si l'esprit et le corps ne sont pas parfaitement détendus.** C'est bien la détente qui fait maigrir.

THEORIE

5. Libérez-vous de vos tensions

Nous ne suivrons pas Freud davantage. Certes ! il serait intéressant de traiter des complexes, complexe d'Œdipe, de Diane, de Caïn, des sentiments de culpabilité qui paralysent, mais il nous a semblé que notre propos théorique pouvait se limiter à l'examen des mécanismes de défense. Mais cette connaissance ne doit pas rester pour vous théorique. Vous devez opérer en toutes occasions la prise de conscience de ces mécanismes, car ainsi vous vous libérerez de vos tensions. Nous ne prendrons qu'un exemple : la compensation. Elle est fréquente dans les cas d'obésité et peut revêtir des formes différentes. A vous d'analyser, par l'introspection, si vous ne faisiez pas jusqu'ici de la compensation. Peut-être que vos désirs incoercibles de pâtisseries, le fait de faire la nuit des razzias dans le réfrigérateur, ne sont en réalité que la compensation à une carence affective. De vous en rendre compte va vous permettre de faire jouer d'autres mécanismes qui vous délivreront de votre boulimie, par exemple, la sublimation, ou moins noblement, le déplacement qui, vous donnant des satisfactions d'un autre ordre, mais satisfaisant votre sensualité, transposera votre besoin inconscient de nourriture, qui n'est qu'un moyen de lutter contre l'angoisse, vers des idéations qui relégueront à l'arrière-plan de vos préoccupations votre désir de satisfaction orale.

Certaines motivations inconscientes participent de la compensation. Dans le sentiment d'infériorité, le fait d'avoir grossi, d'être devenu « un personnage important » par l'effet de masse, compense, en certains cas en les masquant sous une façade d'assurance confortée par le poids, des sentiments d'infériorité, ou encore la frustration, une anxiété latente.

A cette prise de conscience libératrice des états de tension, doit s'ajouter l'hygiène du mental dont nous traitons dans la partie pratique. Ces opérations procèdent de la connaissance, par conséquent de l'activité corticale ; elles préparent en les renforçant les techniques qui, par d'autres voies, subconscientes celles-là, conduisent à la maîtrise de la pensée, à la libération des crispations neuro-musculaires et tissulaires ; par le truchement de la *« Relaxation psychosomatique »* (1).

(1) Titre d'un autre ouvrage de l'auteur traitant de cette discipline (Éditions Dangles).

TROISIÈME PARTIE

Maigrir par l'hypnose

CHAPITRE VI

Apprenez à brûler vos graisses

1. C'est l'oxygène qui brûle les graisses

Vous ne pouvez pas maigrir durablement, vous débarrasser de la cellulite **si vous n'apprenez pas à respirer.** Car c'est l'oxygène que vous introduisez dans votre organisme qui brûle les graisses dans vos poumons. C'est également ce gaz que vous avez la possibilité d'incorporer à profusion dans vos tissus qui les épure et les revivifie.

Ce sont ces raisons, et d'autres que j'expose dans la partie théorique, qui doivent vous inciter à vous initier pleinement à cette merveilleuse science de la respiration sur laquelle reposent les disciplines yogi.

Cette initiation est partie intégrante de mes méthodes de relaxation. On y insiste particulièrement dans les « PSYCHO-CENTER » où cette éducation **constitue le préambule de chaque séance de reconditionnement psychophagique.** Mais vous pouvez aussi en assimiler la technique par vos propres moyens. En y consacrant une dizaine de minutes chaque jour pendant deux semaines environ. Puis, en vous y exerçant seulement au début de votre séance d'auto-hypnose dont l'objectif est d'obtenir l'effacement du conscient.

2. L'agrandissement du thorax

Cette initiation est toute différente de l'éducation sportive qui tend par l'essoufflement que provoque la course ou diverses activités, à mobiliser la cage thoracique pour lui donner une plus

THEORIE

1. La prise de conscience de l'appareil pulmonaire

La relaxation psychosomatique permet, quand elle est maîtrisée, d'exercer une action sur des organes qui échappent habituellement à la volonté; par exemple sur le cœur, sur les fibres lisses de l'intestin. Mais il est une fonction à la fois soumise à la volonté et à l'automatisme, sur laquelle nous avons le pouvoir d'exercer notre emprise : c'est la fonction respiratoire.

On peut rester sans manger pendant quelques jours, mais de ne pouvoir respirer pendant quelques brèves minutes provoque la mort. Malgré cela, nous n'avons pas conscience que nous respirons. A moins d'y prêter attention. Une multitude de personnes respirent sans s'en rendre compte pendant la majeure partie de leur existence. Elles n'ont qu'une notion confuse de leur appareil respiratoire et ignorent tout le parti qu'elles pourraient tirer de sa connaissance et de sa maîtrise.

Sans nous livrer à une étude approfondie de la fonction respiratoire, nous donnerons quelques détails qui incitent à réfléchir sur son importance (1).

Un médecin, le Dr Taptas, a justement insisté sur la première phase de l'acte respiratoire qui *« ne saurait être effectuée de façon correcte sans la participation active des ailes du nez »*. Or, cette propriété qu'ont les jeunes enfants de dilater les ailes du nez pendant l'inspiration s'amenuise au cours des ans, quand les occasions de s'essouffler deviennent rares. La rééducation respiratoire doit, en conséquence, commencer par la prise de conscience de cette carence. Les muscles qui participent à la dilatation des narines se rééduquent, comme n'importe quels autres ; il est bon de s'y exercer devant un miroir.

On sait que les ramifications des bronches aboutissent à de petites loges disposées en grappe, en éventail : les alvéoles pulmonaires. Le nombre total des alvéoles pulmonaires serait d'environ 400 millions ; déployées, elles représenteraient une surface de plus de 60 m^2. Mais, lorsque la respiration se fait sans que nous

(1) D'après *« Savoir respirer »*, Dr Lacroix (Éditions Dangles).

grande amplitude respiratoire (ampliation). Elle n'est pas à négliger. Chaque fois que vous le pourrez, provoquez cet essoufflement bénéfique qui lutte contre l'ankylose du thorax qui guette les sédentaires.

Si la pratique du sport, course, vélo et natation en particulier agrandit l'espace thoracique, augmentant ainsi la capacité vitale (C.V.), le respir immobile s'appuie sur cet accroissement pour introduire dans les poumons le plus grand volume d'air, donc la plus grande quantité possible d'oxygène. C'est pourquoi, si je recommande au début des cures amaigrissantes de ne faire qu'un exercice modéré (voir chap. XI, p. 252), **j'entends bien qu'il soit ensuite suffisamment actif pour produire l'essoufflement.** Mais, dans cette approche prudente, vous n'aurez qu'un objectif : maîtriser la respiration complète que je vais maintenant vous apprendre par le détail.

3. Installez-vous confortablement

L'immobilité absolue est de règle pour parvenir à un profond état de relaxation préludant à l'hypnose. C'est pourquoi, initialement, vous allez prendre une position qui vous permette de ne plus avoir à bouger pendant toute la durée de vos séances. Cette position idéale de relaxation est également celle que je vous conseille d'adopter pour apprendre la respiration complète (voir Pl. 11, p. 128).

Vous pouvez obtenir cette position dans un bon fauteuil de relaxation, mais malheureusement la plupart des fauteuils dits de relaxation ne sont en réalité que des sièges de repos nullement conformes aux exigences de bons appuis segmentaires. Aussi, si vous ne possédez pas un siège absolument parfait pour la détente, il est préférable que vous suiviez les directives que je vais vous donner. Vous pourrez ainsi avec « les moyens du bord » vous mettre dans une position réellement fonctionnelle par rapport au but recherché (Voir page 149).

4. La position idéale de relaxation

Tout d'abord, plongez la pièce où vous allez vous détendre dans la pénombre ; ou éclairez-là avec une lampe bleue de 6 watts. Couvrez-vous d'une grande couverture pour ne pas avoir froid et

en ayons conscience, ce champ pulmonaire ne se déplisse que très partiellement. Ce n'est que le report de notre attention sur les mouvements respiratoires qui peut nous permettre, dans l'immobilité relative ou totale, de produire l'épanouissement de ce tissu pulmonaire.

Normalement, pour une capacité moyenne, ce n'est qu'un demi-litre d'air qui pénètre dans les poumons à chaque inspiration. C'est d'abord l'air qui se trouve dans les voies respiratoires supérieures qui a la priorité; si bien que l'air frais n'est en réalité que de 350 cm^3. Autrement dit, nous ne prenons comme air nouveau à chaque inspir que le 1/18 seulement de la capacité de nos poumons.

Une inspiration profonde — donc volontaire — apporte 2,5 litres de plus d'air frais ; et une expiration forcée correspond à vider les poumons d'un demi-litre supplémentaire. Ce qui fait, qu'en une inspiration et une expiration complètes, c'est un volume d'air de 3 litres de plus qui vient au contact des alvéoles, malgré que la vidange intégrale des poumons soit impossible, un certain volume d'air y séjournant (air résiduel). Bien entendu, ces chiffres, exacts dans leurs rapports, sont sujets à variation selon la C.V.

2. L'approvisionnement en oxygène

L'échange est permanent entre l'oxygène contenu dans l'air et les alvéoles pulmonaires. L'oxygène que contient l'air des alvéoles est fixé par les globules rouges où une substance chimique, l'hémoglobine, domine à 90 %. Entre l'hémoglobine des hématies, le plasma du sang et les tissus irrigués par ce dernier se produisent des opérations sur lesquelles nous ne nous appesantirons pas, mais dont le but est de porter l'oxygène aux confins de l'organisme pour le purifier, cependant que le sang se charge des poisons qui résultent de ces échanges. C'est la diffusion de l'oxygène dans le plasma, sous la forme d'une simple solution, qui permet son transport et sa fixation.

prenez soin de dégrafer vos vêtements pour ne pas entraver les mouvements respiratoires.

Vous pouvez vous étendre sur le lit s'il n'est pas excessivement souple, ou sur un divan. Mais aussi, sur le sol, sur la moquette ou un épais tapis.

Si vous disposez de mon appui-nuque sonore, **il encastrera parfaitement votre tête** et vous n'aurez besoin de rien d'autre pour soutenir la région cervicale. Sinon, vous devrez prévoir quatre coussins ou oreillers ; les laissant, après vous être couché sur le dos, à portée de vos mains. Vous commencez par mettre en boule un oreiller (ou un coussin) sous votre nuque. Que votre tête soit bien appuyée ; vous la remuez pour trouver une parfaite position, **que le creux cervical pèse lourdement et soit bien décontracté.** Auparavant, vous aurez pris soin de placer un coussin assez épais sous vos genoux (creux poplité) ; ce qui fait que vos jambes se trouvent non pas tendues, **mais légèrement fléchies,** comme sur la figure extraite de mon ouvrage « *Chassez la fatigue en retrouvant la forme !* » (1). Les jambes reposent côte à côte, détendues et légèrement séparées.

Vous glissez ensuite chacun des deux oreillers (ou coussins) restants, sous vos coudes et avant-bras. Enfin vous vous détendez complètement (voir chapitre suivant) et fermez les yeux. Si vous ne vous sentez pas en parfaite position de détente, n'hésitez pas à bouger pour enfin la trouver. Mais après, **vous devez rester totalement immobile.** Faites alors votre corps aussi lourd que possible et efforcez-vous de chasser de votre esprit les idées parasites ; il vous faut faire appel au calme et à un silence intérieur. Tout ceci, quand vous y serez habitué ne vous prendra que deux ou trois minutes. Mais aussitôt, **vous ressentirez l'immense bienfait physique et mental que vous procurera cette coupure dans votre activité coutumière.** Maintenant vous allez ne plus penser qu'à votre respiration.

5. Commencez à respirer doucement

C'est d'abord à la prise de conscience de votre respiration que je vous invite. Immobile, les yeux fermés, vous pensez à votre respiration dont l'instant d'avant vous ne vous préoccupiez aucunement. Vous vous apercevez alors que vous introduisez en réalité

(1) Chez le même éditeur.

Planche 11 : **COMMENT RESPIRER POUR MAIGRIR**

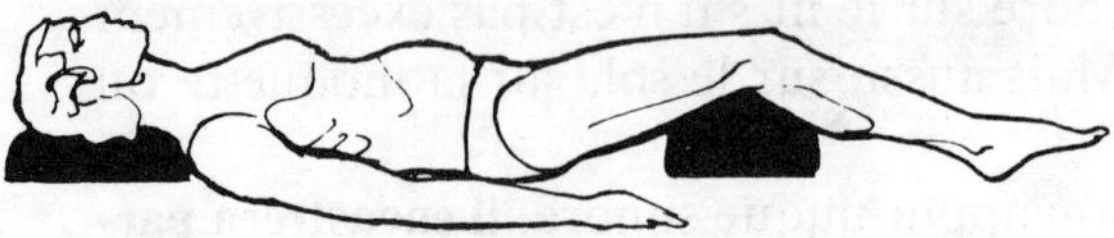

a

A) 1er temps

Vous inspirez doucement par le nez en soulevant le ventre.

b

B) 2e temps

Sans marquer d'arrêt vous continuez à inspirer doucement par le nez en soulevant la région moyenne de la poitrine sans rentrer le ventre.

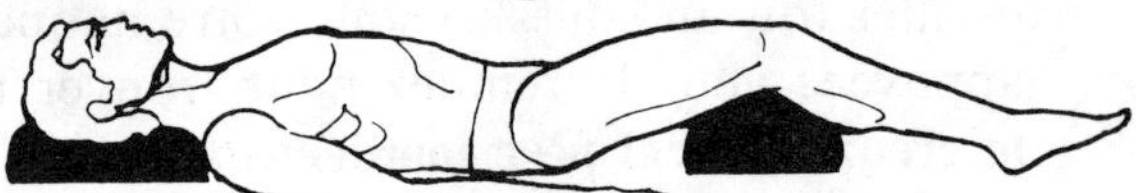

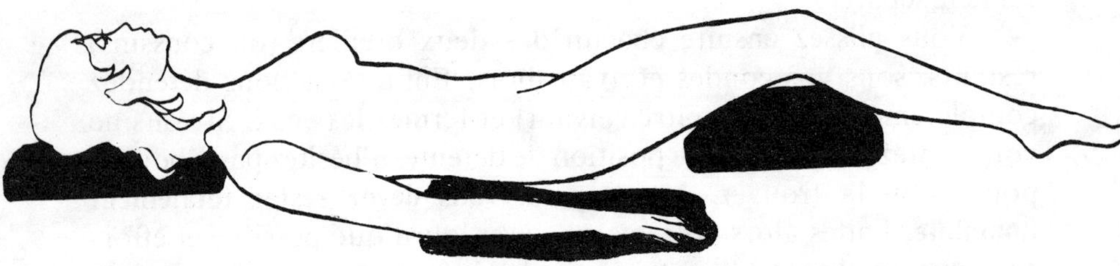

C) 3e temps

Vous faites passer l'air au sommet des poumons en continuant à inspirer pour gonfler la poitrine au maximum et en rentrant le ventre.

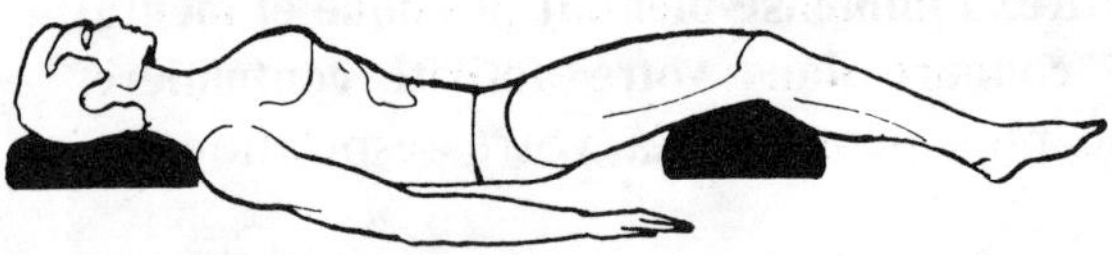

c

D) 4e temps

Vous expirez doucement par le nez en faisant un effort à la fin de l'expiration pour chasser complètement l'air des poumons. Enchaînez aussitôt.

d

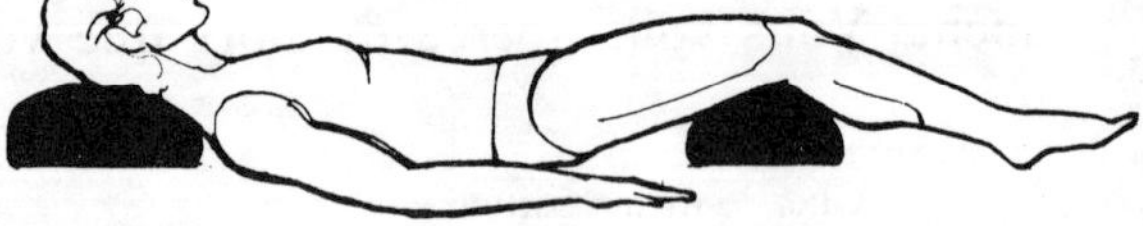

très peu d'air dans vos poumons à chaque inspiration. Peut-être respirez-vous par la bouche? C'est ce qu'il faut éviter pour contrôler parfaitement l'exercice. **Vous devez inspirer et expirer uniquement par le nez.** Vous devez le faire, si je puis m'exprimer ainsi, religieusement. La bouche fermée, vous inspirez doucement par le nez, aussi lentement que possible ; puis, vous expirez aussi lentement, par le nez également. Faites cela pendant quelques instants **en restant bien détendu.** Ne pensez qu'à vos expirs et inspirs dont vous forcez l'amplitude, **mais sans vous contracter.**

Les mouvements doivent devenir souples, réguliers. Exercez-vous déjà à l'égalité de durée de l'inspir et de l'expir, ce dernier devant se faire doucement par le nez dans une expiration uniforme et profonde, **sans que toutefois vous fassiez un effort excessif des muscles du ventre pour chasser l'air vicié,** car cela s'opposerait à la détente des muscles.

Il se peut qu'au début, n'ayant pas encore maîtrisé la relaxation à laquelle vous allez bientôt vous initier, vous restiez contracté. Il ne faut donc pas oublier de vous détendre dans la mesure du possible. Surtout, comme je vous le recommanderai par la suite en vous donnant à ce sujet des directives plus précises, **en détendant les traits du visage et en décrispant les mains.**

L'objectif est d'augmenter la capacité des poumons par l'assouplissement de la cage thoracique. Vous savez que l'essoufflement y contribue. Mais, certaines personnes n'ont pas cette ressource, pour des raisons diverses, d'aller courir sur le stade ou dans les bois. **Une culture physique particulière, destinée à développer et assouplir la cage thoracique dans tous les sens est alors indiquée** (voir chap. XI, p. 253). Elle est une incitation à faire ensuite un exercice plus actif.

La respiration complète participe de la même recherche. Il vous faut, par conséquent, augmenter l'amplitude de vos mouvements respiratoires, afin de déplisser entièrement vos alvéoles pulmonaires et, par ce moyen, **charger au maximum votre sang d'oxygène.** Cette fréquence d'inspirations maximales peut vous faire gagner **plus d'un quart de litre de capacité pulmonaire.** Quand la cage thoracique est bloquée, ce qui indique une réelle incapacité des poumons à se déployer comme il le faudrait, la respiration habituelle se trouve très réduite, **ce qui provoque une intoxication massive de l'organisme.** J'ai observé que la majorité des femmes — et des hommes — atteintes de cellulite ont ce thorax bloqué qui s'oppose aux fortes et larges inspirations. **La respiration complète remédie pour sa part à cette insuffisance.**

THEORIE

Nous avons, depuis longtemps, insisté sur l'importance d'une bonne oxygénation (1), soulignant le rôle fondamental du muscle dans la fixation de ce gaz vital. Nos propos reprennent un regain de vigueur quand il s'agit de brûler les graisses et d'épurer le tissu cellulaire. « L'oxygène — affirmais-je — est un véritable aliment, dont la quantité plus ou moins abondante au sein des cellules, conditionne l'état de santé. Se soumettre à un exercice suffisamment intense pour provoquer l'essoufflement équivaut à faire provision d'oxygène, car celui-ci n'est pas complètement utilisé pour les combustions. Après l'exercice, le sang imprégné d'acide carbonique en est bientôt débarrassé et on a constaté qu'il se trouvait plus saturé d'oxygène qu'auparavant. Les globules sanguins fixent l'oxygène qui est ainsi charrié dans tout l'organisme et imprègne les cellules vivantes. Le sang qui traverse les muscles en retire l'acide carbonique et y dépose l'oxygène dont il est chargé.

Or, les muscles ont la propriété d'absorber plus d'oxygène que les autres tissus. Les organes du mouvement sont donc également des organes de respiration et leur développement accroît la valeur fonctionnelle du corps humain. Au même titre qu'une plus grande capacité pulmonaire, en introduisant dans l'organisme une dose plus importante d'oxygène.

Nous savons que l'oxygène est le gaz comburant. De la richesse du sang en oxygène dépend donc l'intégrité des combustions, dont les résidus normaux et facilement éliminables sont l'eau et l'acide carbonique. Les combustions incomplètes favorisées par un sang pauvre en élément comburant, accumulent des produits toxiques, dont l'acide urique et l'acide lactique, qui empoisonnent l'organisme. On comprend qu'un sang plus riche en oxygène, non chargé de poisons, puisse revitaliser tous les organes et lutter efficacement contre la toxémie. »

Le volume du sang qui correspond à environ 1/13 du poids corporel est fluctuant selon que le corps se compose d'éléments étrangers à la structure normale, ou d'éléments vitaux. Ce sont ces derniers qui fixent l'oxygène, et non les graisses et cellulites.

(1) *« Santé et Beauté plastique »*.

6. Prenez conscience de votre respir

La respiration contrôlée est la première étape vers la maîtrise de la relaxation. **Vous ne sauriez y attacher trop d'importance.** Le tableau 11 de la page 128 vous montre comment il vous faut procéder. L'essentiel au début est d'inspirer doucement par le nez, mais **en soulevant le ventre seulement,** sans bouger la poitrine (A). Quand le ventre est parvenu à sa dilatation maximale, sans marquer de temps d'arrêt, **vous dilatez la partie moyenne de la cage thoracique.** Par rapport à cette dilatation, le ventre paraît se rétracter, mais en réalité il ne s'aplatit encore que très peu (B). Toujours en continuant à faire pénétrer l'air dans vos poumons, **vous dilatez la partie supérieure de la poitrine** (C). C'est alors que le ventre se rétracte pour permettre à l'air d'atteindre le haut des poumons.

Il ne faut pas moins d'une semaine à raison de quelques minutes par jour pour maîtriser ce premier exercice. La difficulté ne réside pas dans l'assimilation de cette technique à laquelle vous n'êtes peut-être pas accoutumé — à moins que vous n'ayez lu « *Relaxation psychosomatique* » (1) mais dans l'exécution souple, coulée, uniforme du mouvement **en une sorte d'ondulation régulière qui a lieu en une totale décontraction.**

Les poumons étant gonflés au maximum (C), il vous suffit de laisser l'air s'échapper doucement par le nez pour les vider (D) ; une légère contraction des muscles abdominaux, dont vous prendrez vite l'habitude, ne nuit aucunement à la détente générale des muscles ; **elle devient vite automatique.**

Évitez de vous fatiguer dans les premières séances. Deux ou trois minutes de cet exercice, que vous pourrez ensuite prolonger jusqu'à 7 à 10 mn, sont suffisantes. Vous pouvez le faire isolément ou en préambule de la séance de relaxation. C'est ainsi qu'il est inclus dans mes enregistrements en cassettes **où la respiration est dirigée sur un fond musical** et des ambiances de pleine nature qui font que l'exercice perd sa monotonie et s'apprend plus facilement (2).

Initialement, vous mettrez de 4 à 6 secondes pour inspirer et pour expirer, ce que vous constaterez **en comptant mentalement sur le rythme des battements de votre cœur.** Vous devez vous exercer à

---

(1) Éditions Dangles.

(2) Cassettes C 60 : *« Relaxation », « Initiation respiratoire ».*

Les muscles sont les éléments nobles qui se gorgent de sang et qui, par conséquent, fixent l'oxygène. Cet oxygène qui est ensuite restitué va consumer les déchets qui stagnent dans les chairs en voie de dégénérescence.

Ainsi, plus les muscles sont développés, plus ils sont en mesure d'accroître la richesse de l'organisme en oxygène. C'est donc une hérésie de prétendre que la culture physique est inutile pour les obèses, qu'elle ne fait pas maigrir. Pour les médecins qui le prétendent — de plus en plus rares heureusement — c'est ignorer les principes les plus élémentaires de la physiologie. Puisque c'est le muscle qui fixe le plus d'oxygène (avec la cellule nerveuse), et que l'atrophie du muscle prive l'organisme d'oxygène (ce gaz qui brûle les graisses), *« Faire » du muscle, c'est aussi maigrir »*.

3. L'action mécanique de la surrespiration

De forcer l'inspiration, que ce soit par le sport qui essouffle ou au moyen de la respiration complète, exerce des actions mécaniques dont le retentissement est grand eu égard aux effets physiologiques favorables à la diminution pondérale et à la lutte contre les causes responsables de la cellulite. C'est cette action qu'explique le Dr René Lacroix déjà cité : *« Il y a solidarité étroite entre le poumon, organe élastique, et la cavité close qu'est la cage thoracique. Celle-ci va s'amplifier dans ses trois dimensions : verticale, antéro-postérieure et transversale. C'est l'inspiration thoracique, que suivra immédiatement l'inspiration pulmonaire. Cette inspiration est le fait de deux groupes de muscles : d'abord les muscles inspirateurs : les surcostaux, étendus depuis une vertèbre à la côte sous-jacente; les scalènes pour les deux premières côtes; le petit dentelé postérieur et supérieur pour les deuxième, troisième, quatrième et cinquième côtes (ces muscles amplifient le thorax surtout dans ses diamètres antéro-postérieur et transversal). Enfin et surtout, le diaphragme, vaste coupole musculaire dont la contraction, lors de l'inspiration, redresse la courbure, abaisse de haut en bas le contenu abdominal et refoule les arcs costaux en bas et en dehors. Le diaphragme augmente la capacité thoracique dans ses trois dimensions, mais*

Planche 12 : **LA SUR-OXYGÉNATION DIRIGÉE PAR LA VOIX ENREGISTRÉE SUR FOND MUSICAL**

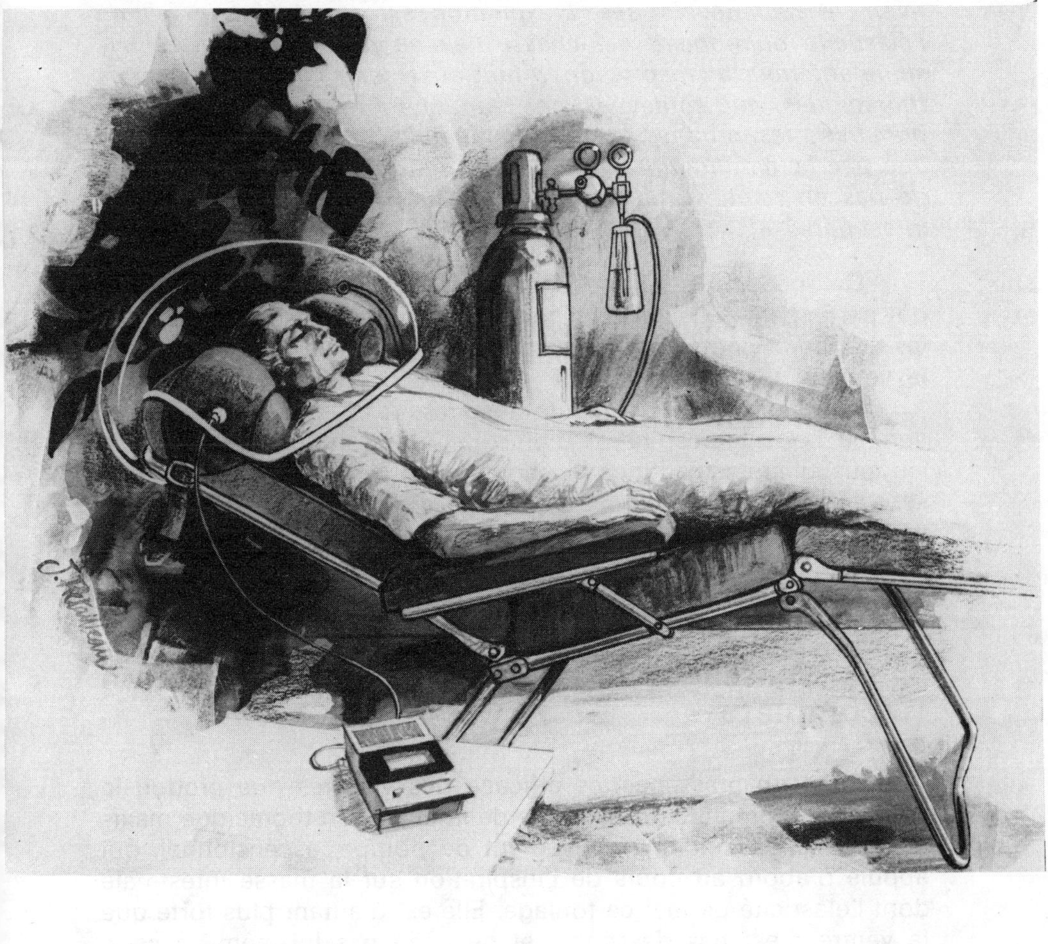

Toute la surface pulmonaire bénéficie de l'oxygène et des essences (aromathérapie) qui abandonnent leurs principes volatiles dans le dispositif relié au mano-détendeur de la bouteille d'oxygène. Ce procédé, exclusif dans les « Psycho-Center », ne fait pas que favoriser la combustion des graisses : il reconstitue les énergies chez les chargés de responsabilités, hommes ou femmes, et représente un moyen de lutte efficace contre les dangers et les méfaits de la pollution atmosphérique.

surtout dans sa dimension verticale (...) *Alors que les muscles inspirateurs sont très puissants, les muscles expirateurs sont relativement peu développés. L'expiration est avant tout le fait de l'élasticité pulmonaire qui chasse l'air en revenant à l'état physique antérieur à l'inspiration. Il faut aussi tenir compte des parois thoraciques, qui, soulevées, ont tendance à retomber à leur place primitive ; les organes intra-abdominaux, comprimés de haut en bas par le diaphragme durant l'inspiration, refoulent ce muscle de bas en haut, surtout sous la pression des gaz stomacaux et intestinaux. »*

Ce médecin souligne également l'importance des muscles qui participent à l'expiration forcée volontaire : les grands droits, les grands et petits obliques ; enfin, de ce muscle qui doit sangler le ventre : le transverse (voir chap. XI, p. 267).

Les grands mouvements respiratoires, lents et puissants comme dans la respiration complète, qui font intervenir par le jeu musculaire ces actions mécaniques ne sont pas, on le conçoit, sans influer sur l'économie générale ; alors que, dans l'ankylose thoracique si fréquente chez nos contemporains, elles ne sauraient s'exercer.

4. Le massage organique de la respiration complète

C'est un brassage très efficace des viscères que produit la respiration complète. Sous l'effet de la dilatation thoracique maximale, il se produit un mouvement de pompe, ascensionnel, qui appuie d'abord au cours de l'inspiration sur la masse intestinale dont l'élasticité permet ce foulage. Elle est d'autant plus forte que le ventre n'est pas dessanglé et ne cède pas lui-même à cette pression intra-abdominale. La cage thoracique s'affaissant à l'expiration, le diaphragme retrouve sa forme en coupole ; les viscères qui étaient compressés reprennent leur position primitive (voir Pl. 13, p. 137).

Le foie, situé sous l'éventail du diaphragme est le premier à bénéficier du massage naturel de la respiration complète. La culture physique constitue un massage doux et profond de la

compter sur ce rythme (en marge des exercices respiratoires) en prenant votre pouls. Vous y parviendrez aisément.

Ce n'est que lorsque la respiration complète se fera sans effort, **et surtout sans saccades,** que le mouvement ondulatoire sera bien souple, que vous pourrez en inspirant et en expirant plus lentement, compter 8, 10, 12 temps, et même davantage, pour la durée de l'inspiration et de l'expiration. Vous ne devez augmenter cette durée que dans la mesure où les mouvements se font sans fatigue et avec souplesse. Normalement, vous devez pouvoir prolonger les temps initiaux de deux battements cardiaques par semaine.

7. Le rythme respiratoire de l'amaigrissement

Bientôt, poursuivant régulièrement cet exercice, **vous sentirez le rythme se développer en vous.** J'ai expliqué ses pouvoirs dans des ouvrages précédents, pouvoirs psychiques qui permettent d'influer sur ses organes, mais aussi à l'extérieur de soi-même par la projection fluidique que permet la concentration du prâna (force vitale, magnétisme, etc) dans les plexus (1).

Le rythme bien établi, vous l'éprouverez **comme une immense pulsation intérieure.** Vous allez le mettre au service de l'amaigrissement et de l'élimination des tissus cellulitiques (2).

Mais alors, vous allez modifier votre manière de respirer en marquant un temps d'arrêt à la fin de l'inspiration, et un autre temps d'arrêt à la fin de l'expiration. C'eut été trop difficile au début. Ces temps de blocage seront de la moitié de la durée de l'inspiration, à la suite de celle-ci. C'est-à-dire que si vous mettez 10 secondes pour inspirer, vous bloquerez votre thorax pendant 5 secondes en conservant l'air inspiré.

Le deuxième temps d'arrêt a lieu à la fin de l'expiration, mais il ne sera, dans ce cas, que de 2 secondes quel que soit le temps de l'inspir et de l'expir. Donc, en admettant que vous mettiez 10 secondes pour inspirer, voici ce que cela donnera : 10, 5, 10, 2, 10, 5, 10, 2, etc. Pourquoi cela ?

J'ai élaboré ce principe à la lumière de mes observations concernant la comburation des graisses et l'élimination des déchets par

(1) Voir « *Relaxation psychosomatique* » (Éditions Dangles), et « *Techniques et pratiques de l'hypnotisme* » (Nouvel Office d'Éditions).

(2) Prânoxygéno-relaxation (méthode de l'auteur).

glande hépatique et de ses annexes. On peut dire que sans culture physique abdominale, il ne peut y avoir de sécrétion biliaire satisfaisante. La chasse de la vésicule, l'écoulement de la bile, sont aussi fortement stimulés par le mouvement ondulatoire qui caractérise la respiration yogi — celle que nous préconisons — Aucune stase, aucune congestion n'y résiste quand elle est pratiquée régulièrement. Notons que ces effets s'exercent avec la même efficacité sur le pancréas et le duodénum ; quant à l'estomac, nous reviendrons sur le bénéfice qu'il en retire en traitant des ptôses.

La stimulation que produisent les mouvements rythmés de la respiration complète se répercute de proche en proche sur les organes abdominaux qui en ressentent les effets bénéfiques. Le côlon transverse en subit directement les effets (voir fig. 13, p. 137), mais aussi tout l'appareil intestinal qui se trouve « malaxé » entre le mouvement de pompe du diaphragme et la pression des muscles abdominaux qui se contractent à chaque expiration profonde. Alors qu'ils restent pratiquement inertes dans la respiration inconsciente qui nous est habituelle.

La rate, située en dessous du diaphragme et au-dessus du côlon, ne peut évidemment que se trouver stimulée elle aussi par d'amples mouvements respiratoires. Évoquons l'étroite interdépendance qui existe entre le poumon et la rate. Elle a été soulignée par André Binet : *« lors des respirations normales circule dans les poumons un taux déterminé de globules rouges ; en cas de troubles respiratoires, il y a mobilisation immédiate et abondante de globules rouges par contraction de la rate... »*

Enfin, et ce n'est pas là la moindre vertu de la respiration complète, selon des notions orientalistes la respiration complète, au cours des inspirs lents et concentrés sur cette capacité, ferait pénétrer le prâna (force vitale) directement dans le plexus cervical qui s'en trouverait ainsi saturé. La physiologie recoupe ces concepts, si on s'en réfère à René Lacroix qui n'a rien laissé dans l'ombre de la physiologie respiratoire. *« L'innervation respiratoire* — écrit-il — *est riche. Il existe un centre respiratoire bulbaire, situé dans le plancher du quatrième ventricule en une région très sensible et dont la blessure abolit toutes les fonctions vitales : c'est le nœud vital de Flourens. Il se trouve dans cette partie de l'encéphale interposée entre le cerveau et la moelle épinière.*

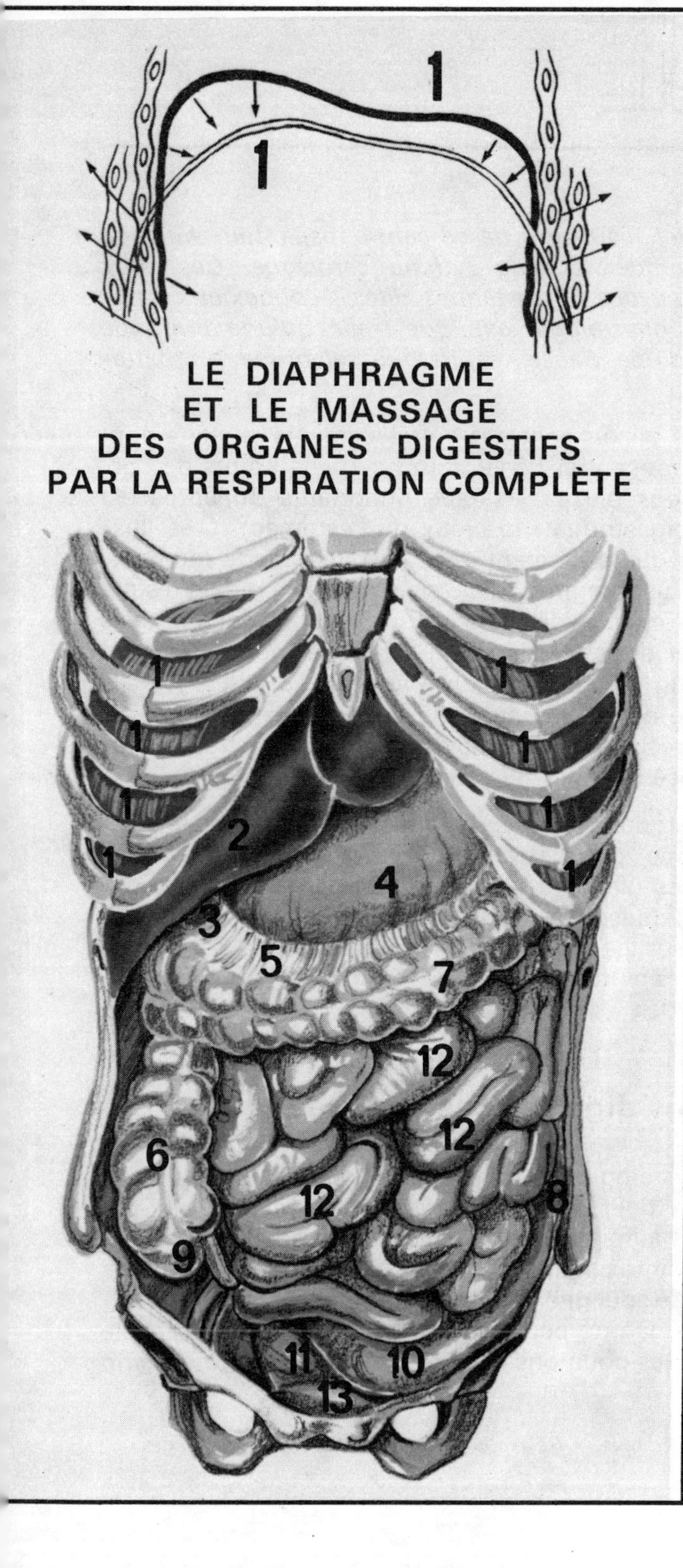

Planche 13 :

1 : **Diaphragme**
2 : **Foie**
3 : **Vésicule**
4 : **Estomac**
5 : **Pancréas**
6 : **Colon ascendant**
7 : **Colon transverse**
8 : **Colon descendant**
9 : **Cœcum**
10 : **Sigmoïde**
11 : **Rectum**
12 : **Intestin grêle**
13 : **Vessie**

Il est sous le cervelet. Tout près de ce centre respiratoire bulbaire existe un centre modérateur du rythme cardiaque. Ces deux centres sont unis par des fibres ténues dites : connexions intercentrales. Ainsi la physiologie explique-t-elle qu'une profonde inspiration suivie d'une pause respiratoire ralentisse les battements du cœur. »

On sait que les plexus sont des entrelacements de nerfs dont la fonction est de concentrer l'énergie en certains points de l'organisme. Or, l'un des plexus les plus importants du corps est situé à la région épigastrique (au creux de l'estomac). C'est justement à ce niveau que s'exercent, avec la plus grande intensité, les contractions du diaphragme. Là aussi, le massage qui en résulte est extrêmement profitable, car cette action retentit dans le sens de la tonification et de la décrispation nerveuse, non seulement par interrelations sur les autres plexus (voir fig. 13 p. 137), mais aussi sur le système nerveux central. Ce qui explique la libération de l'anxiété qui en résulte ; elle est particulièrement précieuse chez les cellulitiques obsédées par leur état.

Un autre aspect des bienfaits de la respiration complète a été largement développé dans un autre ouvrage (1). Il montre comment charger les plexus à leurs différents niveaux par la circulation du prâna ; puis, comment, à partir de cette opération, agir par la pensée sur les organes qu'ils commandent. Cette éducation est incluse dans les « Cures de Relaxation psychosomatique » faites dans les « Psycho-center ».

5. Les poumons digèrent les graisses

Les effets physiologiques qu'exerce la respiration complète sont trop nombreux pour que nous puissions les exposer ici par le détail. Par rapport au problème qui nous intéresse, la diminution pondérale et la désintoxication du milieu cellulo-adipeux, nous nous contenterons de souligner le rôle du poumon dans la consommation des graisses. On ne peut s'empêcher d'établir un parallèle entre les muscles et les poumons. *« Dans la digestion il y a division*

---

(1) Chez le même éditeur : *« Relaxation psychosomatique »,* 320 pages.

la respiration contrôlée. **Je l'ai associée à l'action psychique,** ce à quoi personne n'avait pensé dans ce dessein.

Il s'agit effectivement de charger le sang, donc les cellules, d'oxygène. Pour cela, **ce gaz doit rester suffisamment en contact avec la nappe musculaire déployée ;** c'est le temps d'arrêt de l'inspir. Puis, à la fin de l'expir, de marquer un temps d'arrêt aussi long menacerait de mettre obstacle à la régénération du sang par l'oxygène. Mais un léger temps d'une durée de 2 secondes, est par contre **favorable à une meilleure inspiration.**

Quant à l'action psychique qui accompagne cette technique particulière, elle consiste en des self-formulations qui déclenchent d'autant mieux les processus obscurs mais indéniables du subconscient **qu'elles se font dans la détente intégrale du corps et des ressorts de l'esprit.** C'est pourquoi je ne vous exposerai ces moyens qui ressortissent au domaine du mental que dans le prochain chapitre consacré à la relaxation.

des éléments nutritifs essentiels : d'une part les albuminoïdes et les hydrates de carbone sont dirigés vers le foie ; d'autre part les graisses sont drainées vers les poumons. Si l'exercice physique, grâce aux muscles consomme sucres et protéines, la surrespiration, elle, consomme les graisses. » Le professeur Gilbert et M. Jomier ont décrit, dans les alvéoles pulmonaires, des cellules à graisse qui possèdent toutes les caractéristiques histologiques des cellules glandulaires. Au cours de sa traversée pulmonaire, le sang perd 10/100 de sa teneur en graisses. Le poumon arrête les graisses lors de leur passage, les fixe (lipopexie) et les détruit par combustion (lipodiérèse).

En certains points d'application de la relaxation psychosomatique, l'oxygénothérapie renforce ces effets de comburation des graisses. Les mouvements respiratoires de grande amplitude sont guidés par la voix enregistrée sur un fond sonore évocateur de plein air. Notre méthode, la première à présider à l'oxygénation dans le déplissement alvéolaire maximum, a été largement expérimentée dans un Établissement thermal, sous les directives du Dr Appercé qui en a publié des communications édifiantes (1). Le sujet est placé sous une coupole donnant une saturation en oxygène de 60 % environ, ce qui préserve l'action indispensable du CO_2 sur le bulbe, afin de stimuler les centres respiratoires. En association avec la respiration dirigée, des applications médicales permettent l'utilisation du carbogène, mélange de 93 % d'oxygène et de 7 % de gaz carbonique (CO_2). Ces applications sont particulièrement indiquées dans les séquelles d'hémiplégies, l'artérite ; elles peuvent évidemment être intéressantes dans les fortes obésités liées à l'athérome et aux tensions artérielles élevées.

Ce raccourci des effets de la respiration complète montre de quel appoint se privent les traitements qui l'excluent. C'est pourquoi, en perfectionnant les techniques d'oxygénation, en en faisant le prélude de la relaxation nous avons, semble-t-il, apporté une contribution utile à l'efficacité de cette discipline.

Merveilleuse induction à la relaxation, l'initiation respiratoire ne peut toutefois se substituer aux moyens de la relaxation psychosomatique dont l'objectif, hors la recherche d'une détente neuromusculaire intégrale, est l'effacement progressif du conscient.

---

(1) Centre de physiothérapie de l'établissement thermal de Vichy.

CHAPITRE VII

Mettez-vous d'abord en relaxation

1. L'immobilité physique

La respiration complète a déjà opéré une détente de vos nerfs. Elle a, en outre, chassé les toxines de fatigue. Selon les loisirs dont vous disposez, vous ne lui accorderez que de 3 à 5 minutes, **car vous pourrez la pratiquer à tout moment** et des séances trop longues pourraient vous rebuter.

Vous êtes allongé sur le dos, les yeux fermés comme je vous l'ai indiqué, et vos mouvements respiratoires sont amples et réguliers. **Vous sentez le rythme qui s'est développé en vous.**

Réduisez alors vos mouvements respiratoires qui, cependant, sans que vous en ayez conscience, conserveront une certaine amplitude. Toutefois, **ne pensez plus à votre respiration** qui restera automatisée jusqu'à la fin de votre séance. Vous respirez donc doucement, et vous commencez à sentir le calme vous envahir...

C'est alors seulement que vous allez vous exercer à la détente de tous vos muscles. Bien entendu, **vous restez parfaitement immobile.** Pour cela, pensez de nouveau à vos appuis, à la tête qui repose sans que votre cou soit contracté, à vos reins appuyés, à vos jambes dont les genoux sont soutenus par un coussin.

2. Le parcours topographique relaxant

Vous procédez ensuite à ce que j'ai appelé dans ma méthode « *le parcours topographique relaxant* ». Vous devenez en quelque sorte le moniteur de votre détente.

THEORIE

1. Les méthodes de relaxation

La relaxation est une discipline vieille comme le monde. De tous temps les initiés — particulièrement les occultistes — ont recherché la détente du corps et de l'esprit pour la conquête des hauts-pouvoirs.

Ce que nous appelons maintenant relaxation était alors désigné par d'autres vocables : méditation, introspection ; mais surtout isolement. Dès 1937, j'empruntai à un médecin du siècle dernier, Hector Durville, magnétiseur célèbre non conformiste, la description de l'isolement qu'il avait parfaitement précisée : « Lorsque, par des exercices répétés, vous aurez conquis le pouvoir de vous isoler des impressions extérieures, acquis la faculté de relacher absolument vos muscles au gré de votre volonté, alors seulement vous connaîtrez le repos. Observez-vous avant de dormir ; vous constaterez que vos muscles sont presque tous contractés ; le visage est crispé, ainsi que les mains, les mains ne reposent pas lourdement comme il se devrait ; pensez à chacun de vos groupes musculaires tour à tour et vous serez surpris de les sentir en contraction statique... Voici comment vous devez procéder pour vous isoler. Quelques minutes de cette pratique vous seront plus profitables que plusieurs heures de sommeil... Il faut vous étendre sur le dos, le corps reposant de préférence sur une surface dure, les bras le long du corps, les mains demi-fermées, les yeux clos. Dans cette position vous respirerez pendant quelques minutes en observant les principes de la respiration complète ; ensuite, vous vous efforcerez de détendre complètement les muscles. Il faudra porter tour à tour votre attention sur chacun d'eux. Quand vous serez parvenu à l'immobilité absolue, indispensable, il s'agira de réduire au minimum le fonctionnement du cerveau. C'est très difficile de ne penser à rien. Vos premiers essais seront peut-être infructueux, mais vous y parviendrez rapidement si vous avez appris à concentrer votre pensée... »

« De nombreuses pensées viendront vous assaillir. Les efforts que vous ferez pour les chasser vous feront considérer l'isolement comme un exercice fatigant. N'en croyez rien. Après un entraînement plus ou moins prolongé, suivant les aptitudes particulières, vous parviendrez à vous isoler rapidement, au gré de vos désirs. La fatigue consécutive au travail musculaire et à la tension céré-

La relaxation psychosomatique ne recherche pas la décontraction d'un groupe de muscles déterminé, celle du bras par exemple, mais participe d'une autre technique **dont les résultats sont beaucoup plus rapides et profonds.** Elle implique la détente préalable des muscles du visage et des mains ; puis, elle s'évertue à détendre tour à tour les muscles des diverses régions du corps, selon un schéma toujours immuable, **afin de créer des automatismes subconscients.**

3. La détente de votre visage et de vos mains

Que se passe-t-il quand vous vous mettez en colère, ou que vous êtes seulement énervé ? **Vous froncez les sourcils,** tous les traits de votre visage sont tendus, **vos mains sont crispées,** ou vous les agitez sans vous en rendre compte. L'homme au comble de la révolte serre les poings, tous ses muscles sont bandés ; il est prêt à frapper et, s'il ne se retenait pas, la colère pourrait en faire un meurtrier.

Il était donc logique de chercher à détendre d'abord les traits du visage ainsi que de décrisper les mains, **plutôt que de porter en premier son attention sur un bras ou une jambe.** C'est ce qui explique que la plupart des personnes faisant une cure de relaxation psychosomatique sont déjà détendues dès la première application, et qu'il faille souvent plusieurs semaines pour y parvenir quand on commence par rechercher la détente du bras.

4. Les formules inductives de détente neuro-musculaire

La technique utilisée est différente de celles appliquées dans les « Psycho-Center » ou elle est renforcée par des musiques conditionnées ainsi que, fréquemment, par des soins satellites. D'autre part, **la suggestion cède la place à l'auto-apprentissage** (ainsi que je l'exposerai ultérieurement), et ensuite à **l'auto-hypnose.** C'est à partir de la position de relaxation prise pour la respiration complète que commence l'initiation à la détente musculaire qui lui succède.

Je suis immobile ... le corps ... lourd ... Mes yeux sont fermés sans crispations ... mes paupières deviennent lourdes ... elles sont lourdes ... Mon front est détendu ... je le détends ... Ma bouche est fermée sans effort ... je souris intérieurement ... La sérénité se déve-

brale sera entièrement dissipée. Vous aurez récupéré en quelques instants les énergies dépensées et serez prêt à fournir de nouveaux efforts ».

Ce n'est qu'en 1958 que fut publié *« Le Training autogène »* de J.H. Schultz, un médecin allemand professeur de neurologie et de psychiatrie. Bien après qu'Hector Durville et ses devanciers aient décrit et expérimenté ces procédés, et que nous les ayons depuis longtemps conseillés à nos élèves.

Les médecins qui ignoraient que l'isolement existait depuis toujours, « découvrirent » alors, avec Schultz, ce qui fut baptisé relaxation et qui n'était autre que cette ascèse amputée des pouvoirs psychiques qu'elle confère à ceux qui y accèdent. Sous d'autres formes, d'autres médecins s'approprièrent les techniques d'isolement avec des formulations quelque peu différentes de celles de Schultz. Nous ne citerons que certains d'entre eux.

L'école de Jacobson s'appuie sur la recherche de la détente morale par la décontraction systématique et comparée des diverses régions du corps. Ainsi Jacobson fait-il une distinction entre la relaxation locale et la relaxation générale. Le sujet est invité à prendre conscience de la contraction d'un groupe musculaire. Cette contraction peut-être volontairement sollicitée. Puis on demande au sujet de rechercher ce groupe musculaire contracté, de manière à effectuer une véritable prise de conscience... Un autre aspect de la méthode est celui qui consiste à prendre conscience des tensions musculaires qui résultent des états affectifs morbides. La résolution de ces tensions permettrait de lutter contre ces états anxieux.

La méthode de S. de Ajuriaguerra fait état d'une défense organisée de l'individu (hyper-tonus) qui se manifesterait par des états de tension musculo-viscéraux. Elle tendrait à réduire les réactions toniques de défense (1).

Le yoga, mot qui signifie joindre, est une discipline d'autocontrôle une sorte de maîtrise du corps et de l'esprit à l'échelon le plus élevé.

---

(1) Pour de plus amples développements sur les méthodes de relaxation, consulter l'ouvrage de l'auteur : *« Relaxation psychosomatique »* (Éditions Dangles).

loppe en moi ... elle empreint tous les traits de mon visage qui est devenu lisse ... qui reflète un calme souverain ...

Mes mains sont ouvertes ... elles sont ouvertes sans crispation ... et reposent sur les paumes ... doigts décrispés ... abandonnés ... mes mains sont souples ... elles resteront détendues pendant toute la séance...

5. La détente topographique

Votre visage, vos mains sont maintenant décontractés et déjà, cela a détendu vos muscles et vos nerfs. **Mais le parcours topographique relaxant va achever de détendre tous les muscles de votre corps.** Vous l'abordez aussitôt.

Mes mains sont détendues ... je remonte maintenant le long de mes avant-bras qui se détendent ... de mes bras qui sont lourds ... lourds ... que je sens se décontracter ... Puis ... voici que mes épaules ... elles aussi se décontractent ... mes bras pèsent de plus en plus lourdement ...

Je sens ma nuque toujours bien appuyée ... ainsi que ma tête ... mais maintenant ... la détente de ma nuque rejoint celle de mes épaules ... et je sens mon dos qui appuie de plus en plus lourdement ... lourdement ...

Mon dos reste bien appuyé ... il est lourd ... mais je sens maintenant la détente qui descend le long de mes reins ... tout mon dos est lourd ... lourd ... mais maintenant la détente de mon dos gagne ma poitrine ... mon ventre qui devient chaud ... chaud ... je sens tout le haut de mon corps devenu lourd ... cependant que ma respiration est calme ... régulière ... que mon cœur bat lentement ... tout le haut de mon corps est détendu ... et un calme profond m'envahit de plus en plus.

Vous avez décontracté les muscles de la partie supérieure de votre corps. **Vous allez maintenant décontracter la région inférieure.**

L'inertie de mon dos, de mes reins qui pèsent lourdement, gagne maintenant mes hanches qui s'appuient fortement ... elles me semblent peser de plus en plus lourdement ...

Mes pieds aussi se détendent ... ils se détendent ... et cette détente remonte maintenant le long de mes jambes ... la décontraction gagne mes mollets ... mes genoux qui sont bien appuyés ... ainsi que mes cuisses totalement décontractées ... mes membres inférieurs sont inertes ... totalement détendus.

THEORIE

Les profanes confondent généralement le Yoga et le Hatha-Yoga qui, en Occident n'est en réalité qu'un moyen d'assouplissement, associé à l'éducation respiratoire. En cela cette pratique est excellente pour les « raides », et aussi pour entretenir une bonne condition physique obtenue par d'autres moyens plus efficaces, dont la culture physique et la pratique sportive.

Le Hatha-Yoga conduit à la maîtrise du corps, donc à sa relaxation. Mais le chemin à parcourir pour y exceller est très long. En tant que méthode de relaxation, cette discipline est beaucoup moins efficace que les méthodes spécifiques de relaxation.

La sophrologie est particulièrement bien définie par le Dr J.P. Guyonnaud : *« La sophrologie est une démarche pour atteindre un état de conscience élargi par opposition à l'état hypnotique dans lequel nous vivons habituellement et un moyen d'approfondissement et d'éveil de la conscience morale désaliénée. Il s'agit, grâce à la sophrologie, de sortir de ce qu'on n'est pas et d'être ce que l'on est véritablement. L'état sophronique est un état d'éveil où l'individu partant de l'égo entravé s'achemine vers un état libre de l'égo (le moi). »* Pour Caycedo, il s'agit en sophrologie d'éliminer l'influence du subconscient au profit de la conscience pure. Le Dr R. Cherchève, Pdt de la Société de Sophrologie, est plus nuancé et ne rejette pas totalement les ressources que peut apporter le subconscient ; ce qui rejoint l'opinion de J.P. Guyonnaud qui montre les différents qui séparent certaines tendances ou écoles. *« Pour certains* — écrit-il — *l'Inconscient, morceau de la bonne nature doit être respecté. Son élimination n'est absolument pas souhaitable (...) Pour Caycedo, dans la conscience pathologique, l'inconscient devient par trop envahissant. Nous ne pouvons pas toutefois souscrire à l'affirmation de ceux qui prétendent qu'une conscience devient pathologique lorsqu'elle est envahie par l'Inconscient. En effet, il y a de l'inconscient dans chacun de nous »* (1).

La sophrologie a en réalité largement emprunté à la suggestion et à l'hypnose ; persuasion et sophronisation qui se substituent à ces termes ne peuvent abuser que les non-initiés.

---

(1) Compte rendu de la Troisième Journée Nationale de Rééducation par le karaté médical et la sophrologie.

Le haut de mon corps ... mes jambes sont maintenant complètement décontractés ... mais je sens la fusion qui s'opère entre mes hanches et mes jambes ... cependant que mes fessiers se décontractent à leur tour. Tout mon corps est lourd ... de plus en plus lourd ... lourd ... totalement inerte ... décontracté ... cependant que je sens une torpeur qui m'envahit ... et que tout me devient lointain ...

6. Apprenez à accélérer votre parcours relaxant

Il se peut qu'au début vous ayez envie de bouger ; mais bientôt **vous conserverez facilement l'immobilité.** Si vous deviez, par exemple, vous efforcer de décontracter seulement votre bras, vous auriez beaucoup de difficulté à y parvenir, car vous devriez porter uniquement votre attention sur le bras et l'y maintenir longuement, ce qui est impossible quand on ne sait pas comment développer ses facultés de concentration, cette faculté étant la clé de tous les pouvoirs.

Mais dans la relaxation psychosomatique, l'attention se porte successivement sur les divers groupes de muscles ; c'est beaucoup moins difficile pour le néophyte, car ce qui est difficile, **c'est de maintenir l'attention sur un point précis.** Ce principe, entre autres, explique la rapidité des résultats obtenus avec mes méthodes. Cependant, dans les premières séances, vous mettrez un certain temps à faire votre parcours topographique relaxant ; c'est d'ailleurs nécessaire. Un athlète qui s'entraîne sur un parcours déterminé, ne réalise pas initialement des temps voisins de la performance ; puis peu à peu, les temps s'améliorent. Il en est de même pour la relaxation. Il ne vous faudra pas moins de vingt minutes pour accomplir votre parcours, **vous attardant s'il le faut sur les régions que vous parvenez plus difficilement à détendre.**

Mais bientôt, après une semaine environ à raison d'une séance journalière, une quinzaine au plus si vous êtes habituellement très tendu, **vous vous apercevrez que les muscles se décontractent beaucoup plus facilement,** pendant que vos nerfs se détendent également. Alors, spontanément, vous accélérerez votre parcours dont la durée s'amenuisera de plus en plus, et en 6 à 8 semaines **vous accomplirez votre parcours relaxant en moins de cinq minutes.** Ce n'est pas seulement le but recherché, malgré que, grâce à cette méthode, vous ayez pu brûler les étapes de l'initiation.

THEORIE

La recherche de l'élargissement du champ de la conscience ne pouvant se faire qu'au détriment de l'action sur le subconscient, fait qu'en ce qui concerne la relaxation, la sophrologie se heurte aux mêmes écueils que la méthode Schultz tombée en désuétude par suite de la lenteur des résultats et de ses difficultés d'application. Il en est de même de la Relaxation Dynamique de Caycedo, forme de Yoga selon Guyonnaud et au sujet de laquelle il déclare : *« Celle-ci est une méthode intéressante certes, mais non immédiatement utilisable par le praticien. »*

Nul doute que la sophrologie puisse s'inclure, en tant que méthode médicale, pour les cas lourds qui ressortissent aux maladies mentales avec de notables succès quand la sophronisation est conduite par le psychanalyste ou le psychiatre. Qu'elle constitue une méthode de relaxation authentique et surtout bien structurée est plus douteux. Nous pensons que la voie la plus rapide est bien celle qui conduit à l'effacement du conscient ; c'est elle aussi, dans un deuxième temps, qui conduit à sa maîtrise.

2. La relaxation psychosomatique

Le terme de *« Relaxation psychosomatique »* singularise la méthode Marcel Rouet ; ce fut le titre du premier ouvrage lui ayant été consacré et dont la première édition fut publiée en 1962, après qu'un manuscrit concernant ces mêmes méthodes, mais relatives aux obésités et cellulites d'origine psychique, ait été déposé en 1942, ce qui assure incontestablement à la méthode la paternité en ce domaine.

Voyons en quoi la relaxation psychosomatique diffère des autres méthodes. Nous ne ferons qu'en résumer les points principaux.

A. LES PRINCIPES

Elle ne sollicite pas l'attention du sujet, partant de la constatation que, dans la majorité des cas, les personnes ayant besoin de cette discipline sont incapables de fixer longuement leur attention. Beaucoup sont fatiguées mentalement et physiquement, quelquefois au seuil de la dépression ou du surmenage.

Planche 14 : **LA CURE DE RELAXATION PSYCHOSOMATIQUE**

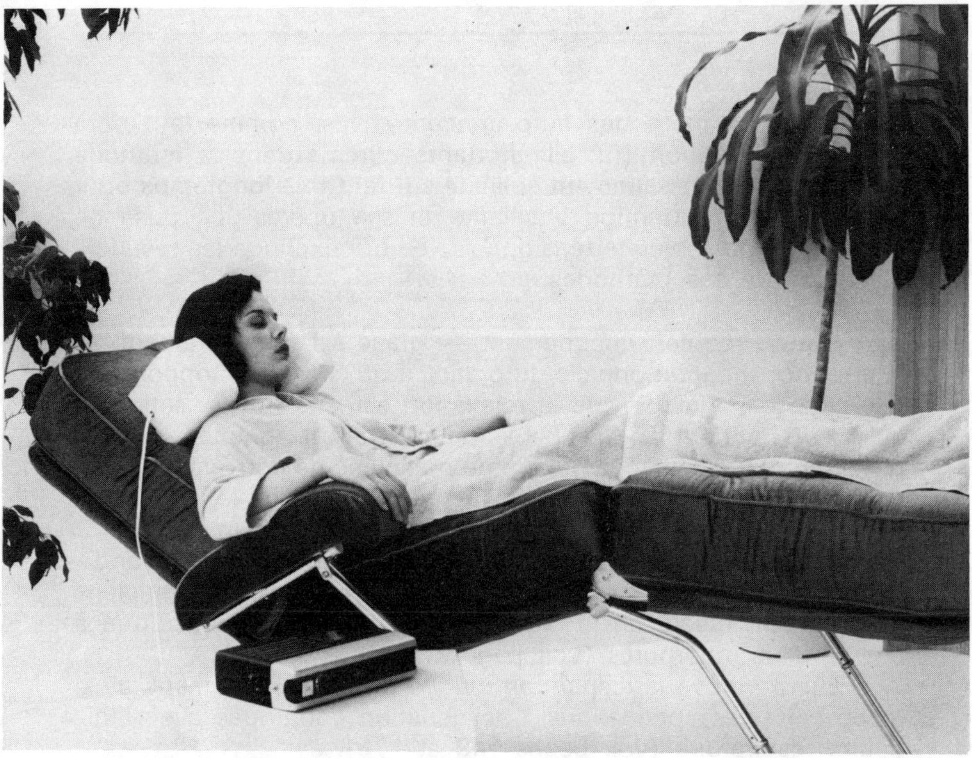

L'agitation de la vie moderne, les soucis et les préoccupations de toutes sortes donnent naissance à des tensions génératrices d'anxiété.

La plupart des obésités et des cellulites ont donc leur source dans ces états tensionnels qui retentissent agressivement sur l'hypothalamus et provoquent, de ce fait, le dysfonctionnement du sympathique. Par voie de conséquence, les processus métaboliques — dont celui des graisses — sont gauchis, cependant que les interférences hormonales voient leurs rapports perturbés. Les toxines et déchets qui encombrent le sang et le milieu cellulaire ne s'éliminent que partiellement par suite du blocage des fonctions émonctorielles que produisent la tension nerveuse et l'anxiété qui confine à l'angoisse chez certaines cellulitiques.

La Cure de Relaxation psychosomatique montre bien, par les résultats spectaculaires obtenus en amaigrissement, l'origine psychosomatique des excès pondéraux et de la prolifération cellulitique.

Chez Ingrid Millet

THEORIE

Dans les méthodes auto-concentratives, comme leur nom l'indique, l'attention (fut-elle flottante comme dans la méthode Schultz) est nécessairement sollicitée. Il faut très longtemps pour qu'un sujet à l'attention vacillante puisse opérer une prise de conscience de ses états tensionnels ; ce qui explique les résultats aléatoires de ces méthodes.

Elle ne requiert aucunement — grâce à l'enregistrement — la présence inconditionnelle du praticien qu'elle juge inopportune. Elle pose en principe que la relaxation est une intériorisation et qu'elle ne peut être apprise par la démonstration, comme la culture physique. Par ailleurs, beaucoup de praticiens ne pouvaient accorder un temps suffisant à leurs patients par suite de leur spécialisation, ce qui leur a fait abandonner cet enseignement.

Elle a recherché la perfection des appuis segmentaires, condition préalable de la détente musculaire ; proposant aux praticiens une position idéale de la région cervicale avec l'appui-nuque à bas-parleurs incorporés (voir page 278).

Elle a innové la respiration dirigée par l'enregistrement, ainsi qu'en certaines applications, l'oxygénation conjuguée avec l'initiation respiratoire (voir pages 149 et 178).

Elle a associé l'ambiance sonore conditionnante — musiques et bruitages — dans la recherche d'effets spécifiques, à la voix enregistrée, afin d'obtenir des résultats déterminés : détente nerveuse, induction au sommeil, action tonifiante ou calmante, etc. Elle a obtenu, par ces moyens, un effacement progressif du conscient conduisant à l'état pré-hypnoïde indispensable à l'efficacité de la suggestion.

Elle a permis le perfectionnement des processus de décontraction, d'une part en développant les mécanismes de détente conditionnels et d'autre part en favorisant par la post-suggestion — impossible en persuasion sophrologique — l'intégralité de la détente neuro-musculaire et son prolongement dans la vie active.

Elle a inclus, dans le concert de ses moyens, l'initiation à l'auto-hypnose, ainsi qu'en un deuxième temps la prise de conscience organique et la maîtrise du mental.

Et bien entendu, elle a servi de structure à la Méthode de « Reconditionnement psychophagique », la seule à exercer une action réellement psychosomatique en amaigrissement.

7. La concentration des énergies

Cette répétition du parcours relaxant a développé des réflexes conditionnés de détente. Il vous faut alors rechercher la relaxation immédiate de vos muscles et de vos nerfs, et acquérir la faculté de l'obtenir **en quelque lieu et en quelques circonstances que ce soit.** Cela va devenir votre deuxième objectif.

Autrement dit, l'état de relaxation **doit devenir une seconde nature.** Il va vous falloir en cette discipline, dont les principes que j'expose ici me sont originaux (1), développer non seulement l'aptitude à vous décontracter totalement et instantanément, mais encore celle de recouvrer aussi rapidement la plénitude du conscient, c'est-à-dire **d'alterner la détente neuro-musculaire instantanée avec la concentration lucide d'énergies explosives.** C'est un peu comme si vous débranchiez et branchiez tour à tour une prise de courant.

Pour cela, à la fin de votre séance de relaxation, vous ouvrez les yeux, et vous respirez, comme dans la respiration complète retenue. Mais pendant l'inspir, vous pensez :

« *Je récupère toute ma lucidité ... j'incorpore toutes les forces ambiantes ... je reprends tous mes esprits ...* Au cours de la phase de rétention, pensez : « *Je suis bien ... plus du tout fatigué ... je me sens rempli d'énergies ... Je sens monter en moi des forces nouvelles ... J'ai un besoin d'activité calme et joyeuse ...* »

8. Chassez la morne inquiétude

Vous parviendrez, après quelque entraînement, à passer de la détente absolue, reposante et récupératrice d'énergie, au sentiment **de posséder des forces inépuisables.** Imaginez, par exemple, que vous ayez de grosses difficultés d'argent, puis vous entendez subitement à la radio que vous avez gagné le gros lot à la loterie nationale. Quelle explosion d'allégresse ! Vos soucis, vos préoccupations se sont subitement envolés et vous sentez renaître en vous le désir de vivre intensément. Ce pourrait être l'homme — ou la femme — aimé que vous désespériez de revoir, que vous aimez toujours et qui vous téléphone en voulant renouer... Peu importe, **l'euphorie la plus intense s'est substituée à la morne inquiétude.** Cette euphorie, **vous**

---

(1) « *Relaxation psychosomatique* ».

B. L'APPLICATION

La Relaxation psychosomatique est donc toute différente des méthodes autoconcentratives et de la sophrologie. Elle se réfère à la Tradition ; elle a puisé ses sources dans l'Isolement décrit par les occultistes, ainsi que dans les techniques d'entraînement à l'Hypnotisme (1). Mais elle a surtout rendu la relaxation accessible à tous. Par son originalité, et surtout en faisant appel aux moyens de la technique, les méthodes étant enregistrées en cassettes C 60.

Les méthodes réservées aux professionnels sont progressives, la durée de la cure permettant — sauf exception rarissime — la maîtrise de la relaxation en 12 séances dont chacune a une durée d'une demi-heure. Quant au reconditionnement psychophagique, il comporte une partie importante et préambulaire de relaxation, nécessaire pour obtenir la détente nerveuse sans laquelle toute cure d'amaigrissement est vouée à l'échec.

Les isolées, tous ceux qui, pour une raison quelconque, ne peuvent momentanément faire une cure dans un « Psycho-Center », peuvent bénéficier « at-home », d'enregistrements séparés qui les soutiennent dans la voie de l'initiation (2).

3. L'aspect occulte de la relaxation psychosomatique

La maîtrise de la relaxation n'est qu'une étape vers la connaissance intégrale. C'est du moins ainsi qu'elle est enseignée par nos relaxologues. En marge des directives de vie au cours de l'entretien préalable, ou à l'issue de l'application, le sujet est orienté vers les modes de pensée qui conditionnent la quiétude morale, donc par connections avec le physiologique, la détente neuromusculaire.

Nous avons exposé certaines données de l'hygiène mentale. Il n'est pas superflu d'y introduire la connaissance des lois qui nous gouvernent. Elle viendra renforcer les mécanismes de défense dont nous avons précédemment souligné l'importance.

---

(1) Du même auteur : *« Techniques et pratique de l'hypnotisme »* (N.O.E.).
(2) « SELF-METHOD ».

Planche 15 : **SUGGESTION POUR MAIGRIR EN ÉTAT HYPNOÏDE**

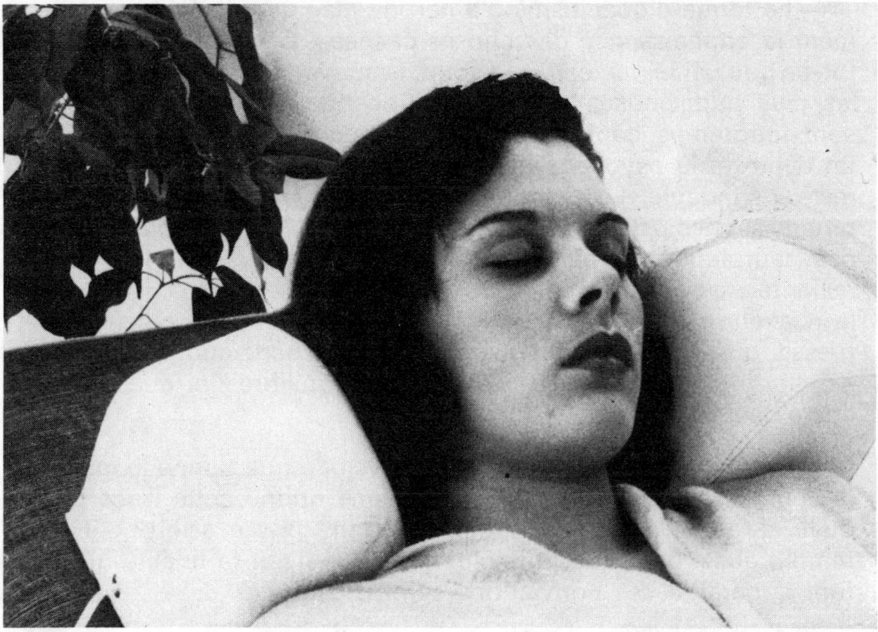

La déconnection du mental a été obtenue en moins de 15 minutes. Le conscient est pour ainsi dire effacé et le sujet se trouve placé en état hypnoïde.

Dans cet état, phase fruste de l'hypnose, la suggestion ne rencontre plus aucun obstacle sur la voie d'accès au subconscient qui se trouve imprégné par les formules suggestionnantes d'amaigrissement que diffusent les bas-parleurs incorporés dans le repose-tête, reliés au lecteur de cassette. L'action de la voix enregistrée est encore intensifiée par les thèmes musicaux établis en fonction des impératifs de reconditionnement psychophagique.

C'est par l'entremise du subconscient que la suggestion régule la commande hypothalamique, retentit sur les processus métaboliques et rétablit l'équilibre endocrinien quand il a été compromis.

AUDITION CONFIDENTIELLE AVEC LE RELAXOPHONE

THEORIE

Le terme d'occultisme n'a rien de magique. Il définit simplement la connaissance des choses cachées. Certes, la science, ne fut-ce que par le nucléaire, a rejoint, et souvent dépassé les théories les plus audacieuses des Initiés. Cependant, ces recherches se sont longtemps cantonnées dans la seule étude de la matière. En dépit de la psychanalyse et de la parapsychologie, l'esprit est resté insondable. Le nombre des maladies mentales n'a fait que progresser, les psychoses se sont multipliées. La camisole de force des neuroleptiques permet seule de les juguler dans l'immense majorité des cas... Cependant, leur prophylaxie est possible. Par la relaxation, mais aussi par un développement musculaire progressif qui éviterait que chez les jeunes générations *« le nerf l'emporte sur le muscle »*. C'est ce déséquilibre qui constitue la litière des névroses.

En marge de cette robustesse physique que donne le muscle, la connaissance des lois de l'occultisme donne cette force tranquille de l'être qui sait accomplir sur terre une mission qu'il doit remplir aussi bien que possible, quelle que soit la finalité que lui font apparaître ses convictions spiritualistes.

Pour l'occultiste, 7 lois régissent l'univers. Or, on ne peut véritablement vivre détendu que si on les connaît ; car cette connaissance permet de remonter à la source des événements, d'en comprendre l'origine et l'aboutissement. Car c'est l'obscurantisme qui fait naître l'anxiété qu'il nous faut éviter.

A. LA LOI DE CAUSALITÉ

Il n'existe pas d'effets sans causes. Toute chose existante, a un créateur. Selon les fortes paroles d'Hippocrate : *« Le hasard, quand on vient à l'examiner, est reconnu ne pas exister. Tout ce qui se fait a une cause certaine, et cette cause se trouve en avoir une autre qui l'a produite »*. Méditer sur cette loi de causalité, rechercher sans cesse le pourquoi des choses, trouver une origine aux pensées étrangères à soi-même qui surgissent du subconscient est une pratique libératrice (catharsis). Car il n'y a pas un seul événement de l'existence, une seule action de la vie quotidienne, qui n'ait sa source dans une pensée ou un acte antérieur. Il faut sans cesse remonter à la source pour discerner les causalités.

pouvez la créer lucidement et volontairement, avec ce que j'ai nommé « le cinérama intérieur ».

Cette éducation, vous allez devoir l'appliquer dans toutes les circonstances de votre vie ; elle va profondément influer sur vos réactions et sur votre comportement habituel.

9. Vivez en roue libre

Vous avez assimilé les principes de la respiration complète. Elle doit vous permettre de vivre plus détendu. Toutefois, comme pour la relaxation, **vous ne devrez y avoir recours que dans l'immobilité.** C'est fréquemment, au cours de la journée, quand vous avez un moment de libre, que vous devez vous y livrer.

Êtes-vous assis et sentez-vous la fatigue ou l'énervement vous gagner ? Mettez vos pieds à plat, distants de dix à quinze centimètres. Placez vos mains sur les cuisses, le buste droit, **mais sans aucune raideur.** Au contraire, dans cette position, décontractez vos muscles au maximum, particulièrement ceux des bras. Faites alors la respiration complète, en faisant bien monter l'air aux sommets des poumons à la fin de l'inspiration, ce qui est plus facile étant assis.

Cette surrespiration étant assis, qui vous empêche de la faire au bureau, dans un salon d'attente, ou même au sein de l'agitation de la grande ville sur un banc de square, discrètement sans que personne s'en aperçoive ? Si vous ne l'avez jamais expérimentée, vous ne pouvez pas savoir **comme deux ou trois minutes seulement de cet exercice détendent les nerfs, dissipent la fatigue par élimination des toxines cérébrales.**

Vous pouvez également faire la respiration complète en marchant. En adoptant un pas moyen, vous comptez un temps par pas ; mentalement bien sûr ! Si vous parvenez au chiffre de 12 par exemple, en relaxation statique, vous comptez 12 pas pour l'inspir, vous conservez l'air pendant 6 pas, et vous expirez lentement par le nez 12 pas.

Faites cela chaque fois que l'occasion s'en présente, mais surtout en dehors des atmosphères très polluées. Bien entendu, il n'est pas recommandé de se livrer à la respiration complète dans le métro ; mais en en sortant, oui ! Au sortir d'un cinéma, cela peut vous préserver des miasmes dangereux que vous y avez respirés,

THEORIE

B. LA LOI D'UNITÉ

Il existe une cause première. Sans celle-ci, l'enchaînement des causes dont l'aboutissement est la dernière qu'on observe, n'aurait aucun lien. Il existe donc un principe unique, universel, à la base, qui commande et dirige toutes choses. La prise de conscience de cette unité qui commande toutes choses, et par conséquent notre destin, est essentielle. Qu'on l'appelle foi, prière ou concentration d'esprit dans la recherche du nirvâna, c'est à ce législateur unique et omnipotent qu'il faut s'adresser quand on veut utiliser la force-pensée. Par lui se détermine l'ébranlement des forces invisibles qui, par des réactions en chaîne, modifie le destin dans un sens favorable ou non, selon qu'on a émis des pensées bonnes ou malsaines.

C. LA LOI D'ANALOGIE

Nous sommes la réplique humaine de l'univers. Le microcosme est à l'image du macrocosme. *« La nature dans l'homme est constituée à l'image de la nature dans le monde, ou de la grande origine de la vie, s'acheminant jusqu'à la dernière partie, puis revenant au cercle de la dernière partie à la grande origine, car la nature : être et n'être pas, est une »* (Hippocrate). Nous ne sommes pas une entité individualisée, mais une molécule d'un monde gigantesque. Il nous faut prendre conscience que nous sommes partie d'un tout, mais que, comme parcelle de ce tout, nous avons le pouvoir d'agir sur les forces universelles. La connaissance de la loi d'analogie, par voie de comparaison, nous donne l'explication des phénomènes dont, autrement, les mécanismes nous échappent.

D. LA LOI DU RYTHME

L'univers entier est soumis à la loi du rythme. Rien ne meurt, rien ne se perd. La mort n'existe pas, car rien ne se détruit dans le monde. Il n'y a qu'une différence de vibrations qui donne un aspect varié au principe unique. En somme, la vie universelle n'est qu'une gigantesque pulsation. Le jour succède à la nuit, la marée montante à la marée descendante, etc... nous sommes faits à

pendant deux heures quelquefois, sans compter que vous vous libérerez des tensions qu'auraient pu engendrer des scènes de violence...

10. Libérez votre diencéphale de ses crispations

L'association de la respiration complète et de la relaxation au cours de l'existence journalière **préserve singulièrement le système nerveux** des agressions qui tiennent à un environnement délétère, aux contraintes professionnelles ou aux conflits familiaux.

Vous allez bientôt faire l'apprentissage du vide de l'esprit. Mais déjà, exercez-vous à la libération des tensions intérieures par le moyen de la respiration complète. Vous devrez y avoir recours **chaque fois que vous sentirez l'énervement vous gagner,** voire l'anxiété se développer, sans toujours savoir pourquoi exactement. Souvent, les états anxieux ne tiennent qu'à l'accumulation des toxines de fatigue qui surchargent les organes émonctionnels. **Quelques instants de respiration associés à la relaxation vous en délivreront.**

Vous respirez comme indiqué précédemment, mais pendant toute la durée de l'expiration et **en même temps vous détendez vos muscles ;** ayant développé en relaxation psychosomatique vos réflexes de détente, ceux-ci joueront automatiquement sur simple injonction. Vous pensez en expirant : « *Je me libère de mes tensions ... je chasse les toxines de fatigue ... tous mes muscles se détendent* ». Ainsi vous apaiserez le diencéphale et vous restituerez leurs énergies aux centres nerveux.

Comme en relaxation, tout en respirant et en vous détendant, vous **devez d'abord libérer votre visage et vos mains de leurs crispations,** puis réaliser la détente intégrale instantanée comme vous avez appris à le faire.

11. Comment obtenir un sommeil réparateur

Cette aptitude que vous perfectionnerez de plus en plus a un autre intérêt. Il se peut que vous ayez le sentiment que vous dormez bien. Mais, beaucoup de curistes des « Psycho-Center » ont reconnu que la Cure de Relaxation psychosomatique **leur avait permis de trouver un sommeil encore plus réparateur,** sans doute plus profond. Ce phénomène se trouve confirmé par le fait que — sauf cause

l'image de cet univers, le sommeil succède à l'activité, la diastole à la systole, etc... Ce que nous appelons le vide n'existe pas, c'est l'expression invisible à nos sens insuffisants d'un même principe. Il s'agit, notamment par la respiration complète, de s'incorporer aussi étroitement que possible à ce rythme grandiose. L'arythmie contrecarre la nature ; elle est préjudiciable à notre équilibre. C'est pourquoi des heures de sommeil ou de repas anarchiques sont si éprouvantes pour la santé. Au sein de ce rythme gigantesque, nous devons nous efforcer de comprendre les lois du renouvellement de la matière et au-delà de notre corps matériel, de communier avec les forces qui nous entourent. Ainsi, nous prenons conscience que la mort n'existe pas, que tout se transforme, que nous sommes partie intégrante de ce tout dont le principe est impérissable.

E. LA LOI D'ÉVOLUTION

Rouage de ce mécanisme grandiose, nous avons dans notre sphère la possibilité d'évoluer et de nous rapprocher de la perfection. Le but de notre vie ne doit pas être la réalisation d'ambitions démesurées pour la conquête de l'argent ou du pouvoir, mais de se rapprocher sans cesse de la perfection sur tous les plans de notre personnalité. Si notre idéal est pur, nous nous incorporerons aux grandes forces naturelles bienfaisantes qui, en dehors de l'équilibre physique et moral qu'elles nous octroient, nous donnent la sécurité matérielle.

F. LA LOI HIÉRARCHIQUE

L'observation de la hiérarchie naturelle comporte un enseignement. En occultisme, on appelle loi du quaternaire la division des divers éléments que comprend l'univers : FEU (soleil-mâle). EAU (lune-femelle). AIR (vitalité-forces reproductrices). TERRE (organisme matériel). L'homme, comme la nature, est soumis à la division quaternaire, avec ses quatre tempéraments fondamentaux : bilieux-lymphatique-sanguin-nerveux. La nature, la société, l'homme sont soumis à un ordre hiérarchique. Tout n'est individualisé qu'en apparence. *« Il n'y a dans l'économie qu'un but, qu'un effort, tout le corps y participe ; c'est une symphonie*

lésionnelle — aucune insomnie ne résiste à l'apprentissage de la relaxation, **du fait de l'imprégnation du subconscient propre à mes méthodes,** mais aussi du développement progressif des mécanismes de détente.

12. La détente nerveuse vous fait maigrir

C'est en apprenant à vous détendre que vous maigrirez. C'est pourquoi j'insiste tant dans mes méthodes sur cette nécessité.

C'est la tension nerveuse qui bloque vos émonctoires, qui enferme les déchets dans votre organisme par des crispations tissulaires inconscientes. Elles ne peuvent être vaincues que par la libération du diencéphale, la régulation hypothalamique que la relaxation psychosomatique vous apporte après quelques semaines d'adaptation. Cela est particulièrement valable chez les cellulitiques qui, souvent, **par ce seul moyen de la détente neuro-musculaire,** voient les infiltrats qui stagnaient se dissiper. **C'est la débacle cellulitique,** spectaculaire, qui se produit à la faveur de la détente de ces crispations. Les déchets sont repris par les collecteurs lymphatiques **et éliminés par les organes émonctoriels.**

Parallèlement, la relaxation **réduit les conflits intimes.** Si elle ne peut toujours supprimer les causes de tensions, par exemple la tyrannie d'un supérieur hiérarchique, elle les minimise **au point qu'elles n'ont plus aucun effet nuisible.** Il suffit d'apprendre à faire le vide. Même vos ennemis — chacun en a — ne peuvent rien contre vous. Voici en outre une excellente maxime arabe dont vous pouvez faire votre profit : « *Les chiens aboient, la caravane passe...* » Mais il est encore préférable d'apprendre « à faire le vide » puis, d'assimiler la technique du « cinérama intérieur » que je vais maintenant vous enseigner.

universelle. Tout est subordonné à tout le corps, tout l'est aussi à chaque partie » (Hippocrate). Le respect de la hiérarchie individuelle (en soi-même des sentiments et des organes fonctionnels), familiale (l'homme, la femme, les enfants), sociale (classes), universelle (éléments), évite de se heurter à des principes intangibles dont la négation épuise en vaines luttes stériles, le potentiel nerveux, et jette le désarroi dans l'esprit et dans les sociétés.

G. LA LOI DE FINALITÉ

Tout ce qui vient d'en Haut y retourne, c'est la loi de finalité. Nous avons en nous de nombreux corps (occultisme), mais en réalité deux natures, l'une matérielle, l'autre divine. Nous devons nous efforcer de donner la priorité à la seconde, car le but ultime de l'existence est le détachement de la vie matérielle au profit de la vie spirituelle. C'est la vertu de l'homme qui lui permet d'atteindre la sérénité et de devenir le maître de ses pensées.

On pourrait penser que ce qui précède n'a que de lointains rapports avec la relaxation et l'objet de ce livre : maigrir. Ils sont très étroits au contraire si on y regarde d'un peu près. Il ne s'agit pas d'un banal ouvrage sur l'amaigrissement et sur la cellulite. Le reconditionnement psychophagique, impliquait de considérer l'homme, non seulement dans la relation psychosomatique, mais aussi dans son unicité. De le considérer dans sa spiritualité et dans son devenir. Se rendre maître de ses pensées par la relaxation telle que nous l'enseignons est fondamental pour se libérer de l'anxiété ; mais les tensions peuvent aussi résulter de l'inquiétude qui s'attache à la condition humaine. C'est l'angoisse de l'inconnu qu'il nous faut vaincre pour vivre absolument détendu. Seule la connaissance des lois éternelles qu'ont pénétrées les initiés nous le permet.

CHAPITRE VIII

Maigrissez dans l'hypnose

1. Le vide mental des occultistes

Vous avez appris à vous détendre musculairement et nerveusement. Que vous soyez ou non capable, après cinq à six séances de relaxation de parvenir à vous mettre dans une certaine torpeur préludant au sommeil hypnoïde, est sans importance. **Vous pouvez quand même suivre les indications de ce chapitre.** Vos essais d'auto-hypnose ne seront pas inutiles. Peu à peu, sans vous en rendre compte, vous passerez de l'état de relaxation à celui torpide où les bruits s'estompent et où la déconnection du mental s'opère. C'est le vide mental des occultistes. Curieux état pendant lequel les facultés vigiles s'amenuisent, mais **qui est en réalité la phase profonde de la relaxation,** que vous n'auriez pu obtenir aussi vite par l'attention délibérée. Il ne s'agit plus ensuite que de basculer dans le sommeil hypnoïde pendant lequel les autosuggestions d'amaigrissement viennent ensemencer le subconscient. **C'est l'auto-hypnose.**

2. La torpeur vous envahit

Votre parcours topographique relaxant vous prend de moins en moins de temps. Vous en êtes peut-être à ce stade où il vous suffit de penser à vous détendre, pour qu'aussitôt vous sentiez toutes vos tensions disparaître comme par enchantement. Dans ce cas, **faites préalablement trois ou quatre minutes de respiration complète,** puis redonnez à vos mouvements respiratoires un rythme normal, et, restant immobile, **les yeux toujours fermés,** détendez tous vos muscles.

THEORIE

1. L'hypnotisme, à la fois une science et un art

Nous ne pouvons mieux faire, pour donner une définition de l'hypnose, que de reproduire le préambule du livre de l'un de ses promoteurs, Paul-C. Jagot (1), dont l'œuvre, avec celle de Jean Filiatre, est à l'évidence la source à laquelle ont puisé, sans toujours vouloir en convenir, les médecins qui s'intéressent maintenant à cette science qui est aussi un art. De la désigner sous d'autres vocables ne change rien à ses principes de base.

« Dans sa plus large acceptation — écrit-il — *le mot hypnotisme signifie une technique opératoire dont l'effet est d'atténuer ou de suspendre momentanément l'acuité des facultés cérébrales conscientes du sujet, en vue de subordonner son psychisme subconscient à l'influence verbale de l'opérateur. »*

« L'atténuation expérimentale plus ou moins marquée de l'acuité des facultés conscientes a été nommée hypnose partielle ; l'hypnose devient totale à partir du moment où l'activité de ces facultés se trouve entièrement suspendue. »

« A noter que l'hypnose partielle (2) *ne manque pas d'analogie avec certains états spontanés de distraction, d'absence, de rêverie ; à noter aussi que, dans le sommeil naturel comme dans l'hypnose totale, le psychisme conscient s'éclipse alors que persistent les mécanismes subconscients de la pensée. »*

« La suggestion, dont le principal mode est l'affirmation, actionne le psychisme inconscient, dans la mesure de sa réceptivité, laquelle est d'autant plus grande que la passivité du psychisme conscient est plus accentuée... »

Ainsi, l'hypnose se résume en définitive à l'effacement de la conscience ce qui favorise un automatisme déclenché par des injonctions verbales, mais qui pourraient être aussi bien écrites, ainsi que le démontre l'endormissement par lettre, à distance.

Toutefois, en dépit de nombreuses hypothèses scientifiques, les savants ne sont pas parvenus à déterminer ce qu'est l'hypnose. C'est ce qui ressort des propos de Jean Dauven *« ... malgré son acceptation croissante dans les domaines médicaux ou médicaux-psychologiques on ne peut nier que l'hypnose présente encore*

---

(1) *« Théories et procédés de l'hypnotisme »* (Éditions Dangles).

(2) On dit aussi, hypnose fruste. Elle est proche de l'état de veille.

Vous sentirez alors un engourdissement gagner votre corps, et plus spécialement vos membres qui s'alourdiront davantage. C'est cette sensation que vous allez développer pour accentuer la torpeur qui commence alors à se développer. **Quatre à cinq minutes vont suffire pour qu'elle gagne votre cerveau.** Vous le sentirez parfaitement, du fait du ralentissement des mécanismes cérébraux qui va raréfier vos pensées.

Bien détendu, vous respirez lentement, et votre cœur bat toujours calmement.

3. Les formules pour maigrir

Vous pouvez, soit vous suggérer un état de torpeur de plus en plus accentué en répétant les formules mentalement sur un rythme monotone, soit intercaler entre ces formules destinées à obtenir un état torpide, d'autres formules pour maigrir, ce qui nous semble préférable. Voici un enchaînement de ces formules, mais vous pouvez en imaginer d'autres.

Elles doivent toujours avoir une forme affirmative. **Ne dites pas, « je maigrirai », mais « je maigris »...**

Vous n'avez pas à vous concentrer sur ces formules. Répétez-les comme si vous les lisiez dans un cahier, sans effort particulier, **en restant bien décontracté.**

Vous répétez, mentalement bien sûr ! : « *je me détends ... je me détends de plus en plus ... pendant que l'engourdissement me gagne ... La torpeur se développe de plus en plus ... je maigris ... je maigris ... je maigris ... je sens cette torpeur qui envahit tout mon être ... je maigris ... je maigris ... je maigris ... La torpeur gagne maintenant mon cerveau, pendant que mes muscles se détendent encore davantage ... je maigris ... je maigris ... je maigris ... La torpeur s'accentue ... elle s'étend à tout mon être et mon cerveau s'engourdit ... lui aussi ... je maigris ... je maigris ... je maigris ... Mes pensées se raréfient de plus en plus ... je suis comme dans une ouate épaisse ... tout s'estompe ... et je maigris ... je maigris ... etc.* ».

Vous continuez ainsi et vous sentez que vous vous abandonnez à cette torpeur si agréable. Si vous entendiez auparavant certains bruits environnants, ils s'estompent progressivement et bientôt **vous ne les percevez même plus**. C'est ce qui se produit dans les « *Psycho-Center* » quand le silence ne peut être absolu ; l'environnement ne gêne aucunement l'application de la méthode...

beaucoup d'inconnues ; aussi existe-t-il à son sujet une série de points d'interrogation. Il y a une « énigme » de l'hypnose différente dans son essence des énigmes et problèmes non résolus de la science contemporaine... »

Cette difficulté qu'ont les savants à appréhender les mécanismes de l'hypnose est à l'origine de théories plus ou moins subtiles, orientées en tel ou tel domaine spécifique du chercheur, ce qui donne lieu à nombre de communications et de controverses qui ne sont, en fait, qu'un aveu d'ignorance de par leurs contradictions. *« Quant aux théories générales,* remarque Jean Dauven, *cinq ou six au moins se disputent entre elles... »*

Le jargon psychanalytique ne suffit pas davantage à masquer la difficulté qu'éprouvent les médecins à définir ce qu'est le sommeil hypnotique. Ainsi, pour Brenman et Gil, c'est *« une sorte de processus régressif qui peut être déchaîné par une réduction de l'activité idéatrice et sensorimotrice, ou par la création d'un rapport archaïque avec l'hypnotiseur. »* (sic).

Déjà, dans *« Techniques et Pratique de l'Hypnotisme »*, nous écrivions : *« Qu'importent les processus hermétiques de l'hypnose, si nous savons comment la produire et en obtenir le meilleur de ses effets... »* A fortiori dans le domaine qui nous intéresse ici, puisque nous avons observé autrefois sa toute-puissance dans la recherche de la diminution pondérale. Quant au soi-disant danger de cette pratique, il semble bien qu'il ne soit parfois évoqué que pour en écarter les non-médecins.

2. L'hypnose n'est pas dangereuse

L'auteur déjà cité — Paul-C. Jagot — s'est livré à des milliers d'expérimentations en public ; il affirmait, en 1936 : *« Je m'occupe d'hypnotisme depuis 1906 et n'ai jamais eu la moindre difficulté à dissiper l'hypnose »*. Avec lui, Filiatre — également un non-médecin — relatait une déclaration du Dr Liébault datant du 6 décembre 1893 : *« Je déclare, après avoir appliqué de longues années la suggestion hypnotique, que — dans les cas où elle est applicable et ils sont nombreux — elle est bien supérieure aux médicaments ; qu'elle n'entraîne aucun danger comme ce dernier (...) J'avance en faveur de cette méthode une expérience de 34 ans, sur plus de 12000 malades. »*

4. Le vide mental, prologue de la suggestion

Dans la cure de reconditionnement psychophagique, des musiques étranges, sidérales induisent l'état de torpeur ; elles sont accompagnées de suggestion directe d'une voix accoutumée à son maniement, **donc extrêmement efficace.** Au fur et à mesure du déroulement de la cure, le sommeil s'approfondit par suite de l'effacement progressif du conscient. Mais, auparavant, le sujet traverse une phase caractéristique qui consiste **en la raréfaction des pensées** qui cèdent bientôt la place au vide intégral. La suggestion ne rencontre plus alors les obstacles formés des facultés vigiles qui peuvent développer des contre-suggestions, ou des pensées parasites qui s'opposent au monodéisme (1).

C'est ce vide mental auquel vous devez parvenir par vos propres moyens. Cependant, si, avec l'enregistrement aucun effort volontaire n'est nécessaire, il n'en est pas de même quand vous ne pouvez y avoir recours. Cependant, la relaxation topographique évite une trop grande concentration. Obtenir le vide mental c'est d'abord, dans un premier temps, concentrer sa pensée sur cette recherche. Le vide n'est donc pas absolu, puisque vous devez chasser les pensées dès qu'elles apparaissent sur l'écran mental. **Il faut donc s'entraîner à la concentration sur une seule idée.** J'ai donné de nombreux exercices composant un entraînement progressif dans deux récents ouvrages. Le but que nous poursuivons ici n'étant pas d'obtenir des pouvoirs dits paranormaux, je ne reproduirai pas ces exercices dans le détail. Vous pouvez vous exercer à la concentration dans l'intention bien définie **que le seul exercice que vous ferez contribuera à vous faire maigrir.**

5. Comment saturer le champ de votre pensée

Je ne vous cache pas qu'au début l'exercice sera difficile. Vous le ferez en état de torpeur avancé, **lorsque la conscience n'est pas totalement occultée,** c'est-à-dire dans la phase qui suit la relaxation. Vous pensez alors au mot MAIGRIR. **Ne pensez qu'à cela.** Divers procédés peuvent être utilisés ; expérimentez-les et tenez-vous en à celui qui est pour vous le plus facile. Il est possible de se représenter un tableau noir sur lequel est inscrit à la craie, ou en lettres de feu,

(1) Une seule idée présente dans le champ de la conscience.

C'est encore, de nos jours, le médecin du premier Institut de Médecine de Léningrad qui écrit : « *L'inocuité de l'hypnose pratiquée par le médecin a été établie. Il est évident que l'hypnose peut faire du mal de la même manière qu'un purgatif lorsque son emploi est absolument contre-indiqué. Nous avons utilisé l'hypnose des centaines de fois chez des enfants malades, des femmes enceintes ou des malades qui présentaient des lésions cardiaques, c'est-à-dire des personnes dont la santé est l'objet d'une attention toute particulière. Nous n'avons jamais constaté de complications en utilisant cette thérapeutique. Nous ne connaissons pas de contre-indications absolues.* » Bien sûr, les médecins ont raison de s'élever contre l'hypnose théâtrale. Elle n'apporte rien sur le plan sanitaire, elle ridiculise les sujets qui s'y prêtent. Mais il ne faut pas oublier que ces démonstrations, dont celles de Donato au Jockey Club, ont attiré l'attention des médecins sur les possibilités thérapeutiques de cette pratique.

Nous-mêmes, dans les années 30, où nous nous livrions à nombre d'expériences, n'avons jamais observé aucun trouble chez les sujets que nous endormions. Mais s'il peut être prouvé par l'expérimentation que l'hypnose est inoffensive, il est aussi certain que la suggestion est tout aussi inoffensive lorsqu'elle est employée dans un but louable.

En fait, il en est de même de toutes les applications et activités. Le médecin qui utilise des antibiotiques à haute dose pour sauver un malade, alors que c'est le seul recours, ne peut être certain qu'un phénomène allergique ne se produira pas ; que malgré la visite médicale, un jeune footballeur ne sera pas victime d'un accident cardiaque. Le yoga peut dissocier la personnalité chez un sujet au terrain schizophrène ; est-ce une raison pour l'interdire à des milliers de pratiquants qui en retirent les bienfaits ? Certainement pas. Et l'hypnose, à notre connaissance, n'a jamais nui à quiconque.

3. La crédivité

IL N'EST PAS DE SUGGESTION POSSIBLE SANS CETTE FACULTÉ QUE NOUS POSSÉDONS TOUS : LA CRÉDIVITÉ.

le mot MAIGRIR ; vous pouvez également voir son graphisme comme suspendu dans l'espace, ou imaginer une enseigne lumineuse qui s'allume et s'éteint ; peut-être préférerez-vous penser que vous écrivez ce mot sans arrêt. Qu'importe ! **Il s'agit surtout de maintenir ce mot MAIGRIR le plus longtemps possible dans le champ de votre pensée,** sans qu'aucune autre pensée ne puisse s'y inscrire.

Puis, vous faites comme dans l'entraînement à l'hypnose que j'ai préconisé : vous cherchez à intensifier la vision **en une sorte d'effort interne hallucinatoire.** MAIGRIR doit envahir et saturer complètement le champ de la pensée.

L'exercice peut être considéré comme maîtrisé quand vous parvenez à conserver ce mot dans le champ mental pendant deux ou trois minutes. **La faculté de concentration s'est alors développée.** Vous allez l'utiliser pour imprégner votre subconscient avant que l'état hypnoïde proprement dit n'intervienne.

6. L'ensemencement de votre subconscient

N'en doutez pas, cet exercice, pour si simple qu'il vous paraisse, déclenche le mécanisme qui fait maigrir par l'entremise du subconscient. L'ayant maîtrisé, vous pouvez semer dans le champ mental les images qui vous feront irrésistiblement maigrir, ou qui, selon votre cas, vous délivreront de la cellulite.

Avec la méthode enregistrée, le sommeil hypnoïde est d'abord recherché, puisque dans cet état le conscient est réduit à sa plus simple expression. **La suggestion parlée se fait alors pendant ce sommeil artificiel qui donne accès au subconscient.** Souvent, ce sommeil intervient après quinze à vingt minutes d'audition, la dernière partie de la séance étant consacrée à la suggestion.

C'est tout différent en auto-hypnose, puisque dès le basculement dans l'hypnose, vous perdez la conscience lucide des images que vous aviez jusque-là maintenues dans l'esprit.

C'est donc avant, **juste à la frontière qui sépare l'état torpide encore conscient de l'hypnose** que vous maintiendrez dans le champ mental les pensées ou images concernant l'amaigrissement.

Ne croyez pas que ce procédé soit moins efficace que la suggestion directe ; son application est seulement plus délicate, **l'enregistrement en cassettes n'exigeant pas une participation active.** Quelles

THEORIE

Un médecin de campagne de l'est de la France, Liébault, vers 1882, obtenait d'étonnantes guérisons. Il consigna ses observations dans un ouvrage dont le titre indique que, précurseur de génie, il avait déjà découvert la psychosomatique. *« Le sommeil et les états analogues, considéré surtout au point de vue de l'action du moral sur le physique »* attire l'attention du professeur Bernheim, de l'Université de Nancy qui se rend auprès de ce médecin, qu'il invite à le rejoindre pour fonder dans cette ville une école qui deviendra le berceau de la suggestion, et dont la réputation s'étendra au-delà de nos frontières. Il semble que Bernheim, mieux que quiconque, a percé dans les limites du possible la brume qui entoure le phénomène hypnotique, en mettant l'accent sur la crédivité.

Voici ce qu'il dit : La suggestion dans le cas où elle est faite par persuasion, c'est-à-dire par la parole, dépend de deux éléments : l'aptitude du cerveau à accepter l'idée, c'est-à-dire LA CRÉDIVITÉ et l'aptitude à transformer l'idée en acte, c'est-à-dire l'excitabilité idéo-dynamique.

« M. Dubois se demande pourquoi je dis crédivité et non crédulité ; les deux mots ne sont pas synonymes. Voici ce que je dis : N'avons-nous pas tous, à un degré variable, une certaine crédivité qui nous porte à croire ce qu'on nous dit ?

« La crédivité, dit Durand de Gros, *nous est donnée pour que nous puissions croire sur parole sans exiger de preuves rationnelles ou morales à l'appui. C'est un lien moral des plus importants. Sans lui, pas d'éducation, pas de traditions, pas d'histoire, pas de transaction, point de pacte social, car étant étranger à toute impulsion de ce sentiment, tout témoignage serait pour nous non avenu et les assurances les plus véhémentes de notre meilleur ami nous annonçant d'une voix haletante que notre maison prend feu, ou que notre enfant se noie, nous trouveraient aussi froid, aussi impassible que si l'on se fût contenté de dire : « il fait beau » ou « il pleut ». Notre esprit resterait fixe et imperturbable dans l'équilibre du doute et l'évidence seule aurait la puissance de l'en faire sortir. En un mot, croire sans la crédivité, serait aussi difficile que de voir sans la vue ; ce serait radicalement impossible. »*

Le mécanisme qui fait qu'une suggestion puisse être irrésistible, est parfaitement résumé dans ces propos. La crédivité est bien la qualité spécifique de l'être humain qui le rend réceptif à la suggestion.

sont les semences que vous allez introduire dans votre subconscient et qui vous feront maigrir ? C'est ce qu'il me faut vous préciser. Elles sont de deux sortes, les premières s'apparentant à la suggestion, les secondes à la post-suggestion, c'est-à-dire, devant se réaliser ultérieurement aux séances, ce qui consolide les résultats obtenus.

7. La suggestion

Il s'agit en fait d'autosuggestion selon les principes de Coué, son promoteur, **mais dont l'efficacité est renforcée par la détente préalable systématique** et l'état hypnoïde qui, lui succédant, la renforce singulièrement.

Vous pouvez procéder comme dans l'exercice de concentration sur le mot maigrir, mais en étendant la formule à des tronçons de phrases dont voici l'essentiel, **car vous pouvez en imaginer d'autres mieux adaptées à vos problèmes particuliers.**

« *Je maigris ... je maigris de jour en jour ... je sens mon poids diminuer ... cependant que ma taille s'affine de plus en plus ... je maigris ... je maigris ... rien ne peut m'empêcher de maigrir ...* »

Ne pensez à rien d'autre ; répétez mentalement ces formules comme une litanie, **en restant toujours bien détendu.**

8. La post-suggestion

Son efficacité explique que les personnes ayant maigri par le reconditionnement psychophagique, **ne reprennent plus jamais ni graisses en excès ni cellulites.**

Il faut surtout y insister dans les derniers temps de la cure, lorsque le poids normal est presque rétabli. J'insisterai sur le fait que, si le poids superflu n'est pas complètement éliminé, cela n'a qu'une importance relative **car l'action psychique** — elle seule le permet — **se poursuit dans le temps** ; la personne continue à maigrir jusqu'au rétablissement de son poids physiologique.

Les formules sont quelque peu différentes :

« *Je maigrirai ... je continuerai à maigrir ... je maigrirai de plus en plus ... je perdrai du poids ... et je ne grossirai plus jamais ... plus jamais ... etc.* »

4. Les modalités et effets de la suggestion

Agent d'exécution de la suggestion, l'inconscient obéit à une loi psychologique qui veut que toute idée, toute impression tende à se transformer en acte. L'impression sensorielle devient idée et cela a pour effet d'actionner les cellules cérébrales qui transformeront en réalisations effectives le cliché mental. On croyait autrefois qu'il était nécessaire d'induire un sujet dans le sommeil artificiel (somnambulisme provoqué) pour que la suggestion fût possible. Cependant, les expériences à l'état de veille, autrement dit, le sujet n'étant que dans une hypnose légère, ont démontré que la suggestion reste efficace. A condition qu'elle ne soit pas contrecarrée par des contre-suggestions issues du domaine des facultés objectives. Encore faut-il tenir compte de deux facteurs d'influence qui, malgré une certaine vigilance du sujet, permettent l'action suggestionnante. Ce sont : l'*attention expectante* que l'hypnotiseur connaît bien, et ce que C. Baudoin définit comme la *loi de l'effort converti*.

A. L'ATTENTION EXPECTANTE est le doute qui s'infiltre dans l'esprit du sujet quant à sa capacité de résister aux suggestions qui lui sont faites ; c'est une dualité psychologique, d'une part l'affirmation qu'on ne saurait être influencé quoi qu'il arrive, mais d'autre part la voix subconsciente qui infirme la certitude ; *« et si je subissais l'influence, si je ressentais tels ou tels effets... »* La technique de l'hypnose à l'état de veille repose sur cette incertitude parfois inconsciente du sujet ; elle recherche l'obtention d'effets d'abord imperceptibles ou anodins, mais que le sujet ressent ou constate, puis d'effets plus accentués qui ébranlent sa conviction qu'il ne peut être influencé.

B. LA LOI DE L'EFFORT CONVERTI se trouve définie de la façon suivante par C. Baudoin : *« L'effort apparaît en général en contradiction avec la suggestion. Il est surtout malencontreux lorsqu'il prétend entrer en lutte avec une forte suggestion antérieure... Lorsqu'une idée a déclenché une suggestion, et tant que cette idée domine l'esprit, tous les efforts que le sujet peut faire contre la suggestion déclenchée ne servent qu'à activer celle-ci... On se souvient des exemples familiers du cycliste qui se jette sur le caillou d'autant plus sûrement qu'il fait plus d'efforts pour l'éviter, du trac aggravé lorsqu'on se raidit contre lui, etc. »*

9. Le seuil qui mène à l'inconscience

N'ayez aucune crainte ! L'hypnose, pas plus que la relaxation d'ailleurs, n'est dangereuse ; **elle n'a jamais fait de victimes ;** on ne peut en dire autant de la chimiothérapie !

Aussi, **n'hésitez pas à basculer dans cet état,** laissez-vous y aller **n'ayez aucune appréhension.**

Aux confins de la torpeur, vous vous trouvez à la lisière de l'hypnose ; **vous allez franchir le seuil qui mène à l'inconscience.** Mais comme lorsque avant de dormir vous êtes obsédé par un problème et que vous vous apercevez le lendemain que vous en avez rêvé, les formules que vous aurez maintenues sur l'écran de votre pensée avant de sombrer dans l'hypnose, vont imprégner votre subconscient **pour, en d'obscurs cheminements, déclencher des processus psychologiques et des actes physiologiques.** Mieux, elles ressurgiront sans que vous en ayez toujours pleinement conscience dans votre activité diurne dont elles constitueront la toile de fond.

J'ai nommé le passage de la conscience non plus claire mais déjà voilée à l'état hypnotique : **le basculement.** Voilà comment je le décris dans « *Relaxation psychosomatique* » :

« *Dans l'état pré-hypnoïde, vous êtes à la lisière du sommeil hypnotique et vous sentez que vous pouvez vous laisser aller au sommeil. Cependant il vous reste un fragment de conscience. Vous devez vous exercer à basculer dans le sommeil ... ne craignez pas de vous laisser aller ... c'est une sensation étrange mais agréable, qui ne peut que présenter des avantages, dont celui d'une détente encore plus absolue que celle de la relaxation intégrale. Vous dominerez cet exercice* (1) *quand vous pourrez à volonté basculer dans le sommeil et revenir à l'état pré-hypnoïde. Vous basculez dans le sommeil, vous revenez, vous basculez, vous revenez, etc.* »

10. Basculez dans l'hypnose

La maîtrise absolue s'obtient quand, ayant une fois « franchi le pas », vous parvenez « à vous rattraper », puis à presque « basculer totalement ». Alors, au rattrapage, **vous visionnez de nouveau les formules qui vous font maigrir.**

---

(1) 44e exercice de « *Relaxation psychosomatique* ».

5. La volonté, obstacle à l'efficacité de la suggestion

L'intrication de ces facteurs montre à l'évidence que tout sujet peut subir l'influence de la suggestion, que sa volonté n'est nullement en jeu.

La différence de résultats observés entre la persuasion qui s'adresse au conscient et la suggestion qui, elle, s'adresse au subconscient, montre combien les facultés vigiles mettent obstacle aux effets qu'on cherche à obtenir. Sans l'assoupissement, voire le sommeil de ces dernières, les effets sont longs à se manifester et fugaces. Le monodéisme (une seule pensée occupant le champ mental) ne s'établit qu'avec un certain effacement des facultés objectives. La volonté du sujet, son esprit critique, ses convictions profondes sont autant de barrières qui s'opposent à l'action persuasive. Plus le conscient entre en veilleuse, plus les formules suggestionnantes cheminent aisément vers le subconscient.

L'échec des thérapies qui s'adressent au conscient est bien illustré par le sujet que nous traitons. Le médecin qui, après avoir indiqué un régime amaigrissant, reçoit la personne périodiquement pour l'inciter par ses conseils et directives à bien observer « son régime », court le plus souvent à un échec. Parce qu'il s'adresse à la volonté, et que celle-ci, c'est d'observation courante, se démet devant la voix de l'instinct.

Il ne faut pas oublier que la contre-suggestion, comme la crédivité, est une faculté que nous possédons tous. Nous avons tous tendance à nous rebeller devant les ordres que nous recevons et la prière n'est efficace que dans la mesure où le doute ne s'infiltre pas dans l'esprit. Or, le doute est issu des facultés conscientes ; il ne peut pénétrer l'esprit quand les facultés objectives sont endormies. C'est ce qui fait la supériorité des méthodes à base hypnoïde sur celles qui les réfutent.

Que peut-on reprocher à l'hypnose ?

De soumettre le sujet à la volonté de l'opérateur ? Ce qui en ferait en quelque sorte un robot. Nous répondrons à cela que le sujet n'est pas contraint à ces procédés contre sa volonté, pas plus que de se retrouver sur le divan du psychanalyste contre son gré.

Je conclus dans mon précédent ouvrage : « *De basculer dans l'hypnose et « de ne pas revenir » n'est à utiliser que si on désire s'endormir après l'autosuggestion faite en état pré-hypnoïde qui permet encore le contrôle des pensées et leur maintien dans l'esprit.* **L'hypnose est surtout à utiliser le soir avant de s'endormir.** *Le sommeil sera alors très profond et réparateur.* »

Et si je n'arrivais pas à « basculer », direz-vous, je ne parviendrais pas à maigrir ? N'ayez aucune inquiétude, **vous maigrirez quand même.** Car si la conscience n'est pas totalement effacée, elle l'est presque dans sa quasi-totalité si vous êtes parvenu à l'état de détente absolue, ce que chacun peut obtenir avec la relaxation psychosomatique. Les influences à l'état de veille que nous évoquons dans la partie théorique, démontrent amplement cette possibilité. C'est en abordant un aspect important des problèmes que posent l'obésité et la cellulite — celui de la faim et de la ration alimentaire — que je pourrai vous montrer toutes les ressources qui découlent, en amaigrissement, des moyens que je viens de vous exposer.

Que les facultés volontaires du sujet peuvent s'émousser ? C'est absolument faux ; non seulement elles se fortifient en même temps que l'aptitude à se détendre, mais dans une cure bien conduite elles sont fortifiées par suggestion, de même que peuvent être renforcées et développées les autres qualités, comme la mémoire et la créativité.

Que le sujet puisse être malhonnêtement influencé ? Cela peut se produire dans la vie journalière, il n'est pas besoin d'hypnose pour cela. Les hypnotiseurs sont tous d'accord pour affirmer qu'il est très difficile de faire exécuter à un sujet en état d'hypnose des actes que sa conscience réprouverait. Certes ! ce n'est pas impossible, mais cela exige une modification progressive de la conscience intime qui exige de longues séances de suggestion en l'état somnambulique. Il faut un expérimentateur très expert et connaissant parfaitement la technique à utiliser ; ce qui est rare. Qu'il soit de surplus un vilain personnage, ce qui est exceptionnel ; il y a bien des notaires indélicats, des médecins marrons. Ce n'est pas une raison pour jeter le discrédit sur ces professions.

Les phénomènes de transfert ? Mais le contre-transfert est plus facile en hypnose, et même par suggestion, qu'en psychanalyse.

6. De l'effacement du conscient à la maîtrise du mental

Toute idée tend à se transformer en acte, lorsqu'elle ne subit pas l'action inhibitrice de pensées contre-suggestives. Le processus de l'acte suggéré s'explique facilement : par l'intermédiaire des sens, le cerveau reçoit une idée, c'est un phénomène centripète ; cette idée donne naissance à une sensation, c'est un phénomène centrifuge. Chaque localisation cérébrale correspondant à une faculté mentale ou physique, comment douter de la puissance de la suggestion, puisqu'on sait que toutes les fonctions de la vie végétative sont commandées par les centres céphaliques, en relation avec le cortex. De multiples pouvoirs de l'idée sur l'économie humaine sont d'observation courante, ainsi les perturbations produites par les fortes émotions : la peur provoque la

Planche 16A : **CONSEILS POUR MAIGRIR**

1. CHAQUE JOUR, N'OUBLIEZ PAS
De prendre connaissance des tableaux qui concernent la façon de vous nourrir et le reconditionnement psychophagique. De vous peser et de mesurer au moins votre tour de taille. De penser le matin à la composition de vos repas pour les équilibrer. De faire, le soir avant de vous endormir l'auto-critique de votre comportement de la journée. Enfin, de trouver le temps de faire votre séance de relaxation.

2. RESPIREZ AUSSI SOUVENT QUE POSSIBLE
Ne perdez aucune occasion de respirer profondément. Soit en vous allongeant à même sur le sol, soit en marchant ou en restant assis. Faites-le en vous détendant. Vous éliminerez mieux les toxines, et l'oxygène que vous introduirez dans votre organisme brûlera les graisses en excès.

3. DORMEZ SUFFISAMMENT ET PROFONDÉMENT
Les soucis, les préoccupations, l'énervement empêchent de trouver un sommeil calme et réparateur. Les calmants et les tranquillisants aggravent l'insomnie tout en paraissant y remédier. Vous pouvez parvenir à les supprimer en apprenant à vous détendre. C'est indispensable, car si un bon sommeil fait perdre environ 1 kg dans la nuit par une meilleure élimination, un sommeil entrecoupé et agité fait au contraire prendre du poids.

4. LAVEZ VOTRE ORGANISME
Ne vous forcez pas à boire de l'eau en quantité, mais prenez l'habitude de boire un grand verre d'eau peu minéralisée le matin avant le café, et le soir avant de vous coucher. Consommez l'eau normalement aux repas. De prendre un breuvage composé de plantes spécifiques pour maigrir et éliminer la cellulite rétablit les fonctions hépatiques, stimule la diurèse sans présenter les dangers de médications agressives. Ces plantes stimulent également les fonctions intestinales.

5. VOUS N'ÊTES PAS UN ROBOT
Apprenez, par la relaxation psychosomatique, à dériver vos pensées à volonté. Dites-vous que la plupart du temps vous ne vous mettez pas à table parce que « vous mourez d'inanition », mais parce que c'est l'heure du repas. Pensez que vous réagissez comme le chien de Pavlov au coup de sonnette, par réflexe conditionné. Alors, si l'heure du repas déclenche votre faim, respirez profondément, pensez à autre chose qu'à la table et, surtout, que vous n'êtes pas qu'un robot qui répond docilement à un signal.

6. MANGEZ LENTEMENT
Ne vous précipitez pas sur la nourriture. Méditez avant de manger en pensant que vous n'allez manger que très peu, que votre faim va rapidement s'atténuer et disparaître dès les premières bouchées. Pour cela, mastiquez parfaitement les aliments. Si vous le pouvez, commencez par des crudités, par la salade ou, s'il s'agit de hors-d'œuvres, ne prenez que de petites quantités. Sachez aussi que les légumes se digèrent mieux quand ils sont mangés avant les viandes ; sinon, n'en prenez que parcimonieusement comme accompagnement.

7. STIMULEZ VOTRE RYTHME DE VIE
Cela ne veut pas dire avoir une vie agitée, mais lucidement penser, parler, agir, marcher plus vite ; faire des exercices respiratoires, du tourisme à pied ou à vélo, être plus porté à faire l'amour qu'à manger. « Bon coq n'est jamais gras », et pensez aux poulets de ferme en liberté dont la chair et les os sont denses et, par comparaison, à ceux élevés en batteries, ignominieusement fades et mous, à la chair corrompue.

diarrhée, la joie stimule l'appétit, le chagrin déprime, la colère congestionne ou rend livide. La force de la suggestion est encore plus évidente dans l'état hypnoïde. Quand on dit à un sujet endormi : *« vous transpirez abondamment, »* il se met effectivement à transpirer. Quand on lui affirme : *« vous êtes sur la banquise, il fait un froid polaire »*, il se met effectivement à trembler. On obtient le même résultat à l'état de veille lorsqu'on sait abolir la vigilance des facultés conscientes par des affirmations positives et d'habiles suggestions. Encore faut-il posséder une technique éprouvée (1).

Les griefs que l'on fait — à tort — à l'hypnose sont rendus vains avec nos méthodes, grâce à l'enregistrement en cassettes. Elles ne recherchent pas les états profonds de l'hypnose, mais seulement l'état hypnoïde qu'on peut assimiler à la relaxation intégrale ; elles excluent la présence permanente du praticien ; les paroles enregistrées peuvent être contrôlées, ce qui exclue toute manœuvre déloyale.

Cependant, l'écoute de l'enregistrement musico-verbal, hors la présence de quiconque réunit les conditions les plus favorables pour éviter les contre-suggestions. De surplus, il semble que la voix enregistrée décuple les effets de la suggestion directe. Enfin, les craintes de transfert affectif se trouvent réduites au minimum.

Si le conscient, par nos pensées et nos émotions, modèle notre subconscient, il n'en reste pas moins que cette impression resurgit et que nos pensées et notre comportement en portent témoignage. Si bien qu'on ne peut pas dire que le subconscient puisse être éliminé au profit du conscient ou qu'il faille faire abstraction de ce dernier.

Dans nos moyens, l'objectif est tout autre. Le conscient n'est effacé que pour semer le bon grain dans le subconscient. Mais ce bon grain doit lever dans une prise de conscience éclairée qui n'est autre que l'hygiène du mental sur laquelle nous avons

(1) Elle nécessite un entraînement à la production des phénomènes de l'hypnose; entraînement que nous avons exposé en détail dans l'ouvrage dont nous avons extrait des éléments théoriques : *« Techniques et pratique de l'Hypnotisme »* (N. O. E.).

Planche 16 B : **CONSEILS POUR MAIGRIR**

1. CHERCHEZ A COMPRENDRE VOS MOTIVATIONS

Pour comprendre vos motivations, imprégnez-vous bien des données concernant les mécanismes de défense. Relisez attentivement cette partie de l'ouvrage, puis confrontez ces mécanismes à votre comportement. Peut-être vous apercevrez-vous que votre boulimie n'est qu'un moyen d'échapper à des réalités que vous n'osez pas regarder en face, un phénomène de fuite ; ou qu'elle est la compensation d'un vide affectif, de frustrations dans le domaine sexuel ou dans celui de la vie professionnelle. Vous découvrirez sans doute les motivations inconscientes qui vous font attribuer une importance excessive à la nourriture.

2. NE CULTIVEZ PAS L'AGRESSIVITÉ, MAIS L'AMOUR

L'agressivité est inhérente à l'individu ; elle est le moteur de notre action. Mais dans notre société policée, elle peut difficilement se libérer. L'une des soupapes de sécurité est l'incorporation de la nourriture. Prenez-en conscience et ne vous comportez pas en antropophage avalant goûlument. De grossir peut aussi constituer un défi, envers la société ou le conjoint ; le sujet conscient de sa difformité l'exagère pour reporter ses efforts sur l'acquisition d'autres valeurs, intellectuelles, sociales ou financières. C'est un mécanisme de compensation. Transposez plutôt votre agressivité dans le sport, certains hobbies, dans l'amour de vos semblables, etc., mais évitez qu'elle ne développe en vous des tensions qui vous feraient grossir.

3. SOYEZ DE BONNE HUMEUR

Évitez les variations de l'humeur. Ne vous comportez pas comme ces cyclothymiques qui oscillent entre l'excitation et la dépression et malmènent ainsi leurs artères et leur système nerveux. Cultivez le calme, ne vous énervez pas et surtout voyez la vie, les êtres et les choses à travers le prisme rose de l'optimisme. Le narcissisme, l'égocentrisme, l'égoïsme, la susceptibilité, la vanité sont des sentiments négatifs qui dégradent les structures mentales, exposent aux sentiments dépressifs et à la névrose.

4. PRENEZ CONSCIENCE DE VOTRE INVULNÉRABILITÉ

Certes ! personne n'est invulnérable. Mais vous devez croire en la Providence. En notre temps de médecine avancée, d'information médicale outrancière et de sécurité sociale, de plus en plus de personnes se découvrent des maladies dont beaucoup sont imaginaires. Mais on a vu des cancéreux vivre très longtemps après qu'ils eussent été condamnés, des malades survivre en dépit de pronostics d'issue fatale. Ne vous croyez pas atteint de maladie parce que vous éprouvez un malaise cardiaque, ou une douleur quelconque. Consultez chez votre médecin et, si vous êtes malade, soyez certain de guérir. Mais de grâce, ne versez pas dans l'hypocondrie, cette hantise qui de nos jours fait plus de mal que la maladie elle-même.

5. SOYEZ RÉALISTE

Les tensions qui font grossir peuvent provenir d'une lutte intérieure résultant du déphasage qui existe entre la morale conventionnelle et la vie telle qu'elle est en réalité. Admettez une fois pour toutes que le bien et le mal se côtoient en chaque être humain, que nous sommes capables aussi bien du pire que des meilleures actions, ce que Steckel appelait l'attirance envers le haut et le bas, éternelle lutte des instincts et de la censure. Aussi, que le souvenir des échecs, des mauvaises actions éventuelles, les pensées inavouables ou monstrueuses ne vous inquiètent pas. Tout ceci est dans la nature de l'homme et de la femme. Il faut se regarder en face pour trouver la sérénité. Et c'est de cette sérénité que dépend la résolution des tensions nerveuses.

précédemment insisté. C'est le rôle du relaxologue dans les « PSYCHO-CENTER », de favoriser, par la communication, cette prise de conscience, elle-même facilitée par l'audition des dernières séances de la cure.

Vous-même, éventuellement sans ce soutien, devez appréhender les messages de votre subconscient concernant votre comportement par rapport aux impératifs de votre cure de reconditionnement psychophagique.

QUATRIÈME PARTIE

La physiothérapie esthétique

CHAPITRE IX

Ne vous occupez plus des calories

1. Les lois du reconditionnement psychophagique

Ce qui va suivre est en contradiction avec les théories qui ont été jusqu'ici exposées en de nombreux écrits sur l'amaigrissement. Ne vous en inquiétez pas et **passez dès à présent à l'expérimentation.** Le « Reconditionnement psychophagique » repose sur les principes suivants, dont vous trouverez ensuite les développements.

1° Une lapalissade : la personne qui n'a pas très faim, **ne souffre aucunement de très peu manger.** Sans chercher à supprimer totalement la faim, l'action psychique agit par le truchement de la suggestion sur le centre hypothalamique de la satiété pour en renforcer l'activité. **On n'est évidemment pas privé de ce dont on n'a pas envie !**

2° Reconditionnement de l'instinct dans les perversions du goût. **Des barrières sont élevées dans les profondeurs du subconscient** contre l'absorption exagérée des aliments obésigènes, en particulier les hydrates de carbone, sucres et féculents.

3° De nouvelles habitudes nutritionnelles, observant l'équilibre de la ration alimentaire, sont développées **et évitent les carences.**

4° **Modification du comportement par suggestion** associée à la prise de conscience, eu égard à la tenue à table, à la composition et à l'ordonnance des repas et à l'activité journalière.

La méthode s'appuie en outre sur deux lois biologique et psychologique infrangibles qu'on peut résumer de la façon suivante :

THEORIE

1. Quelques notions fondamentales sur les calories

La calorie est la quantité de chaleur nécessaire pour élever un litre d'eau de 1°, soit de 14°5 à 15°5 de l'échelle thermométrique. L'organisme a besoin d'une certaine quantité de chaleur pour assurer le fonctionnement des organes et subvenir aux dépenses énergétiques qui sont fonction de la structure : poids du corps et composition des tissus. Ainsi que de celles résultant des dépenses de fond (métabolisme basal), de la température extérieure, de l'activité musculaire et cérébrale. Les aliments n'ont pas tous la même valeur énergétique. (Voir Pl. 17, p. 183).

— 1 g de glucides (sucres) fournit 4 calories ;
— 1 g de protides (substances animales) fournit 4 calories ;
— 1 g de lipides (corps gras) fournit 9 calories.

Normalement, les proportions entrant dans la ration alimentaire équilibrée sont, selon les chiffres donnés par les diététiciens, les suivantes :

— Glucides : 410 g donnent 1 650 calories
— Protides : 90 g donnent 360 calories
— Lipides : 90 g donnent 840 calories

Pour un total de 2850 calories, ces chiffres variant en moins ou en plus selon les individus.

Nous reprendrons le passage d'un ouvrage que nous avons entièrement consacré à la diététique, qui montre l'absurdité des régimes basés sur le nombre des calories (1).

« La nature des éléments nutritionnels qui fournissent les calories est loin d'être indifférente. Selon le Dr Georges Guierre, citant Sellier : « La théorie des calories assimile l'aliment à une sorte de charbon, et fait négliger certaines qualités fondamentales comme la vitalisation ; à calories égales la toxicicité varie avec l'aliment... on peut très bien vivre avec un chiffre de calories au-dessous de la moyenne, si les aliments sont sains et vivants, et être malade en absorbant le chiffre normal, mais en graisses, féculents, charcuterie. En d'autres termes, l'aliment doit être en affinité

---

(1) *« La Santé dans votre assiette »* (Éditions Balland).

Planche 17 : **LES HAUTES ET LES BASSES CALORIES**

VALEUR CALORIQUE POUR 100 G D'ALIMENTS

ALIMENTS	HAUTES CALORIES	BASSES CALORIES
Produits animaux		
Porcs (côtes)	450	
Bœuf (côtes rôties)	430	
Mouton (côtelettes)	380	
Lapin		137
Poulet (blanc)		150
Veau (foie)		135
Veau (rognon)		120
Mouton (rognons)		100
Roquefort	420	
Gruyère	400	
2 œufs		160
Petit-suisse		160
Yaourt		92
Produits marins		
Thon à l'huile	250	
Sardines à l'huile	245	
Saumon	200	
Sole		70
Moules		71
Colin		82
OLEAGINEUX		
Huiles de table	845	
Beurre	790	
Noix	620	
Amandes sèches	610	
Légumes secs		
Haricots Lentilles, pois	335	
Céréales		
Pain	250	
Riz	200	
Sucreries Fruits secs		
Sucre	420	
Glace-gâteaux	400	
Biscuits secs	399	
Pain d'épice	503	
Confiture	330	
Fruits secs	308	
Légumes		
Haricots frais	120	
Pommes de terre bouillies	95	
Petits pois	90	
Carottes		7
Tomates		22
Salades		20
Fruits		
Raisin	200	
Bananes	99	
Pêches, poires, pommes		65
Cerises		77
Abricots frais		57
Fraises, mandarines		44
BOISSONS		
Vin	57	
Bière	55	
Cidre	35	
Divers		
Fromage blanc		182
Cacao	420	
Farine de blé	350	

avec nos cellules et notre tube digestif. » Pour Guierre, il y a des calories « malhonnêtes » qui « mangent » la vitalité du sujet au lieu de l'entretenir.

Une démonstration par l'absurde fera mieux comprendre combien peut être vaine la théorie des calories si elle n'est pas supervisée par la valeur comparative des principes nutritifs ingérés.

L'huile de foie de morue fait 840 calories aux 100 g. Il vous suffirait donc d'absorber 300 g d'huile de foie de morue pour assurer votre ration d'entretien pour 24 heures ; or, votre foie n'y résisterait pas. Ayant besoin de perdre du poids et limitant votre ration à 2000 calories, vous pourriez ne manger que des crudités, mais votre intestin sous cette avalanche de cellulose, ne tarderait pas à se rebeller ; vos tissus nobles, les muscles, s'amenuiseraient, perdraient de leur fermeté en dépit d'une ration calorique correcte. On voit donc ce que peut avoir de dangereux pour l'organisme, ce que peut créer de carences redoutables une soumission aveugle à la théorie aberrante des calories quand elle est appliquée à l'amaigrissement. Certes, la réduction calorique concerne surtout les sucres et les graisses, mais nous verrons que ces éléments sont aussi indispensables à l'organisme que les sels minéraux et les vitamines et qu'il est dangereux de les réduire avec excès. Le reconditionnement n'a pour but que d'en freiner la consommation excessive.

2. Ce que deviennent les aliments

Il nous paraît intéressant de rappeler quelques notions concernant la digestion et la transformation des aliments. Une table empruntée à un résumé de baccalauréat (1) donnera une vue plus claire de ces actes digestifs. Nous pouvons observer que les produits de la digestion se transforment en glucose ou sucres, acides gras, savons glycérinés ou graisses, acides aminés ou protéines, ou albuminoïdes.

Ce sont les éléments énergétiques et plastiques essentiels qui font l'objet de ces actes digestifs. D'autres éléments se sura-

(1) Librairie Gibert.

A) Quand l'organisme est carencé en certains matériaux nutritifs qui lui sont indispensables, **il développe des fringales irrésistibles** (boulimie) des aliments pouvant les lui procurer.

B) La frustration sensuelle qui résulte de la privation de mets riches, donc hautement caloriques, produit deux effets qui rendent inefficaces et dangereux les régimes dits de basses-calories et ceux qui comportent l'interdiction de certains aliments.

1) **Un état latent d'anxiété** tenant à l'ambivalence du désir et de la contrainte.

2) **Un phénomène de compensation** qui résulte de cette anxiété. Il rend le régime inopérant, la volonté étant impuissante à s'opposer aux écarts alimentaires qui rompent les digues d'une discipline pénible à observer.

2. Renforcez votre centre de la satiété

Vous avez d'abord appris à respirer, puis à vous détendre. Enfin, vous êtes parvenu à l'orée du sommeil en conservant toutefois un léger état de conscience. C'est pendant cet état peu à peu instauré, **mais qui ne demande pas d'effort volontaire,** que vous alternerez, soit par des formules intercalées dans la même séance, soit un jour sur deux, celles du chapitre précédent (« *je maigris* ... etc ») qui agissent sur les métabolismes, et particulièrement sur celui des graisses, et celles dont l'objectif est de freiner les centres de l'appétit et de la faim, et simultanément, de stimuler l'activité du centre de la satiété.

Donc, dans une complète immobilité, les yeux toujours clos, vous faites apparaître ou répétez mentalement les formules suivantes qui ne sont pas limitatives de l'action suggestionnante, car vous pouvez en trouver d'autres, selon votre verbe personnel, les résultats que vous désirez obtenir, etc. Il ne s'agit que d'un canevas.

« *Je sens mon appétit diminuer ... il diminue ... il diminue ... Je sens que j'ai de moins en moins faim ... je n'ai presque plus faim ... mon appétit diminue de plus en plus ... Le sens de la satiété se développe et j'ai de moins en moins d'appétit ... de moins en moins faim ... moins je mange ... moins j'ai envie de manger ... de manger m'indiffère ... ce n'est plus une obsession ... je pense de moins en moins à la nourriture ... Je réduis de plus en plus ma quantité de nourriture ... malgré cela je n'ai pas faim ... j'ai de moins en moins faim ... de moins en moins faim ... de moins en moins faim ...* (1) etc ».

(1) « *La répétition fait la force de la suggestion* » (Bernheim).

joutent : la cellulose qui se transforme seulement dans le gros intestin ; les vitamines, diastases, sels minéraux dont l'action est prodigieuse par rapport à leur volume. Aussi, nettement différente quant au rôle joué dans les fonctions de nutrition.

Voici comment regarder cette table.

Les signes + indiquent l'action des diastases qui sont comme on le sait des ferments qui exercent des effets de catalyse permettant la transformation et l'utilisation des principes nutritifs nécessaires à la vie. Ainsi, la ptyaline de la salive agit sur l'amidon cuit, donnant un produit de transformation : le maltose.

En descendant la colonne, on voit que le maltose + suc pancréatique et intestinal agit sur les maltoses engendrés par la salive. Il les hydrate en deux molécules de glucose assimilables. Nous voyons que l'amylase transforme aussi en maltose les amidons, par l'action du suc pancréatique.

— LES GLUCOSES OU SUCRES. — Les féculents (pain, pâtes alimentaires, etc) sont donc transformés en maltoses, eux-mêmes transformés en sucre et glucose assimilable par le maltose du suc pancréatique et du suc intestinal. Les autres sucres, saccharose et lactose, sont digérés respectivement par l'invertine et la lactase du suc intestinal. On voit ainsi que le sucre de lait est transformé par la lactase en glucose assimilable, cependant que la présure le transforme en caillé ou albuminoïdes.

— LES ACIDES GRAS + SAVONS GLYCÉRINÉS OU GRAISSES. — C'est la lipase du suc pancréatique et du suc gastrique qui attaque les graisses, qu'elle dédouble en acides gras et glycérine. Notons toutefois que, pour que la digestion et l'absorption des graisses soit satisfaisante, il faut que la bile se déverse normalement dans l'intestin. Effectivement, la lipase du suc pancréatique ne devient efficace qu'en se mélangeant avec la bile.

— LES ACIDES AMINÉS OU PROTÉINES, ALBUMINOÏDES, VIANDES. — Le suc intestinal renferme un ferment : l'érepsine qui, continuant l'action de la pepsine et de la trypsine, transforme les albuminoïdes en albuminose et réduit les protides en acides aminés.

Affranchir
au tarif
en vigueur

Destinataire :

Éditions DANGLES

Boîte postale N° 36

F-45802 ST JEAN DE BRAYE CEDEX

(France)

Planche 18 : **DIGESTION ET TRANSFORMATION DES ÉLÉMENTS NUTRITIFS**

Sucs digestifs	Diastases	Aliments: Lait	Hydrates de carbone: Amidon cru	Amidon cuit	Lactose	Maltose	Saccharose	Glucose	Corps gras: non émulsionnés	émulsionnés	Albuminoïdes	Albumoses Peptones	Résultat de la digestion: Glucose	Acides gras savons glycérine	acides aminés
Salive	Ptyaline			+		●		+					●		
Suc gastrique	Pepsine										+	●			
	Présure	+(1)													
Suc pancréatique	Amylase		+	+		●									
	Maltase					+							●		
	Lipase								+	+				●	
	Trypsine										+	+			●
Suc intestinal	Maltase					+							●		
	Lactase				+								●		
	Invertine						+						●		
	Lipase									+				●	
	Erepsine											+			●

(1) Le lait est transformé en caillé (albuminoïdes) + lacto-sérum, ou petit lait.
Extrait du résumé du Baccalauréat (Librairie Gibert).

THEORIE

Ce qui précède permet de mieux comprendre le processus de la digestion dans l'estomac et dans l'intestin :

— DANS L'ESTOMAC : Les féculents sont transformés en maltose par la ptyaline. Les graisses émultionnées sont partiellement décomposées en acide gras et glycérine par la lipase pancréatique et intestinale.

Les albuminoïdes sont décomposés en albuminose, peptone, leucine et tyrosine par la pepsine. La caséine est coagulée par la présure et attaquée par la pepsine.

— DANS L'INTESTIN : Le maltose, produit des féculents, est transformé en glucose par le maltose du suc pancréatique et intestinal.

Les graisses déjà partiellement décomposées par la lipase gastrique, sont émultionnées et dédoublées en acides gras et glycérine par la lipase pancréatique et intestinale.

Les albuminoïdes, déjà décomposés dans l'estomac sous l'action de la pepsine, sont digérés par l'érepsine pour se transformer en acides aminés.

— LA CELLULOSE. — Formant la trame des végétaux, elle échappe à l'action des sucs digestifs. Mais elle est digérée par les bactéries qui pullulent dans le gros intestin. La cellulose est hydratée, puis dédoublée en dextrine et glucose. Une partie de ce sucre est assimilée, le reste subit des fermentations acétiques, et même butyliques (alcooliques). Ce sont les résidus de la cellulose qui donnent au bol fécal sa consistance, d'où la nécessité d'éviter une nourriture trop concentrée ne réalisant pas le « brassage » suffisant de l'intestin.

Les caractéristiques concernant les diastases montrent que l'homme est réellement fait pour se nourrir des aliments les plus diversifiés, et non pour accorder une priorité excessive à une classe déterminée d'aliments, ou faire de celle-ci la base d'idéologies en

3. Rétablir la primauté de l'instinct

La « Cure de Reconditionnement psychophagique » tend à développer la répulsion pour les aliments qui font grossir ; **elle rétablit la primauté de l'instinct quand celui-ci est gauchi par des erreurs nutritionnelles** souvent répétées pendant des années, et fortement enracinées.

« *J'ai de moins en moins d'attirance pour la graisse ... tout ce qui est gras m'écœure ... La graisse me dégoûte ... j'ai de moins en moins d'appétit pour tout ce qui est gras ... qui est huileux ... la graisse me soulève le cœur ... etc.* »

Vous pouvez faire porter ces effets sur des mets déterminés particulièrement riches en graisses animales.

« *J'aime moins la charcuterie ... je m'en passe de plus en plus facilement ... les sauces, les crèmes grasses ne me tentent plus que médiocrement ... de même que le beurre ... J'en prends avec modération ...* »

Les sucres, les féculents (hydrates de carbone) font encore davantage prendre du poids que les graisses.

« *Je suis de moins en moins attiré par tout ce qui est sucré ... j'aime de moins en moins le sucre ... je puis m'en passer ... je résiste facilement à l'envie de manger des bonbons ... des gâteaux ...*

« *Je ne suis pas non plus très attiré par les grosses nourritures ... celles qui font grossir : les pommes de terre, les pois, les pâtes, etc... je n'en mange que très peu ... car à chaque bouchée ... je pense que c'est cela qui me fait grossir ...* »

4. Le phénomène de compensation

Le comportement doit parallèlement être modifié ; après le déconditionnement, c'est le reconditionnement qui s'impose.

« *J'ai de moins en moins envie de tout ce qui fait grossir ... je préfère les crudités ... les salades au début du repas ... Je suis de plus en plus attiré par les légumes frais ... les crudités qui ne font pas grossir. Je ne suis plus du tout tenté par la pâtisserie ... je lui préfère les fruits qui ne me font pas grossir, qui m'apportent des vitamines ...* ».

Planche 19 : PANORAMIQUE DES PROTÉINES ET ACIDES AMINÉS

LISTE DES ALIMENTS LES PLUS RICHES EN PROTÉINES (pour 100 g d'aliments)			
Plus de 25 g			
Arachides grillées	Amandes séchées	Saucisson	Carré de porc
Beurre d'arachides	Bleu de Bresse	Saumon en conserve	Chair à saucisse
Boudin grillé	Cacahuètes	Thon en conserve	Côtelette d'agneau
Caviar frais	Cantal	Viande de cheval	Côtelette de mouton
Corned-beef	Dinde		Côtelette de porc
Germe de blé	Gibier	**De 16 à 20 g**	Coulommiers
Gruyère	Haricots blancs	Aiglefin	Épaule de mouton
Hollande	Lapin domestique	Anguille fumée	Farine d'avoine
Lait sec écrémé	Lard maigre	Brie	Farine de blé
Levure alimentaire	Lentilles	Brochet	Flocons d'avoine
Parmesan	Munster	Camembert	Lard
Poisson (farines de)	Œufs de cabillaud	Œuf (jaune)	Merlan
Rillettes	Pigeon	Rognon de mouton	Noix et noisettes
Roquefort	Pois secs	Viande d'agneau	Œuf de poule
Sardines	Pois cassés	Viande de bœuf	Pâté de foie
Soja	Pont-Lévêque	Viande de mouton	Saucisse de Francfort
Viande séchée	Poulet		Sole et limande
Viande fumée	Rillettes	**De 12 à 20 g**	Soupe de poisson
	Raie	Anguille fraîche	Thon frais
De 20 à 25 g	Saint-Paulin	Brême	Turbot
Andouillette	Sardine fraîche	Canard	

Les protides (protéines, albumines ou albuminoïdes = aliments azotés) sont formés d'acides aminés dont l'ensemble est nécessaire à l'organisme pour reconstituer la spécificité des cellules, autrement dit, pour remédier à l'usure des tissus.
On définit 20 acides aminés, dont 8 sont apparus comme indispensables à la synthèse des protéines. En voici la liste :

Valine	**Isoleucine**	**Méthionine**	**Phényl-Alanine**
Leucine	**Thréonine**	**Lysine**	**Tryptophane**

L'absence ou l'insuffisance de l'un ou de plusieurs de ces éléments dont certains ne peuvent être synthétisés dans l'organisme (Lysine et Thréonine) s'oppose à la formation normale des chaînes peptidiques : *« Il ne suffit pas que les acides aminés indispensables soient simplement présents dans la ration; pour entrer dans les synthèses ils doivent être présents ensemble et dans une certaine proportion. »* Mais aussi, tous les acides aminés doivent figurer : *« Si l'un d'eux est en quantité insuffisante il constitue un facteur limitant... »* (Trémolières).
Ces observations sont riches d'indications en ce qui concerne les cures d'amaigrissement. Alors que les produits animaux apportent tous les acides aminés, les légumes et fruits manquent de certains d'entre eux. Seuls les légumineuses et fruits oléagineux, haricots blancs, arachides, amandes par exemple en font l'apport, à condition d'en manger de grandes quantités, d'où encombrement et distension des organes digestifs qui supportent mal les céréales (aérophagie). Par contre, les aliments les mieux pourvus en protéines, donc en acides aminés, libèrent des produits nocifs, car chargés en purines, qui risquent de déborder la capacité éliminatrice des émonctoires.
Trop de produits animaux, trop de céréales et féculents sont donc à prohiber. Seule la réduction de la masse alimentaire, dans le respect de l'équilibre des composants de la ration, avec cependant un léger avantage aux protéines et une réduction raisonnable des hydrates de carbone, peut résoudre ce dilemme. Le reconditionnement psychophagique qui évite les crises de boulimie rend possible cette réduction en évitant les inconvénients de l'autophagie des régimes carencés et du jeûne, et ceux des régimes excessivement protéinés qui développent la toxémie.

Dès que vous vous mettez à table, jamais avant les autres (c'est une question de courtoisie), **il vous faut vous recueillir.** Perdez l'habitude de vous jeter sur la nourriture dès le début du repas.

Je reviendrai sur le comportement que vous devez adopter. Mais à ce propos il vous est loisible d'user de formules qui le modifieront :

« *Je ne serai pas du tout pressé de me mettre à table ... Dès les premières bouchées, je sentirai ma faim s'apaiser ... puis je mangerai de plus en plus lentement ... à chaque bouchée mon appétit ira en diminuant ... et bientôt je n'aurai plus faim ... je mâcherai longuement chaque bouchée ... et j'aurai de plus en plus de mal à déglutir ...* »

5. L'imagerie mentale

Vous pouvez renforcer les effets des formules autosuggestionnantes par ce que j'appelle « *le cinérama intérieur* ».

Au lieu de répéter mentalement des formules, vous vous laissez aller à une sorte de rêve dirigé. Cette technique existe en psychanalyse, **mais elle est beaucoup plus efficace dans l'effacement presque absolu du conscient** quand vous êtes au seuil du basculement.

Vous imaginez la nouvelle silhouette que vous allez bientôt avoir, quand vous aurez perdu les kilos superflus, ou la cellulite qui vous tracasse. J'ai précisé, dans « *Techniques et Pratique de l'Hypnotisme* », l'entraînement à la concentration sans lequel le praticien en hypnose est incapable d'exercer une action réellement efficace (1) ; cet entraînement destiné à la projection d'images mentales vers l'intellect du sujet est plus difficile, car le conscient a tendance à s'égarer dans le dédale des idées parasites. Mais, dans l'état hypnoïde, le conscient est annihilé, et **il est beaucoup plus facile de maintenir les images formées qui peuvent directement s'imprimer dans le subconscient.**

Imaginez-vous, non seulement avec la ligne que vous désirez obtenir, mais avec toutes les heureuses conséquences de votre nouvelle personnalité, et surtout, dans toutes les circonstances de votre activité journalière. En êtes-vous parvenu à vous déplacer lentement par suite de votre poids excessif ? **Vous vous voyez marchant d'un pas actif,** avec une allure souple et élégante. Vous ne pouviez plus mettre une robe avec ceinture, car soulignant l'épaisseur de la taille.

---

(1) Nouvel Office d'Édition.

contradiction avec la biologie, comme c'est le cas en certains régimes aussi draconiens qu'exclusifs. Ceci nous conduit à l'examen de ces régimes, à travers notre propos de l'amaigrissement.

3. Panoramique des régimes amaigrissants

Les régimes concernant l'amaigrissement sont très nombreux ; nous ne pouvons tous les examiner, mais seulement en dégager les grandes lignes. Nous les confronterons avec les principes de notre reconditionnement psychophagique, qui ne constitue pas à proprement parler un régime.

Nous commencerons par les régimes qui donnent la prédominance à un principe nutritif déterminé. Notons que dans ce cas il est impossible d'écarter, de par la complexité des aliments, intégralement de la ration les autres principes. Mais il est fréquent que ces régimes, par la diminution outrancière de certains éléments au profit de l'un d'eux, produisent des carences. Ils sont en outre générateurs d'anxiété à cause des privations qu'ils entraînent.

4. Le régime protéiné

C'est le plus récent. Du fait que ces dernières années les médecins ont mis l'accent sur les acides aminés.

Dans une ration équilibrée, on pose en principe que l'apport de protéines doit être égal en grammes, au poids du corps. Cependant, il est conseillé à l'athlète d'accroître cette proportion, et il n'est pas rare de l'élever du double. Mais celui-ci, élimine facilement des produits toxiques, par suite du travail musculaire intensif qu'il s'impose.

Il importe, en cure d'amaigrissement, de considérer la toxicité des aliments ingérés. Or, ce sont les produits animaux (protéines) qui risquent le plus d'intoxiquer le milieu sanguin et humoral.

Dans un ouvrage que nous avons déjà cité, les auteurs soulignent la supériorité des protéines d'origine animale sur celle provenant de source différente : « *...la valeur biologique des protéines, éléments indispensables de la construction et de la réparation tissulaire, est plus élevée quand elles sont d'origine animale*

(suite page 198)

Imaginez-vous avec la taille fine, soulignant l'harmonieuse amphore qui tient au galbe de vos hanches, mettant en valeur votre poitrine.

N'hésitez pas à évoquer la séduction que vous donnera votre nouvelle silhouette, ainsi que les attraits qu'un corps plus harmonieux confère au cours des ébats érotiques...

6. Maigrir dans l'harmonie des formes

C'est plus particulièrement dans la discipline de détente qui doit préluder au sommeil nocturne que ce « cinérama intérieur » se révélera fructueux. Vous pouvez, avant l'endormissement, laisser libre cours à votre imagination, **du moment qu'elle ne s'écarte pas de votre objectif** : maigrir dans l'harmonie des formes. Le comportement du lendemain peut aussi être évoqué chaque soir pour imprégner le subconscient dans un sens favorable à l'observance des nouveaux comportements. J'y reviendrai en ce qui concerne le contrôle du poids **qui constitue à lui seul une technique très efficace pour maigrir** (voir le chapitre suivant).

Ne croyez pas que ces moyens vont mobiliser un temps considérable ; de les décrire est plus long que de les appliquer. Ils n'excèdent pas trente minutes en « Psycho-Center », à moins que d'autres techniques ne s'y surajoutent pour les renforcer ; mais chez vous cette succession : INSTALLATION–RESPIR–RELAXATION–TORPEUR–SOMMEIL HYPNOIDE–SUGGESTIONS AMALGAMÉES OU CINÉRAMA INTÉRIEUR **représente environ 20 minutes** à partir du moment où vous aurez maîtrisé la relaxation intégrale instantanée qui s'obtient sur simple commande du cortex.

7. La mystification des calories

Vous pourrez maigrir en calculant les calories, mais votre joie sera de courte durée, car au moindre écart de régime, **vous grossirez aussitôt, et beaucoup plus vite que vous avez maigri,** cela pour diverses raisons.

Les chiffres donnés par les divers auteurs concernant la valeur calorique des aliments sont pour le moins fantaisistes. Ainsi, je relève des différences de 20-30-50 calories, et même davantage pour 100 g du même aliment, entre les tables consultées, alors que la valeur calorique est donnée à une ou deux calories près ! amusant non ?

Planche 20 : **PANORAMIQUE DES GRAISSES ET DES SUCRES**

TABLE DÉGRESSIVE DE TENEUR EN LIPIDES

huile	100	amandes	54	macarons	24
beurre	84	charcuterie	33	sardines à l'huile	20
bacon fumé	65	jaune d'œuf	33	soja	15
lard fumé	65	gruyère	30	saumon	13
noix sèches	58	lait en poudre	25	œufs	10
rillettes	56	chocolat	25	biscuits	10

Retenez ce principe : vous pouvez sans inconvénient consommer des graisses animales dont on dit qu'elles augmentent le taux de cholestérol sanguin, mais à condition de les neutraliser par la consommation d'huiles végétales, dans la proportion de 33 % de graisse animale et de 66 % d'huile végétale (graisses insaturées).
Pratiquement, ne consommez que modérément charcuteries, lard, graisse des viandes et sauces grasses, mayonnaises, béarnaises, etc. Faites cuire les grillades, frottées préalablement d'huile aromatisée aux herbes de provence; faites fondre une noix de beurre frais sur la viande que vous servez sur une assiette chaude.
Utilisez, chaque fois que cela est possible, pour la cuisson et dans les salades, de l'huile garantie vierge de première pression à froid. Évitez la sur-cuisson des corps gras. Remplacez votre huile de friture quand elle devient brune; épongez soigneusement les frites avec du papier absorbant quand elles sortent de la friteuse; faites de même pour les beignets. Disposez-les sur une petite serviette absorbante.

SÉLECTION DES ALIMENTS LES PLUS RICHES EN GLUCIDES

sucre	99	pruneaux	73	pain complet	48.
tapioca	87	raisins secs	71	lait en poudre	38
farine de riz	79	oignons secs	67	ananas cons.	37
dattes	74	avoine	67	bananes	23
figues sèches	74	abricots secs	63	p. de t. bouil.	21.
miel	74	haricots secs	62	raisin	19
farine de blé	74	lentilles	60	topinambour	17
pâtes alimentaires	73	pain blanc	54	lait frais	5.

Un minimum de glucides est nécessaire à l'organisme. Mais vous le trouvez dans les aliments qui composent la ration équilibrée, particulièrement dans les fruits, ainsi que dans les entremets et pâtisseries que nous n'interdisons pas formellement.
C'est l'excès de sucre raffiné (blanc) qu'il vous faut éviter. C'est un aliment mort qui nuit à l'activité des enzymes et vitamines; il est pauvre en calcium et sa consommation abusive produit la fermentation alcoolique et développe l'appétence de l'obèse pour les mets sucrés.
Les sucres ou hydrates de carbone sont aussi fournis par les céréales et leurs produits élaborés : farines, pain, pâtes alimentaires; par les légumineuses : haricots secs, lentilles, pois cassés, etc.; par des fruits, féculents et légumes riches en hydrates de carbone : banane, raisin, pommes de terre, topinambour, etc.
Une nourriture contenant trop d'hydrates de carbone favorise le lipogénèse, si bien que ce sont les cellules graisseuses qui se développent quand la ration glucidique est trop importante. En réalité, les sucres font davantage grossir que les matières grasses.

Comment vous y fier, alors que souvent on ne vous précise pas s'il s'agit d'aliments crus ou cuits !

D'autre part, la valeur calorique d'un aliment est fortement modifiée par la préparation, les sauces et assaisonnements qui l'accompagnent et en font la saveur. Vous ne mangez pas les haricots verts tels qu'ils sortent de la cuisson ; mettez deux cuillerées de crème fraîche dessus et vous multiplierez par 3 le nombre de calories initiales qui n'était que de 100 pour 250 g de ce légume. Ce n'est encore rien, mais allez donc calculer la valeur calorique d'un « haricot de mouton » dans la composition duquel entrent du beurre, de la farine, des oignons, des haricots, et de la viande de mouton, **laquelle est plus ou moins grasse.**

La valeur calorique est donnée pour 100 g d'aliment, **ce qui fausse les estimations concernant, dans les régimes en faisant état, les aliments à rejeter comme représentant trop de calories, et ceux de « basses-calories ».** Ainsi, 100 g de pommes de terre frites donnent 250 calories, mais il est facile d'en manger 300 g ce qui fait 750 calories. Le gruyère fait 390 calories aux 100 g, mais vous n'en mangerez guère que 50 g, ce qui ne fait que 195 calories. Pour arriver au total calorique de votre plat de frites, il vous faudrait prendre 1,800 kg de haricots verts ... Il faut donc se livrer **à des calculs fastidieux et permanents** pour suivre un régime amaigrissant basé sur la valeur calorique des aliments.

8. L'hérésie des basses calories

Les régimes de « basses-calories » écartent systématiquement les mets riches, les plats en sauce, ce qui produit nécessairement, sinon de graves carences, **certaines insuffisances nutritives.** La réaction biologique ne se fait pas attendre : **l'organisme réclame ce qui lui manque** et surtout, par réaction, au-delà de ce qui lui est nécessaire ! **Cette réaction est favorisée par les tensions qui résultent des régimes privatifs.** De penser aux calories, d'en faire le calcul entretient dans l'esprit l'appréhension de dépasser le total toléré, **d'où l'inquiétude de grossir** qui devient chez certains — particulièrement chez les femmes ayant de la cellulite — une véritable hantise. Or, **c'est essentiellement cette angoisse qui fait grossir.**

De vous occuper des calories ne peut qu'accroître votre tension nerveuse. Le reconditionnement psychophagique efface de votre

Planche 21 : PANORAMIQUE DES VITAMINES

LES ALIMENTS LES PLUS RICHES EN VITAMINES

	VITAMINE A		VITAMINE B1		VITAMINE B2		VITAMINE C		VITAMINE D		VITAMINE E	
APPORT MASSIF	HUILE DE FLÉTAN		LEVURE ALIMENTAIRE		LEVURE ALIMENTAIRE		JUS D'ARGOUSIER		HUILE DE FLÉTAN		HUILE DE GERME DE BLÉ	
	Persil	3 000	G. de blé	300	Soja	160	Persil	800	Cœur veau	3 000	Germe blé	800
	Pissenlit	800	Poulet	170	R. veau	150	Cassis	600	Thon	400	Foie d'agn.	135
	Chicorée	600	Soja	150	Foie agn.	150	Piment	500	Saumon	400	Laitue	100
	Épinards	500	Rognons	150	Lait écr.	100	Mange-t.	400	Maquereau	50	Cresson	60
	Carde	500	Floc. d'av.	71	Porc	100	Cresson	400	Soja	50	Huile d'arach.	60
	Foie veau	400	Blé	60	Orge m.	60	Orange	250	Sardines	40	Noix	50
	Endives	400	Saumon	60	Bettes	60	Pissenlit	250	Turbot	40	Huîtres	50
	Mange-tout	200	Foie poulet	60	Auberg.	50	Citron	220	Poulet	40	Floc. d'av.	50
	Beurre été	154	Noisettes	57	Cœur veau	50	Oseille	200	Beurre été	38	Amandes	45
	Abricot	140	Œuf	57	Noisettes	45	Céleri b.	200	Beurre hiv.	20	Ris de veau	40
	Laitue	120	Lait écrémé	50	Pruneaux	42	Gros. g.	200	Petits-suis.	15	Mange-tout	40
	Carotte	80	Orge mondé	50	Noix	40	Pamplem.	180	Œufs poule	12	Lentilles	15

CLASSEMENT PAR ORDRE ALPHABÉTIQUE DES ALIMENTS LES PLUS RICHES EN VITAMINES

abricots	chicorée	foie de poulet	maquereaux	porc
amandes	citron	germe de blé	noisettes	poulet
aubergines	cœur de veau	groseilles à grappes	noix	ris de veau
bette	cresson	huile d'arachide	œufs de poule	rognons de porc
beurre d'hiver	endives	huîtres	orge mondé	rognons de veau
blé	épinards	lait sec écrémé	oseille	sardines fraîches
carde	flocons d'avoine	laitue	pamplemousse	saumon
carottes	foie d'agneau	lentilles	persil	soja
cassis	foie de porc	mange-tout	petits-suisses	thon
céleri			pissenlits	turbot

Planche 22 :
LES VITAMINES DU RECONDITIONNEMENT PSYCHOPHAGIQUE

	DOSE	HEURE	DURÉE	VITAMINES	EFFETS
Levure diététique	3 cuill. à dessert par jour	Matin avant les repas midi et soir	En permanence	B - 1 B - 2 B - 6 H P - P Acide Panto-thénique	Favorise la digestion et la nutrition. Action sur les cheveux et la peau. Métabolisme des graisses et protéines. Lutte contre la fatigue.
Germe de blé	1 cuill. à dessert par jour	Le matin dans un yaourt	En permanence	B - 2 B - 6 C E F	Oxydation cellulaire. Métabolisme des graisses et protéines. Tonique cellulaire. Favorise les fonctions sexuelles. Métabolisme des cellules.
Lait sec écrémé	2 cuill. à soupe par jour	Une au petit déjeuner du matin Une à midi dans un yaourt	En permanence	B - 2 également riche en calcium pro-téines	Oxydation cellulaire. Fortifie les os. Favorise la croissance. Permet de soutenir les régimes amaigrissants.
Citron	4 citrons par jour	Deux le matin dans Contrexé-ville deux dans la journée	En permanence	C - Acide Panto-thénique	Désintoxique. Assure la vie des cellules. Lutte contre la fatigue. Protège la peau, les cheveux, les ongles.

L'alimentation équilibrée apporte les vitamines en quantités suffisantes. Toutefois, certains aliments dits de renfort possèdent de telles propriétés vitalisantes par leur richesse en vitamines et sels minéraux, que leur consommation ne peut que se montrer bénéfique pour la Cure de Reconditionnement psychophagique.

Les 4 aliments ci-dessus sont reconnus comme ayant les propriétés les plus remarquables pour stimuler les métabolismes et intensifier par oxydation les échanges au niveau cellulaire. Ils stimulent la comburation des graisses et favorisent l'élimination des déchets.

NOTA. — **Certains éléments indiqués peuvent être mélangés, par exemple : levure alimentaire et lait sec écrémé; ou être consommés dans de l'eau à la place du yaourt; ou encore, servir de condiments : levure dans les potages et sur les pâtes, germe de blé sur les salades, citron à 50 % avec le vinaigre, etc.**

Les quantités indiquées sont un maximum et pourront être réduites de moitié après que le poids normal aura été rétabli.

que lorsqu'elles sont issues du régime végétal » ; ils ajoutent : *« ...seuls les protides animaux apportent certains acides aminés, dits indispensables, dont l'organisme humain est incapable de faire la synthèse »*. Les protéines provenant des céréales et autres aliments (voir le tableau 19 page 190) doivent cependant entrer en majorité dans la ration, car il est prouvé que les protéines végétales, céréaliennes et fruitariennes sont indispensables pour compléter les effets des acides aminés de haute valeur biologique, issus des produits animaux.

Les acides aminés, dont on trouvera la liste par ailleurs (voir p. 190) sont indispensables à l'organisme pour reconstituer la spécificité des cellules et des tissus. Ce sont les matériaux de construction, mais aussi, de réparation. *« Quand vous manquez de protéines, vous faites de l'autophagie, vous vivez sur vos tissus qui s'amenuisent, dépérissent et se dessèchent ; c'est le phénomène du vieillissement qui se traduit en surface par la fonte musculaire et le flétrissement de la peau. »*

Le régime protéiné à l'excès présente un danger. Celui de la faillite rénale, le rein ayant à charge d'éliminer les purines. Or, la viande est extrêmement chargée en produits toxiques. C'est d'abord le foie qui subit l'action des toxines. Vaincu par cette abondante toxicité, il laisse passer les poisons, l'acide urique en particulier, qui encombrent le sang ; le filtre rénal ne tarde pas à succomber, ce qui aggrave l'intoxication.

Les végétariens mettent l'accent sur les fermentations intestinales que provoquerait le carnivorisme. *« Dans les matières fécales des carnivores, les bactéries atteignent le chiffre de 67 000, contre 2 000 chez les végétariens »*. Le tube digestif serait alors le siège de putréfactions dont les dangereux poisons emprisonneraient peu à peu l'organisme.

Les médecins qui recommandent le régime protéiné — et pas eux seulement — reconnaissent bien ses inconvénients, puisqu'ils indiquent de boire plus d'une bouteille d'eau aux effets diurétiques, pour « laver les reins ».

Nous posons la question : est-il raisonnable d'introduire une telle masse de toxines dans l'organisme, pour avoir ensuite à l'en libérer ? Nous répondons, non ! Pour diverses raisons.

Dans le milieu conjonctivo-lymphatique, les graisses pathologiques se chargent nécessairement d'une fraction des poisons

esprit cette notion aberrante — mais qui a la vie dure comme toutes les idées-reçues — des calories. Une autre optique **doit rendre désuète cette notion dont on a fait jusqu'ici la base des régimes amaigrissants,** contre toute prudence, par suite de leurs menaces de carence; contre toute objectivité, en ne voulant pas reconnaître la fugacité de leurs effets sur la majorité des obèses et cellulitiques.

9. Mangez moins, sans souffrir de la faim

Si vous voulez maigrir, c'est qu'évidemment vous mangez mal et vous mangez trop.

Vous mangez mal parce que vous faites certainement prédominer les sucres et les matières grasses dans votre ration alimentaire. C'est ce qu'on veut généralement que vous supprimiez au maximum, ce qui est une erreur, **car cela vous empêche de satisfaire la gourmandise qui est un des visages de la sensualité.**

Vous mangez trop, parce que vous ne vous dépensez pas assez physiquement et parce que votre métabolisme de base s'est peu à peu ralenti. Mais ce n'est pas aussi simple que cela.

10. Le danger des automatismes alimentaires

L'appétit est différent de la faim qui est organique. Celle-ci se fait sentir quand le corps souffre du manque de certains éléments nutritifs : par exemple de sucre, quand la réserve de glycogène est insuffisante; la carence en vitamine C déclenche une envie de crudités, légumes verts, salade verte et fruits acides.

L'appétit, lui, est d'essence psychique. Il est influencé par de nombreux facteurs, dont, en premier lieu et comme je l'ai décrit, **par l'affectivité et la frustration,** mais aussi par les coutumes régionales concernant le mode d'alimentation. Le nombre, la composition et l'abondance des repas diffère selon la position sociale et le budget familial. Le goût pour « le bien manger », qui peut être excessif, **rudoie le réel besoin instinctif,** en fausse l'expression **et finit par perturber la commande des centres hypothalamiques.** Nombre de personnes dans les villes ne mangent jamais de fruits et se nourrissent exclusivement de viandes et de féculents.

C'est ainsi que se développent des comportements stéréotypés qui échappent à la conscience claire, et instaurent finalement

qui ne sont pas tous neutralisés. Et, d'autre part, le foie n'en subit pas moins les assauts. Or, nous avons assez souligné combien les chairs des cellulitiques sont sensibles à l'irritation que produisent ces poisons. Elles réagissent en prospérant davantage.

L'excès de protéines conduit à diminuer singulièrement les autres éléments de la ration, ce qui prive l'organisme de principes essentiels à l'équilibre métabolique et hormonal, dont les vitamines qu'on trouve dans les produits non animaux.

Celui qui se nourrit de viandes avec excès ne mange plus suffisamment de légumes et de fruits et réduit les résidus nécessaires au bon fonctionnement intestinal. D'où, constipation, atonie de l'intestin qui perd ses vertus contractiles.

Il est contre-indiqué que la cellulitique fasse la culture physique en groupe (trop énergique) à laquelle elle est malheureusement souvent soumise dans les salles spécialisées. Alors, les déchets du travail musculaire s'ajoutent à ceux qu'elle élimine déjà incomplètement. Si on y ajoute encore les toxiques d'un régime à forte prédominance protidique, on aggrave l'intoxication au lieu de la combattre. C'est insensé !

Ce n'est pas plus judicieux en ce qui concerne l'obésité. Le régime carné, les éléments lipidiques qui y sont nécessairement mêlés, sont néfastes dans les cas d'hypertension, d'athérosclérose, d'uricémie si fréquemment observés dans les fortes surcharges graisseuses. Le régime protéiné ne peut qu'aggraver les insuffisances hépatiques et rénales.

Ces écueils ne sont pas à redouter dans le reconditionnement psychophagique qui réduit les quantités d'aliments ingérés dans le respect de l'équilibre alimentaire. S'il est recommandé de ne pas consommer avec excès les graisses, et surtout les sucres, la tolérance envers les mets gastronomiques les introduit dans une certaine mesure dans la ration. Si bien que nous pouvons considérer, en ce qui concerne les protides, que leur proportion n'a pas à dépasser le chiffre maximum précédemment donné de 1 g par kilo de poids corporel. Dans ce cas, les organes épurateurs suffisent à leur tâche ; le foie et le rein remplissent normalement le rôle qui leur est dévolu, qui est de neutraliser et d'éliminer les poisons. Autrement, ces derniers ne peuvent que s'accumuler dans le sang et, en séjournant dans le milieu cellulaire, précipiter le phénomène de la floculation, donc, développer les surcharges graisseuses et la cellulite et accélérer le vieillissement.

des automatismes subconscients sélectionnant certains types de nourriture **qui ne répondent plus du tout aux réels besoins organiques.** La voix de l'instinct a été étouffée.

11. La distension des organes digestifs

Un autre phénomène se produit qui ne porte plus sur l'attrait artificiel pour certaines catégories d'aliments, mais sur les quantités absorbées. Il participe aussi de l'habitude et du cumul des mets sur lequel je reviendrai ; je veux parler **de la distension des organes digestifs qui se produit sous l'effet de l'abondance de la nourriture.** Cette distension qui provoque des troubles graves dont je traite par ailleurs (voir chap. XI, p. 265), produit un appel de masse qui se confond avec la faim réelle, mais aussi avec l'appétit. La personne a une sensation de vacuité digestive. Il lui faut combler un vide, alors que **la capacité digestive ne serait pas aussi importante si cette distension n'existait pas.**

12. Le freinage de la faim par action psychique

Il s'agit donc de rétablir l'équilibre entre les divers éléments qui composent la ration alimentaire puis, **de diminuer la quantité des aliments ingérés.**

Il est évident que le problème de l'équilibre alimentaire ne peut être résolu par les régimes amaigrissants classiques qui interdisent ou minimisent à l'extrême certaines catégories d'aliments.

D'autre part, **la réduction de la ration alimentaire sans déconditionnement psychophagique se révèle rapidement inefficace ;** les mauvaises habitudes nutritionnelles, fortement enracinées ne peuvent être extirpées, la volonté en étant incapable. **Seule la suggestion est capable de supprimer la boulimie,** ainsi que le montrent les résultats obtenus dans les « Psycho-Center », à la suite d'échecs des régimes amaigrissants les plus divers ne s'étant pas assortis d'une rééducation psychologique. La ration serait-elle réduite par la volonté du sujet, et même soutenue par les conseils du médecin, **que la sensation de faim s'opposerait à la poursuite du régime.** Quant aux « coupe-faim », j'en souligne les inconvénients dans la partie théorique.

5. Le régime lipidique

Ce régime repose sur la consommation des protides et des lipides, et par cela même exclut au maximum les hydrates de carbone.

La consommation de 500 g de viande et de 150 g de corps gras par jour fait spectaculairement perdre du poids. D'où le succès considérable que rencontra ce régime — dont toute la presse se fit l'écho à un moment donné — auprès de ceux qui voulaient maigrir. Hélas ! il leur fallut déchanter. Ce régime lipidique ne fait pas fondre les graisses, mais fait fondre seulement par perte d'eau. Le régime est-il longtemps poursuivi, que le foie succombe devant la surcharge lipidique à laquelle il doit faire face, cependant que les reins doivent éliminer les produits délétères qu'engendre une telle consommation de viande.

Ce régime ne donne par conséquent que des résultats très éphémères, l'eau éliminée étant récupérée dès sa cessation. Il comporte de graves dangers pour les sujets atteints d'artério-sclérose, faisant de l'athérome, ainsi que pour toutes les personnes menacées d'accidents cardio-rénaux, du fait de leurs surcharges adipeuses, de leur âge, de leur tempérament bilieux ou sanguin ; les lymphatiques ne sont pas moins exposés par suite du ralentissement de la nutrition qui leur est spécifique.

6. Les sucres dans les régimes amaigrissants

Les régimes qui préconisent la suppression maximale des sucres (hydrates de carbone) partent d'une méconnaissance totale de la diététique. Effectivement, une certaine quantité de sucre est nécessaire pour brûler les graisses ; ce sont les glucides (sucres) qui apportent l'énergie indispensable à la synthèse lipidique, qui stimulent la sécrétion insulinique qui la facilite.

En reconditionnement psychophagique, la réduction des hydrates de carbone est recherchée, certes, mais elle est surtout obtenue en minimisant la ration alimentaire par l'action psychique. Ainsi, il entre dans la ration des glucides en proportion suffisante.

L'excès d'hydrates de carbone au sein de la ration présente de nombreux inconvénients. Nous nous sommes étendu sur l'ami-

13. Les formules réductives

Pour éviter ces écueils, il vous faut intercaler les formules suivantes avec les précédentes, dans l'état qui précède le « basculement » (voir chap. VIII, p. 171) :

« *J'ai de moins en moins faim ... mon appétit diminue ... il diminue ... à chaque repas ... j'ai de moins en moins faim ... Je ne me jette jamais sur la nourriture ... mais je me recueille avant de manger ... je commence toujours par manger lentement ... Dès que je prends ma fourchette ... je sens en moi une force qui me paralyse ... je pense que de manger vite ... va m'empêcher de maigrir ... que de manger vite va me faire grossir ... va m'empêcher de maigrir ... aussi ... je mâche longuement ma nourriture ... en pensant ... je maigris ... à chaque repas ... je maigris ... je maigris. En mâchant longuement chaque bouchée ... je sens mon appétit qui diminue ... à chaque bouchée mon appétit diminue ... il diminue ... J'ai de moins en moins faim ... de moins en moins envie de manger ... Au milieu du repas ... je n'ai plus faim ... je n'ai plus faim ... J'ai en horreur les aliments gras ... la graisse me dégoûte ... elle me soulève le cœur ... je n'ai plus faim ... plus faim ...* ».

Ajoutez parfois la post-suggestion à vos formules :

« *A chaque repas je sentirai que mon appétit diminue ... qu'il diminue de plus en plus ... la nourriture ne me fera plus envie ... je préfère la qualité à la quantité ... En sybarite ... maintenant je rechercherai les mets raffinés ... je les dégusterai lentement ... par petites quantités seulement ... en les appréciant longuement ... je préfère la qualité à la quantité ... Les pleines assiettes me répugnent ... Chaque fois que je me mettrai à table, j'éprouverai de la répulsion pour les grosses nourritures, et je maigrirai ... je maigrirai ... chaque jour, je maigrirai* ».

Comme vous le voyez, il est possible de mêler suggestion et post-suggestion. Mon système repose donc sur les fondements suivants :

— LA NON-INTERDICTION DES METS GASTRONOMIQUES ET ALIMENTS DE HAUTES-CALORIES
— LA RÉDUCTION DE LA QUANTITÉ DE NOURRITURE, EN ASSOCIATION AVEC LE FREINAGE DE L'APPÉTIT ET DE LA FAIM PAR ACTION PSYCHIQUE

donnisme résultant de la consommation excessive des produits amylacés (voir ch. X p. 240). Nous ne signalerons donc qu'un autre aspect de l'inconvénient des sucres. Le sucre se transforme en saccharose, produit assimilable, mais qui donne naissance à des déchets alcooliques. Lorsqu'il y a saturation, insuffisance d'appel glucosique dans les muscles, il se produit dans l'intestin des fermentations de sucres qui conduisent aussi sûrement aux destructions organiques que provoque l'éthylisme, que les boissons alcoolisées.

Il ressort des principes exposés en diverses parties de cet ouvrage que, parmi les aliments qui fournissent le glucose, les amidons (amidonnisme) et le sucre blanc sont le plus possible à prohiber. N'entrant que dans une proportion minime dans notre système, ils ne peuvent être nocifs, du fait que leur petite quantité ne donne naissance qu'à une quantité minime de ce que les émonctoires peuvent éliminer intégralement.

Le sucre sera donc apporté de préférence par les fruits crus ou cuits, par leur jus, au détriment des céréales, des féculents et légumineuses que nous réduisons au minimum. Le mets exceptionnel permet d'adjoindre raisonnablement des sucres à la ration, mais comme il est pris isolément, sa digestion s'en trouve fortement accélérée, ainsi que l'élimination de ses résidus. N'oublions pas qu'une livre de raisins, fait un apport de 85 g de sucres directement assimilables, qui suffit à remplacer un repas.

7. Le régime céréalien

Cher aux macrobiotes, le régime à base céréalienne est un régime totalement déséquilibré ; il prive l'organisme de nombreux principes nutritionnels. Les carences qu'il entraîne par la consommation presque exclusive des céréales (blé complet, orge, sarrazin, etc) sont caractérisées par la privation de substances animales qui fournissent les acides aminés essentiels. On observe chez les macrobiotes une fonte inquiétante des muscles. C'est parmi eux que se recrutent un nombre impressionnant de malades mentaux victimes d'une idéologie fumeuse. D'autre part, leur sectarisme alimentaire développe des psychoses résultant de la singularité de ses adeptes par rapport aux normes habituelles et des

Il ne s'agit pas de régime, puisque aucun aliment ne fait l'objet d'interdiction formelle. Cependant, certains cas, exceptionnels, sont pathologiques. Ils restent donc du ressort du médecin ; c'est à lui à les déterminer par un examen préalable à la « Cure de Reconditionnement psychophagique ». Quelquefois, un traitement médical doit être institué qui inclus un régime bien précisé : par exemple, régime sans sel dans certaines affections cardio-rénales, réduction du sucre dans la glycosurie.

J'éviterai donc de m'étendre sur les régimes médicaux ; cela sortirait du cadre de cet ouvrage. Il me faut pourtant souligner que les données qui suivent rendront service à beaucoup de thérapeutes quand leurs soins auront permis la reprise d'une alimentation normale en les libérant de la servitude — difficile à assumer pour des raisons de temps — du soutien psychologique auprès de leurs malades obèses ou que la surcharge graisseuse rend plus réfractaires à leurs traitements.

14. Mangez ce qui vous fait envie ; ne vous privez de rien !

Vous allez voir comme il est simple de maigrir sans se priver. Si vous me suivez bien, **vous allez maigrir régulièrement, sans avoir faim entre les repas et non seulement vous n'éprouverez aucune fatigue, mais vous sentirez vos énergies se décupler.**

Je vous ai dit que vous pouvez manger ce qui vous plaît, c'est-à-dire **des mets cuisinés** (ceux que vous préférez), **des aliments qu'habituellement on vous défend,** comme la charcuterie, la mayonnaise, les chocolats, les gâteaux et les bonbons.

Mais, bien sûr, il y a un truc ! Il se trouve résumé dans les tableaux des pages 223 et 224. Sur l'un, vous trouverez une liste des aliments qui composent les repas journaliers avec les quantités approximatives à ne pas dépasser ; sur l'autre, les mets cuisinés que vous pouvez consommer sous certaines conditions.

frustrations inconscientes d'une auto-discipline difficilement supportable. Le régime céréalien fait maigrir, mais il n'est que de voir l'aspect physique lamentable de ceux qui s'y soumettent, pour se rendre compte qu'il fait maigrir mal : dos voûté, aspect asthénique, silhouette filiforme, signes de dévitalisation, le montrent à l'évidence.

8. Les techniques du jeûne

Le jeûne est quelquefois présenté comme une panacée. Il ne fait maigrir qu'à condition d'être longtemps poursuivi. Il doit donc être suivi par le médecin et n'est admissible qu'en clinique.

Ses résultats ne sont que momentanés, le sujet qui a maigri reprenant rapidement les kilos perdus quand il sort de clinique ; ce qui le contraint à des cures annuelles (ou bi-annuelles) dans des établissements spécialisés qui tablent tout sur la cure de jeûne. Pour nous, le jeûne ne peut être que de courte durée, au maximum trois jours. L'observation nous démontre le bien-fondé de cette optique. Nous nous référerons à un ouvrage précédent qui exposait nos arguments (1). *« Ne vous arrive-t-il pas, à la suite de repas trop copieux, d'avoir une sensation d'écœurement à la seule vue de charcuterie et de pâtisseries ? Cependant, vous continuez à vous mettre à table, à manger comme d'habitude comme si rien n'était, mais sans appétit. Or, cet écœurement n'est en réalité qu'une réaction instinctive de votre foie et de votre pancréas qui n'arrivent plus à transformer, à dégrader, à oxyder les principes nutritifs dont ils sont surchargés. »*

« Que fait l'animal dont l'instinct est resté proche de la nature ? Il refuse la nourriture, il se purge en mangeant de l'herbe, il se met à la diète hydrique en buvant davantage. Mais il ne jeûne jamais très longtemps. »

Le jeûne de longue durée est pour nous un non-sens. L'individu qui jeûne longtemps fait de l'autophagie ; il « mange » ses muscles et fixe par conséquent moins d'oxygène. Si bien que ses déchets étant moins comburés, il annihile les effets de la dépuration alimentaire. D'autre part, il risque de rejeter massive-

(1) *« La Santé dans votre assiette »* (Éditions Balland).

15. La tentation gastronomique

Ne résistez pas à l'envie d'un plat bien cuisiné ; c'est l'une des meilleures joies de la vie; elle prépare à celles encore plus ineffables réservées à Vénus (1).

Bien sûr, même si vous ne cherchiez pas à maigrir, vous ne feriez pas la préparation longue et délicate d'un mets gastronomique à chaque repas, ni même chaque jour.

Pour que votre alimentation soit équilibrée, **il suffit que vous fassiez cette préparation trois ou quatre fois par semaine,** ou que vous choisissiez un plat cuisiné dans un bon restaurant. Ainsi, vous aurez un apport d'éléments nutritifs qui éviteront les carences, et vous ne vous sentirez pas frustré (ou frustrée).

Le jour où vous donnez cette satisfaction à votre palais, vous devez observer deux règles :

1° Admettons qu'il s'agisse d'un mets avec viande en sauce. Vous **devez obligatoirement éviter le cumul.** Choisissez le hors-d'œuvre et le dessert (ou le fromage) sur le tableau 24 (p. 220). Vous pouvez naturellement donner libre cours à votre imagination, je n'ai établi que des listes limitées à titre de directives, **mais il vous faut rester dans la même catégorie d'aliments.**

Je ne vous donnerai qu'un exemple : admettons que vous preniez comme plat principal un cassoulet, extrêmement riche en graisse (graisse d'oie) et en hydrates de carbone (haricots). Si vous preniez une tranche de pâté de campagne, ou pire, de foie comme hors-d'œuvre, vous ajouteriez encore des graisses animales à celles du cassoulet. Finissez par une tarte, et vous ajoutez des sucres à ceux des haricots (hydrates de carbone). L'apport serait catastrophique pour votre cure. Mais si vous ne prenez qu'une salade verte au début du repas, juste une petite assiettée, ce qui vous évite de mettre beaucoup d'huile, et que pour terminer, vous mangiez une pomme, **vous aurez rationnellement équilibré votre repas.**

2° **Dégustez en gourmet, en mangeant lentement et en appréciant.** De cette manière, vous ne serez pas tenté de reprendre du cassoulet. C'est à ce propos qu'intervient une autre caractéristique de mon système.

---

(1) Du même auteur : « *Les stimulants de l'amour* » (Editions Balland).

ment, du fait de l'autophagie, les toxines et poisons qui stagnaient dans ses tissus, et qui eussent pu être éliminés « en douceur », sans s'exposer à entamer les tissus nobles.

Si nous pouvons reconnaître les jeûnes libérateurs de trois jours au maximum, dans le cas de réaction vésiculaire intense, en restant allongé et en buvant beaucoup, en cure conjointe d'aromathérapie de soutien, nous ne pouvons souscrire au jeûne excédant ce délai. Le reconditionnement psychophagique n'est autre qu'un demi-jeûne prolongé qui libère progressivement et sans troubles de la toxémie. Il évite les phénomènes réactionnels de boulimie qu'on observe couramment à la suite du jeûne, et qui, culpabilisant le sujet, développent le syndrome d'anxiété dont nous connaissons le danger.

9. Le régime végétarien

On sait que le végétalien ne consomme aucune substance d'origine animale. Le végétarien, par contre, a une alimentation plus équilibrée. Cependant il semble que, malgré qu'il introduise dans sa ration les produits sous-animaux : beurre, lait, crème, fromages, il puisse manquer de certains acides aminés. S'il se prive de viande animale pour éviter les purines, ou poisons, il en trouve autant dans la farine de soja. Quant à la qualité des légumes qu'il préfère à la viande, s'ils ne contiennent pas d'hormones, ils sont farcis d'engrais chimiques, particulièrement l'enveloppe des grains de céréales qu'il consomme. Le végétarien affirme que le carnivore mange du cadavre, mais en ville les légumes « verts », entreposés, transportés, séjournant à l'étalage sont trop souvent aussi, des cadavres... L'excès de végétaux, rend l'organisme trop alcalin, ce qui se traduit par de la frilosité, de l'hypotension artérielle, du ballonnement épigastrique, intestinal, par un manque de stimulation générale du système nerveux; *« Tout se passe comme si une étincelle faisait défaut à la machine humaine ».*

Il semble que le régime végétarien soit incompatible avec un réel équilibre alimentaire. On peut aussi lui reprocher par l'abondance de cellulose qu'il introduit dans la ration de déclencher des troubles digestifs. S'il fait maigrir, il développe les frustrations

16. Vous mangez certainement de trop

Il est possible que vous ayez grossi sans manger énormément ; les raisons de ce phénomène ont été déjà exposées. Mais, dans la majorité des cas, l'importance de la ration alimentaire est excessive par rapport aux dépenses d'énergie. Reprenons l'exemple précédent. Si vous emplissez à pleins bords votre assiette de cassoulet, on dit « s'en mettre jusqu'aux yeux », et que de surcroît, l'ayant terminée vous en repreniez, **vous agiriez inconsidérément,** et même, il serait étonnant que vous n'ayiez pas d'ennuis digestifs.

Quand vous mangez un plat cuisiné, n'en prenez pas plus de 250 g, soit une petite assiettée. **Une fois pour toutes, rendez-vous compte en pesant cette portion de ce qu'elle représente.** Vous aurez ensuite dans l'œil la quantité que vous ne devez pas dépasser. Bien entendu, **ne reprenez jamais d'un mets gastronomique.** La plupart sont meilleurs réchauffés. S'il en reste, vous pourrez en faire le lendemain ou le surlendemain à un autre repas.

Les mets sont variés. Vous ne pourrez pas toujours tabler sur cette quantité. Il peut s'agir de boudin, d'andouillette, de pâté en croûte, ou de n'importe quel autre plat riche dont vous aurez envie. **Le principe reste le même :** réduire la quantité ; un petit morceau de boudin, seulement, la moitié d'une petite andouillette, une tranche seulement de pâté en croûte (voir pl. 24, p. 220).

17. En marge du mets gastronomique

Vous avez certainement compris le système. J'ajouterai que vous ne l'apprécierez vraiment **qu'après vous être débarrassé de vos mauvaises habitudes.** C'est ce qu'on appelle le déconditionnement. Là encore la suggestion en l'état hypnoïde va vous aider.

Vous avez vu comment les formules suggestionnantes peuvent freiner l'appétit. Vous allez procéder de même en ce qui concerne votre comportement avant et pendant le repas, **afin de ne pas vous précipiter sur les aliments.**

D'abord, **opérez une prise de conscience de votre appétit.** A l'heure du repas, interrogez-vous sur son opportunité. Avez-vous vraiment faim ? Ne pensez-vous pas que vous pourriez sans inconvénient « sauter » le repas ? Si vous avez un poids excessif, vous

comme le font tous les régimes restrictifs ; et nous avons observé de nombreuses femmes cellulitiques dans les camps nudistes, alors que la physiothérapie naturelle eut dû les préserver de cette disgrâce.

10. Écologie et amaigrissement

J'ai longuement insisté dans *« La Santé dans votre assiette »*, sur la pollution et la dénaturation des aliments par les produits chimiques ; je ne puis y revenir ici. Disons seulement qu'il faut se préoccuper de la composition des denrées alimentaires, maintenant signalée sur les conditionnements (si on a une bonne vue) et rejeter tout produit suspect. De s'adresser directement aux producteurs pratiquant la culture biologique, de sélectionner les maisons de régime vendant des produits honnêtes d'un prix accessible, permet de limiter les effets de la pollution des aliments, qu'on ne peut totalement éviter, tant est longue la liste des colorants, et autres conservateurs chimiques...

C'est surtout en ce qui concerne les produits de grande consommation qu'il convient de se montrer vigilant. Le sucre blanc, par exemple, est nocif ; il s'oppose à l'action des diastases et des vitamines ; il faut en réduire la consommation au minimum, lui substituer du miel de bonne qualité, éventuellement un sucre n'ayant de roux que l'apparence. L'huile d'olives, de tournesol, sera préférée à tout autre corps gras, sauf le beurre frais qui doit seulement être consommé cru. Les conseils qui figurent dans les tableaux des pages 218-219 vous éviteront de trop vous préoccuper de ces questions qui, chez certains puristes du régime, tournent à l'obsession ce qui est contraire à la tranquillité d'esprit que nous recherchons.

Les incompatibilités alimentaires ont servi de cheval de bataille à certains tenants du régime. Si bien que ceux qui les suivaient en arrivaient à une totale incohérence, ne s'y retrouvant plus dans la composition des repas ! De quoi s'agit-il ? Il y a incompatibilité digestive entre l'amidon qui se digère en milieu alcalin, et les viandes qui se digèrent en milieu acide. Si bien que l'escalope milanaise aux spaghettis, copieusement garnie de beurre et de parmesan devient meurtrière. Il ne faut — à notre

reconnaîtrez sans doute que cela vous serait facile... **Donc, la faim est psychique.** L'heure du repas fait jouer un réflexe conditionné par la répétition, de la même manière que de humer une agréable odeur de cuisine vous fait saliver. **Prenez conscience de ce mécanisme.** J'ai souligné l'importance du rythme, aussi ne vous conseillerais-je pas de sauter des repas, car c'est alors qu'au repas suivant **vous vous précipiteriez sur la nourriture.** Je vous recommande donc 3 repas par jour. J'entrerai dans le détail, mais auparavant, je désire que vous observiez certaines règles concernant la composition des repas, hors le mets gastronomique dont vous ne devez pas abuser sous prétexte qu'il vous est permis.

18. Équilibrez vos repas de tous les jours

Rien n'est plus odieux que de devoir subir en famille les contraintes du régime de basses-calories de celui ou de celle qui a besoin de maigrir, alors qu'on n'a soi-même ni besoin, ni envie de se priver.

Mon système vous permet de ne pas vous singulariser. Vous pouvez manger comme tout le monde ... et maigrir quand même.

Personne, à notre époque, ne conteste la nécessité de bien équilibrer les repas. **C'est beaucoup plus simple qu'on ne le dit.** Vous avez en gros trois catégories essentielles d'éléments nutritifs.

LES PROTÉINES que vous trouvez principalement dans les produits animaux, viandes, poissons, charcuterie, ainsi que dans les sous-produits : œuf (jaune), fromage, lait, etc.

LES GRAISSES (lipides) contenues dans les huiles, le beurre, les noix et amandes, la charcuterie, le chocolat, etc.

LES SUCRES (glucides) représentés par le sucre, le pain, les pâtes, les farines, les légumes secs, le lait complet, les bananes, le raisin, etc.

LES VITAMINES apportées par les légumes et fruits frais, ainsi que par les jus qu'on en extrait.

LES SELS MINÉRAUX surtout contenus dans les céréales, les produits végétaux, mais répartis dans les autres aliments, dont la viande.

Avec mon système, vous n'avez pas à vous préoccuper des vitamines et des sels minéraux, **vous ne serez jamais carencé en ces éléments.**

sens — rien exagérer. Le reconditionnement psychophagique tient compte, dans une mesure qui écarte l'intransigeance, de ces incompatibilités ; elles se trouvent résumées dans nos tableaux de conseils diététiques (voir tableaux 23 A et 23 B p. 218-219). Aussi, n'insisterons-nous pas sur la nocivité des graisses surcuites, sur l'opportunité de manger cuit ou cru, toutes questions dont traitent, largement et souvent en y attachant un intérêt excessif, les spécialistes du régime. Bien que ce ne fut pas inutile ; la « science diététique », après un demi-siècle d'indifférence des savants et de la plupart des médecins, emboîte maintenant, sous la bannière de l'écologie, le pas aux précurseurs non nantis de diplômes officiels.

11. Des régimes amaigrissants qui font grossir

Des régimes ont été institués qui, par leurs contraintes et leurs carences, après l'amorce d'un amaigrissement plus ou moins rapide, font finalement revenir au poids initial en y ajoutant souvent des kilos supplémentaires. Nous ne ferons que passer en revue ces régimes dont certains sont de surcroît dangereux pour la santé.

A. LE RÉGIME DISSOCIÉ.

Il consiste en un repos au lit pendant la durée du régime. Ce régime dissocie les éléments nutritifs en ne tolérant chaque jour qu'une catégorie d'aliments :

Lundi : légumes – *Mardi* : viande – *Mercredi* : œufs – *Jeudi* : lait – *Vendredi* : poisson – *Samedi* : fruits – *Dimanche* : lait.

Ce régime dissocié est pauvre en vitamines C. Il anarchise les fonctions enzimatiques au niveau de la cellule. Extrêmement monotone, il développe la frustration, sans pour autant se montrer extrêmement efficace pour abaisser le poids. Enfin, dès la reprise de repas normaux, la personne se jette avec avidité sur la nourriture, ce qui la fait de nouveau grossir. De graves troubles digestifs et nutritionnels peuvent être observés à la suite de ce régime.

B. LE RÉGIME DU RIZ COMPLET.

Aux trois repas, 50 g de riz complet. Le riz est cuit dans deux eaux successivement. Ce « régime » est complété par 250 g de légumes verts par repas. Sont interdits, les corps gras, les viandes et produits animaux, les fruits.

L'équilibre alimentaire vous préserve de manquer de ces catalyseurs indispensables à la vie.

Il vous reste donc à vous préoccuper de trois classes de principes nutritifs, car avec les fruits et légumes, vous aurez aussi suffisamment de cellulose pour balayer votre intestin.

19. Défiez-vous des idées-reçues

C'est sur la journée que vous allez équilibrer vos repas, tout en réduisant la quantité de chaque classe d'aliments.

Cet équilibre portera sur ce que j'appelle **le repas essentiel, et le repas complémentaire,** car c'est encore un non-sens que de parler de déjeuner et de dîner. Ainsi, personnellement, le repas du soir me détend, c'est mon repas essentiel ; je mange moins le midi. D'autres personnes préfèrent faire un repas plus copieux à midi.

De manger davantage le soir est nuisible au sommeil, direz-vous. **C'est encore une idée-reçue.** L'estomac qui travaille appelle le sang nécessaire à la digestion ; la tête se décongestionne, on s'endort mieux. Mais évidemment, il ne faut pas manger comme un goinfre, car alors la digestion est difficile ; mais le même inconvénient se produirait le midi.

Mangez-vous un bifteck au repas essentiel, avec des lentilles, par exemple. Avant, vous vous êtes permis trois rondelles de saucisson et vous avez terminé par un petit triangle de fromage. Pas raisonnable tout ça ! Mais vous en aviez envie. Pourquoi pas. **Mais alors vous devez compenser au repas complémentaire.** Que vous manquait-il ? Surtout des crudités. Vous pouvez prendre un potage au cerfeuil, une petite assiettée de frites avec une salade verte, une pomme ou des abricots, deux mandarines. **Voyez comme c'est facile.** Adoptez toujours cette technique à laquelle sont rompus les relaxologues qui appliquent mes méthodes, **et vous maigrirez sans vous priver.**

Ainsi, vous prendrez l'habitude d'équilibrer vos repas dans la journée, ce qui vous permet, si vous avez fait une incartade, de rectifier le tir à l'autre repas.

Et le déjeuner matinal, direz-vous ?

Il est maintenant conseillé de manger copieusement le matin, c'est devenu un impératif. C'est une gageure ! Vous n'avez sans doute pas le temps de faire cuire du bacon et des œufs. Nous sommes

Inutile d'insister sur la nocivité d'un tel régime, insipide et carencé en de nombreux nutriments.

C. LE RÉGIME DOLE.

Le menu est toujours le même : 300 g de lait en poudre, 250 g d'eau, 30 g d'huile végétale, 40 g de sucre d'érable ou de raisin, pour la journée !

Outre le danger qu'il représente pour l'organisme, ce régime est le prototype des moyens à ne pas utiliser quand on veut éviter de faire de l'autophagie ; il fait fondre les muscles.

D. LE RÉGIME HYPOCALORIQUE.

Il consiste à réduire la ration à 1 000 ou 1 200 calories, en ne tolérant que les aliments dits de « basses-calories ». Beaucoup de femmes s'y soumettent en ne mangeant que steack grillé ou jambon avec salade, et en terminant le repas avec un yaourt. La monotonie de ces régimes les condamnent par suite des carences qu'ils entraînent. Nous avons par ailleurs souligné combien le calcul fastidieux des calories finit par devenir obsessionnel et donne naissance aux crises réactionnelles de boulimie qui font reprendre en quelques jours le poids perdu. Chez certains obèses, ces régimes restrictifs, que ne vient compenser aucun reconditionnement psychologique, déclenchent d'irrésistibles fringales qui, lorsqu'ils tentent d'y résister produisent soit de l'énervement, soit de l'asthénie ; à moins que le sujet voit sa capacité de travail réduite par des sensations de vide cérébral pouvant aller jusqu'aux vertiges.

Nombre d'aliments ont été proposés comme « régime miracle » faisant maigrir en quelques jours de plusieurs kilos ; à base de lait — de gruyère — de Porto — d'œufs durs — de pamplemousse, etc. Leur vogue, bien vite passée, suffit à administrer la preuve de leur inefficacité. Certes ! ils font maigrir ... pendant le temps où on les suit. Mais comme on ne peut toujours se nourrir de Porto et d'œufs durs, ou s'abreuver de pamplemousse, il faut bien les abandonner. Hélas ! les chairs se sont amollies ; le poids est repris en tissus plus mous qu'auparavant. « *D'avoir maigri mal, fait regrossir encore plus et plus mal* ».

depuis longtemps conditionnés en France par le café au lait (au lit ou pas). Également, par la traditionnelle tartine beurrée. Le café au lait serait nocif. Allons donc ! Tous les français seraient morts tant il s'en consomme chaque matin. Puis, sans doute n'avez-vous pas faim au lever ? **Cela se comprend, le repos ne donne pas faim.**

En conclusion, si ça vous chante, prenez votre café au lait, sans trop de lait. N'en versez qu'un demi-bol, vous pourrez mettre moins de sucre. Quant à la tartine, ne vous en privez pas. N'en mangeant qu'une seule, coupée mince, grillée si vous voulez, **vous pourrez la beurrer normalement.** Dans ces conditions les biscottes sont inutiles. Vous pouvez aussi mêler les aliments vitalisants à un yaourt (voir tableaux p. 218 et 219).

Ce qui précède ne veut pas dire que le classique jus de fruits jaunes ne soit pas recommandé. **Il vous apporte des vitamines naturelles.** Mangez un ou deux fruits pour terminer (sauf banane et raisin). Si vous êtes pressé, mettez donc, pour compléter ce petit déjeuner, quatre ou cinq noix, ou quelques raisins secs dans votre poche (ou votre sac) que vous prendrez au cours de la matinée.

20. Les repas à l'extérieur

Certains problèmes peuvent se poser aux personnes qui travaillent. On voit, surtout à Paris le midi, beaucoup de gens qui mangent des sandwichs, les femmes en particulier qui se dévouent pour épargner le budget familial.

Le sandwich qui est toujours composé de beaucoup de pain, et pour cause ! **est particulièrement indigeste.** Cependant, vous pouvez aimer en manger. Avec beaucoup de pain, il n'est tolérable qu'après une course matinale de 50 kilomètres. Alors, le dévorant, il passera facilement et vous restituera les sucres dépensés (hydrates de carbone). Mais au sortir du bureau, **il est particulièrement nocif.** Comment faire ? N'hésitez pas, séparez-vous de la partie du sandwich qui n'est pas beurrée ; écornez encore les coins de la moitié restante qui est beurrée (combien parcimonieusement) mais jamais recouverte de jambon ou autre (ça coûte cher !). Enfin, pliez en deux ce qui reste et **vous aurez le minimum de pain.** Complétez votre repas par deux ou trois fruits achetés à l'extérieur.

Certains jours, **n'hésitez pas à satisfaire votre gourmandise.** En place du sandwich, prenez une part de tarte, un éclair, ou un mille-

E. LES « COUPE-FAIM »

Certains produits à base de substances gélatineuses ont été élaborés. Présentés sous forme de poudres ou de biscuits, ils ont pour objet de donner à ceux qui les consomment la sensation d'avoir fait un repas. Ils gonflent dans l'estomac sans apporter de calories. L'estomac rempli n'a plus d'exigences, la faim s'atténue ou disparaît. Des « repas » hypocaloriques tout préparés sont proposés ; leur principe est semblable à celui des produits, mais avec l'intention de satisfaire le palais. Ils sont loin d'égaler un mets gastronomique. Ce qui fait qu'ils présentent les mêmes inconvénients que les régimes hypocaloriques. Leur consommation ne peut être longtemps poursuivie. Ces « coupe-faim » ont un autre inconvénient : ils esquivent la nécessité du reconditionnement psychophagique et, finalement, ne supprimant pas les causes psychosomatiques de l'obésité et de la cellulite, ils ne font que les aggraver(1).

Les psychamines sont des modérateurs de l'appétit qui agissent au niveau des centres diencéphaliques. Ils apaisent la sensation de faim et leur autre objectif est de lutter contre l'anxiété et la lassitude que produit le régime chez certains obèses. Les amphétamines et leurs dérivés, s'ils provoquent une stimulation des fonctions intellectuelles, en contre-partie, comme toutes les drogues psychogènes, conduisent à l'assujettissement. De leur arrêt peuvent résulter des troubles psychiques et certains désordres digestifs, de la constipation obligeant à prendre conjointement des laxatifs ; enfin des tremblements et des palpitations. En certains cas, heureusement exceptionnels, ces drogues développent des idées suicidaires. Nous avons suffisamment insisté sur le danger du recours aux amphétamines dans les états anxieux liés aux surcharges adipeuses et à la cellulite, pour n'avoir pas à nous y étendre davantage.

(1) Plus efficace que les « coupe faim », un produit rationnellement équilibré permet de réduire notablement la ration alimentaire en apportant à l'organisme des éléments de soutien vitalisants. Nous ne recommandons ce remarquable nutriment, non pas pour supprimer un repas, mais pour le réduire encore plus aisément en absorbant ce produit entre les repas. Il peut aussi venir en complément, sous une forme pratique, de la ration insuffisante et mal équilibrée que représentent – pour beaucoup de personnes qui travaillent – les repas de cantine ou les sandwiches pris à la hâte le midi, dans des ambiances souvent éprouvantes. (*Gustadiet* – s'adresser à l'auteur pour tous renseignements).

feuille, ou encore achetez 50 g de chocolats (pas plus). **Mais n'omettez jamais de manger ensuite deux ou trois fruits.**

Les bananes et le raisin, très riches en sucres, sont à éviter. Ce n'est pas le cas, si vous ne mangez que cela à la place du sempiternel sandwich. Vous pouvez soit, manger deux bananes, soit 500 g de raisin. Certaines personnes mangent au restaurant le midi. Les indications données pour les repas chez soi sont aussi valables. C'est le moment, lorsqu'on y mange chaque jour, de ne pas se livrer à une débauche de mets qui élèveraient péniblement l'addition. Ne vous laissez pas tenter par les charcuteries, ni les crudités car vous payez une tomate le prix d'un kilo. C'est vous qui payez, vous pouvez donc ne prendre qu'un plat et terminer par le fromage. Quant aux fruits n'en prenez jamais au restaurant ; à moins qu'on vous apporte la corbeille...

Si vous mangez le midi au restaurant, c'est le soir que vous ferez le repas essentiel, donc composé de protéines (œufs, viande ou poisson) légumes frais, ou en conserve, quelquefois pommes de terre, pâtes ou légumineuses, mais en petite quantité. Crème glacée, entremets divers ou compotes, salades de fruits, etc., pris avec modération remplaceront avantageusement le fromage, si vous en avez pris au déjeuner. Mais si vous aviez mangé une tarte ou un gâteau au déjeuner, c'est une compote ou des fruits que vous prendriez le soir. Ne faites jamais le cumul de fromage et dessert.

21. Ne vous privez surtout de rien

Vous invitez chez vous, ou au restaurant. Ou c'est vous qui êtes invité. **Ne vous singularisez pas.** Si vous avez ordonné votre repas selon mes indications, avec un mets gastronomique, vos hôtes vous en seront reconnaissants. Il en est ainsi dans les restaurants réellement gastronomiques d'où on sort à l'aise, en ayant fait honneur à la table. Vous trouverez dans les tableaux des pages 175 et 177 les divers moyens qui permettent d'être un convive apprécié, **tout en respectant les lois du reconditionnement psychophagique.**

Une dernière observation. Avec cette technique nutritionnelle, vous n'avez à vous priver de rien. **Le freinage psychique de la faim, vous fera réduire les quantités.** Mais ce sont surtout les sucres, et en second lieu les graisses animales que vous limiterez. Voici des exemples :

Planche 23 A :
LA DIÉTÉTIQUE DU RECONDITIONNEMENT PSYCHOPHAGIQUE

1. LE PAIN
Ne supprimez pas entièrement le pain, mais vous verrez que vous pouvez facilement en réduire la consommation. Inutile de manger des biscottes qui se réhydratent dans l'estomac. Pour chaque repas, coupez une mince tranche de pain (environ 30 g) que vous ne ferez que grignoter; ou conservez-là pour manger la viande ou le fromage, car beaucoup de mets peuvent aisément se manger sans pain. Ne laissez pas la corbeille de pain à portée de votre main.

2. LES AMIDONS
Les féculents font grossir. N'en mangez que raisonnablement (une petite assiettée) si vous en avez vraiment envie, en mets anti-frustration. Mais en mets d'accompagnement des viandes ou autres, n'en prenez qu'une toute petite quantité : deux cuillers à soupe de haricots, de pâtes, de purée, de riz que vous dégustez parcimonieusement.

3. LES SUCRES
Ne consommez pâtisseries, chocolat, confiseries qu'à la place d'un repas pour éviter les effets de cumul alimentaire et bien entendu, exceptionnellement, pour éviter les frustrations. Ne prenez jamais fromage et dessert. Vous pouvez boire du café, mais seulement une demi-tasse, pour n'y mettre qu'un seul sucre. Préférez le miel au sucre, si vous l'aimez.

4. LES CORPS GRAS
Les mets cuisinés (voir Pl. 24) vous apportent assez de graisses; mais ne prenez qu'un peu de sauce et ne trempez pas le pain dedans. Otez le gras des viandes et jambons. Mettez une noix de beurre sur les grillades, mais ne laissez pas le beurrier à votre portée. Utilisez les huiles vierges de première pression à froid, garanties. Une cuiller à soupe seulement par personne pour les salades et les crudités. Les charcuteries, les aliments très gras, lard, sardines, etc., ne doivent être mangés qu'en toute petite quantité, ou plus généreusement (voir Pl. 24), en mets antifrustration. Évitez de laisser chauffer avec excès les corps gras.

5. LE SEL
Ne salez que normalement, seulement à la cuisson. Ne mettez pas la salière sur la table à portée de votre main. Ou alors, ne vous servez que modérément de sel avec une salière que vous réservez contenant 1/3 de sel marin moulu et 2/3 de sel végétal (il y en a d'excellents). Mais vous vous débarrasserez vite de l'habitude de saler avec excès.

6. LES ÉPICES
Utilisez largement les épices et herbes aromatiques. Cela vous permettra de saler de moins en moins.

7. LES ALCOOLS
Que vous preniez cocktail ou apéritif, le principe reste le même. N'en acceptez qu'un et évitez les « amuse-gueule ». Si vous avez envie chez vous d'un apéritif, et de petits gâteaux salés par exemple, qu'ils vous servent ce jour-là de repas. De champagne ? Une demi-bouteille avec foie gras sur canapé, et voilà un excellent repas. Mais rien de plus.

8. LE VIN
Aux repas, mettez deux verres devant vous, dont un petit que vous remplissez de bon vin et l'autre d'eau. Buvez de l'eau au début du repas avec les crudités. Pour le mets principal et le fromage, trempez les lèvres dans le vin que vous dégusterez avec délice par toutes petites gorgées. Si vous avez soif, vous buvez l'eau entre temps, mais ne vous privez pas d'en boire. Ne vous servez jamais deux verres de vin. Si vous aimez les alcools forts, faites comme pour les apéritifs.

Planche 23 B :
LA DIÉTÉTIQUE DU RECONDITIONNEMENT PSYCHOPHAGIQUE

1. LA LEVURE ALIMENTAIRE
La levure diététique est très riche en acides aminés et en vitamines du groupe B. Elle contient du phosphore, du fer, du potassium et du calcium. Comme il en faut peu pour avoir un apport important de ces éléments, sa valeur calorique élevée importe peu. Une cuiller à soupe rase, consommée en deux fois dans du lait sec écrémé, ou saupoudrée sur les potages et pâtes alimentaires est suffisante journellement.

2. LE LAIT SEC ÉCRÉMÉ
Le lait sec écrémé est riche en calcium et en vitamines B 2; il contient 37 % de protéines. Dégraissé, il est particulièrement indiqué dans les cures de diminution pondérale. En le délayant dans l'eau, vous obtenez un breuvage, dans lequel vous pouvez adjoindre levure alimentaire ou germe de blé qui se prennent ainsi plus facilement, malgré que la levure se trouve également en comprimés si vous n'aimez pas son goût. Trois ou quatre cuillers à soupe pleines de lait sec écrémé peuvent être consommées chaque jour.

3. L'HUILE DE GERME DE BLÉ
L'huile de germe de blé, par ses vitamines F et PP, est précieuse pour son action sur la peau dont elle favorise le rajeunissement. Le flacon vendu en magasin de régime contient la dose que vous pouvez adjoindre à un litre d'huile pour crudités, dont il faut rappeler qu'elle doit être « Garantie vierge, de première pression à froid ».

4. LE GERME DE BLÉ
Avec son huile, le germe de blé est la source la plus importante de vitamines E, dont on sait qu'elles participent à l'équilibre de la fonction sexuelle. Le germe de blé est également très riche en vitamines F et PP. Une cuiller à dessert par jour est suffisante.

5. LE YAOURT
Le yaourt est précieux pour la flore intestinale. Comme le lait sec écrémé dilué, il permet l'introduction de levure et de germe de blé dont la consommation séparée autrement serait insipide.

6. LE MIEL
Le miel remplace avantageusement le sucre industriel. Il présente l'avantage d'être directement assimilable, et de ne pas surmener les organes digestifs. Dans le cas où le goût vous en serait déplaisant, mêlez-le de moitié à un sucre roux authentique, ou au sucre de canne.

7. LE CITRON
Le citron est extrêmement riche en vitamines C. Si vous aimez le vinaigre ne vous en privez pas, mais réduisez sa consommation de moitié en usant de citron à 50 %. Essayez ce mélange avec les huîtres, c'est délicieux. Prenez chaque jour le jus de deux citrons non traités.

8. LES JUS DE FRUITS
Les jus d'ananas et de pamplemousse qui favorisent la diurèse sont excellents pour maigrir. Certains jus de fruits vendus en Magasins de régime (argousier, cassis particulièrement), font un important apport de vitamines C naturelles. Il ne faut cependant pas abuser des jus de fruits car, chargés en fructose, leur excès ferait prendre du poids.

Planche 24 : AVEC CES PLATS CUISINÉS, ÉVITEZ LES FRUSTRATIONS

Voici une liste de plats cuisinés, donnés à titre d'exemple, dont vous pouvez manger sans grossir et... sans avoir un sentiment de culpabilité. Ainsi vous satisferez votre gourmandise et vous éviterez que les frustrations ne développent en vous une anxiété préjudiciable à votre cure. Par leurs composants éclectiques, ces mets évitent les carences en certains nutriments.

UNE RÈGLE ABSOLUE : ne prenez que 250 g d'un plat cuisiné, c'est-à-dire une petite assiettée. Dégustez ce mets lentement, avec dévotion, en gourmet. Ne prenez qu'un peu de sauce et une seule tranche de pain. Bien entendu, ne reprenez pas de ce mets car vous dépasseriez la mesure tolérable. Trois plats cuisinés dans la semaine, chez vous ou au restaurant, sont suffisants pour éviter la frustration qui déclenche la boulimie. Après l'obtention du poids normal, les mêmes principes peuvent être observés, mais vous pourrez prendre un plat cuisiné quand vous le voudrez sans crainte de grossir.

Vous trouverez en dessus et en dessous de la liste des plats cuisinés les aliments peu nutritifs qui peuvent précéder et suivre la dégustation de l'une de ces préparations. Mais vous pouvez en trouver d'autres de même équivalence.

Avant le plat cuisiné (au choix)

Salade verte – Choux rouge hâché – Tomate – Poireaux vinaigrette – Feuilles d'artichaut – Carottes râpées – Radis – Raifort – Céleri en branches ou rave – Betterave – Quelques olives vertes – 1/4 de petit melon nature – 1/2 pamplemousse sans sucre, etc.

Tournedos aux champignons	**Paupiette de veau**	**Poulet à la diable**
Tournedos béarnaise	**Veau Marengo**	**Poulet rôti**
Filets mignon	**Veau en matelotte**	**Beignets de langoustine**
Bœuf braisé	**Andouillette flambée (1/2)**	**Bouillabaisse**
Bœuf en daube	**Boudin grillé (1/2)**	**Bourride**
Bœuf miroton	**Cassoulet**	**Brochet braisé au champagne**
Daube provençale	**Choucroute**	**Coquille Saint-Jacques**
Goulache	**Potée**	**Filets de sole à la normande**
Épaule de mouton	**Saucisse grillée**	**Homard à l'américaine**
Gigot braisé	**Ris de veau en sauce**	**Langouste mayonnaise**
Mouton aux salsifis	**Rognons flambés**	**Paëlla**
Navarin	**Rognons Madère**	**Fondue savoyarde**
Sauté de mouton	**Tripes**	**Gratin dauphinois**
Sauté d'agneau	**Caneton aux petits pois**	**Hachis parmentier**
Côtelettes panées	**Civet de lièvre**	**Œuf à la crème**
Escalope au Chablis	**Coq au Riesling**	**Omelette au fromage**
Escalope à la crème	**Lapin à la moutarde**	**Omelette au lard**
Osso bucco	**Poulet basquaise**	**Omelette aux truffes**

Après le plat cuisiné (au choix)

Un yaourt sans sucre – un fromage maigre (100 g) – 2 abricots – 2 tranches d'ananas frais – 1 brugnon – 100 g de cerises – 150 g de fraises – 150 g de framboises – 2 mandarines – 1 orange – 1/2 pamplemousse – 1 pêche – 1 poire – 1 pomme – 3 prunes.

Une tranche de pâté, de galantine, etc., pas plus de 50 g.

Saucisson sec : 4 tranches fines qui représentent 20 g.

Sardines à l'huile : 3 sardines, sans presque d'huile, mais avec du jus de citron (excellent).

Saumon fumé : 2 tranches 60 g, avec une seule tranche de pain grillé, beurre (1 noix) — Jus de citron.

Frites : une bonne poignée.

Purée ou pâtes : 3 cuillères à soupe.

Petits pois : 5 cuillères à soupe.

Crème renversée : 2 cuillères à soupe.

Crème glacée : la valeur d'une boule du commerce.

Crêpes : deux petites.

Flanc : une petite part.

Galettes bretonnes : 3

Compote de pommes : 3 cuillères à soupe pleines.

Pruneaux cuits : 6. — Noix : 8. — Dattes : 5.

Ces quantités ne sont pas absolues. **Elles concernent la réduction de la ration alimentaire** au cours du repas, essentiel ou complémentaire. Admettons qu'au lieu du mets gastronomique, vous ayez envie de manger des frites. Ce n'est plus une poignée que vous prendrez, comme avec une tranche de rosbeef ou une côtelette de veau, mais puisque **vous ne mangerez que des frites,** avec une salade et un ou deux fruits, **vous pourrez en remplir une petite assiette.** Une tablette de chocolat avec deux petits morceaux de pain et un verre de vin, pourraient aussi bien être substitués au repas, **du moment que cela vous fait envie.**

Je crois vous avoir démontré le principe de la réduction alimentaire qui permet d'éviter les carences et frustrations. Mais comment, direz-vous, saurai-je si je ne dépasse pas les quantités minima qui font maigrir, puisque je ne m'occuperai plus des calories et n'aurai pas à peser mes aliments, ne devant que réduire au jugé les quantités? Je répondrai à cela que, spécialiste de la morphologie humaine de par mes recherches antérieures, j'ai institué une méthode de contrôle du poids corporel et des mensurations qui, par elle-même, **constitue une authentique technique pour maigrir ;** elle renforce en outre les effets de reconditionnement psychophagique. C'est elle qui va vous permettre de régler votre alimentation **pour perdre régulièrement du poids,** sans toutefois que vous obteniez un amaigrissement trop rapide dont je souligne plus loin les dangers auquel il vous exposerait.

QUANTITÉS ALIMENTAIRES

(tableaux 25 A et 25 B)

Le reconditionnement psychophagique repose sur la réduction de la nourriture que permet le freinage de l'appétit par la suggestion. En dehors de la consommation de mets gastronomiques — sous certaines conditions (voir pl.24) — vous limiterez sans peine la quantité des aliments que vous prendrez à chaque repas. La plupart des mets qui composent les repas journaliers ne font pas l'objet de préparations compliquées; vous les trouverez dans ces tableaux (pour ceux qui manquent, tenez compte des similitudes). Le respect des quantités indiquées vous fera perdre du poids régulièrement. Ne pesez qu'une fois pour toutes certains aliments pour vous rendre compte de ce que représente leur quantité que vous aurez aussitôt « dans l'œil ». Si vous constatez un amaigrissement trop rapide (excédant 150 g par 24 heures), il vous faudrait alors accroître légèrement ces quantités dans le sens des maximum indiqués. Si, au contraire, votre poids a tendance à rester stationnaire, tenez compte — et même en deçà — des quantités minimum. C'est en mangeant plus ou moins, sans vous occuper des calories mais en vous pesant chaque matin, que vous maigrirez.

QUELQUES DIRECTIVES ESSENTIELLES

1. L'ÉQUILIBRE ALIMENTAIRE

Évitez les cumuls qui font grossir. Si vous n'avez pas très faim, trichez d'abord sur le hors-d'œuvre qui n'est pas indispensable, en grignotant 3 ou 4 olives, en ne mangeant que 2 rondelles de saucisson sans pain, etc. Mais si, par exemple, vous avez pris une salade de pommes de terre dans la quantité indiquée pour commencer votre repas, n'ajoutez pas à ces hydrates de carbone d'autres sucres en mangeant une demi-portion de tarte en fin de repas ! Dans ce cas, le petit triangle de fromage sera plus indiqué. Si le midi vous avez mangé des sucres (féculents, céréales), le soir portez votre choix seulement sur les produits gras, les légumes et les fruits; vous réaliserez alors l'équilibre alimentaire sur la journée.

2. LA RESTRICTION QUANTITATIVE

Elle est plus facile si vous choisissez des aliments habituellement interdits dans les cures d'amaigrissement. Mais alors, comportez-vous en gourmet; que la qualité — aussi le raffinement — préside à l'ordonnance de vos repas. Même la rupture de l'équilibre alimentaire du repas importera peu si votre désir est de manger une tranche de saumon fumé, suivie d'une tartinette de foie gras et de 2 cuillerées à soupe de fruits rafraîchis au Grand Marnier, du moment que vous ne prendrez que de petites quantités, et qu'au repas suivant vous ne mangerez que des crudités. Elles sont d'ailleurs souvent succulentes quand il s'agit de basconnaises.

3. FAMILIARISEZ-VOUS AVEC LES ÉPICES ET PLANTES AROMATIQUES

Apprenez à connaître les vertus des plantes aromatiques, et usez-en largement, ainsi que des épices dont voici la liste :
Cari – Colombo – Coriandre – Gingembre – Honglu (5 épices chinois) – Ketchup – Nuocman – Paprika – Pilli-Pilli – Piments – Poivre – Vindaye – Worcester Sauce (avec modération).
Vous éviterez ainsi de manger trop salé, car n'oubliez pas que le sel retient l'eau dans les tissus.

Planche 25 A : QUANTITÉS ALIMENTAIRES

POTAGES OU HORS-D'ŒUVRE

'otages :

otage au cresson	1 assiettée
'otage Julienne	1 assiettée
otage aux pois cassés .	1/2 assiettée
oupe à l'oignon gratinée.	1/2 bol

:harcuterie :

ndouille de Vire	2 à 2 1/2 rondelles minces
ambon crû	1 à 1 1/2 tranches moyenne
ambon de Paris	1 à 2 petites tranches
ambon de Parme	2 tranches minces
âté de campagne	30 à 40 g
âté de tête	1 tranche mince
illettes	30 à 35 g
alami	1 à 2 rondelles minces
aucisson d'Arles	2 à 3 rondelles moyennes
errine de lièvre	1 petite tranche mince

ivers :

abillaud (œufs de)	25 à 35 g (une mince tranche de pain + une noix de beurre)
arottes râpées	2 à 3 cuil. à soupe (1 cuil. à soupe d'huile-citron et vinaigre)
éleri rémoulade	2 à 3 cuil. à soupe (moutarde et 1/2 cuil. d'huile)
rabe en salade	2 à 3 cuil. à soupe
revettes grises	1 petite poignée (une mince tranche de pain + une noix de beurre)
aricots blancs en salade.	2 à 3 cuil. à soupe
aricots verts en salade .	3 à 4 cuil. à soupe
uîtres	3 à 5 (une mince tranche de pain + une noix de beurre)
entilles en salade	1 à 2 cuil. à soupe
laquereau mariné	1/2
laquereau au vin blanc .	2 morceaux
:uf dur mayonnaise ...	1 œuf (une cuil. à dessert rase de mayonnaise)
lives	3 à 7
oireaux en salade	1 petite part
ommes de terre en salade.	2 à 3 cuil. à soupe pleines
adis	10 à 15 (une noix de beurre. Peu de sel)
ardines à l'huile	1 à 1 1/2 sans huile
aumon fumé	1 à 1 1/2 tranche (une mince tranche de pain + une noix de beurre)
ion à l'huile	1/6 de boîte
ion à la vinaigrette ...	2 cuil. à soupe

VIANDES OU ABATS OU POISSONS OU ŒUFS

iandes :

fteck grillé	100 à 125 g
ôtes d'agneau	1 à 2
Côte de mouton	Moyenne
Escalope	100 à 150 g
Gigot froid mayonnaise .	1 à 1 1/2 tranche (une cuil. à dessert mayonnaise)
Rosbif	1 à 2 tranches (peu de sauce)
Rôti de porc	1 à 2 tranches minces (peu de sauce)

Abats :

Andouillette grillée	1/2 (peu de sauce)
Boudin grillé	1/2
Cœur de veau	1 à 2 tranches moyennes
Rognon de mouton grillé.	125 à 150 g
Rognons de veau sauté .	3 à 4 cuil. à soupe

Volailles :

Canard	1 filet, 1 patte ou 1 aile
Civet de lièvre	1 morceau
Lapin à la moutarde	1 à 2 morceaux
Poulet	1 patte et 1 aile ou 1 morceau de blanc

Poissons :

Cabillaud	200 à 300 g
Coquille Saint-Jacques .	3 à 4
Coquille Saint-Jacques brochette	5 à 6
Croquettes de haddock .	1 1/2 à 2
Dorade	200 à 300 g
Hareng	1/2 à 1
Maquereau	1/2 à 1
Merlan	1 à 1/2
Moules farcies	4 à 8
Moules marinières	1 bonne assiettée
Rouget grillé	1 à 2
Saumon grillé	1 à 1 1/2 tranche moyenne
Sole grillée	1/2 à 1 moyenne
Sole meunière	1 moyenne
Thon à la cocotte	1 à 1 1/2 morceau
Thon grillé	1 à 2 tranches moyennes

Œufs :

Œuf à la coque	1 à 2 œufs (une mince tranche de pain + une noix de beurre)
Œufs durs mayonnaise ..	1 1/2 à 2 (une cuil. à dessert à 1 cuil. 1/2 de mayonnaise)
Œufs pochés	1 à 2 œufs
Omelette nature	3 œufs
Omelette au fromage ...	2 œufs (30 g de fromage râpé)
Omelette au lard	2 œufs (quelques lardons)

Divers :

Bouchée à la Reine	1 petite à 1 moyenne
Hachis parmentier	3 à 4 cuil. à soupe
Pâté en croûte	1 tranche mince à une tranche épaisse

Planche 25 B : QUANTITÉS ALIMENTAIRES (suite)

FARINEUX OU LÉGUMES

Chips	1 petite poignée
Haricots blancs au beurre	3 à 4 cuil. à soupe
Haricots blancs à la crème	2 à 3 cuil. à soupe
Haricots blancs au lard	2 à 3 cuil. à soupe
Lentilles	3 à 4 cuil. à soupe
Spaghettis	1 petite assiettée
Pommes de terre à l'eau	3 moyennes (2 noix de beurre)
Pommes de terre frites	1 petite assiettée
Pommes de terre en purée	2 à 4 cuil. à soupe
Pois cassés	2 à 3 cuil. à soupe
Rizotto	2 à 3 cuil. à soupe

Légumes :

Asperges à la crème	3 à 5 moyennes
Asperges vinaigrette	5 à 7 moyennes
Aubergines farcies	1 moyenne
Carottes au jus	1 petite assiettée
Choux de Bruxelles	1 petite assiettée
Choux braisés	2 à 4 cuil. à soupe
Choux-fleurs	3 à 5 têtes
Courgettes à la provençale	1 petite assiettée
Endives au beurre	1 à 3 endives
Épinards	2 à 5 cuil. à soupe
Haricots verts	4 à 6 cuil. à soupe
Oignons en purée	1 à 3 cuil. à soupe
Petits pois au beurre	2 à 3 cuil. à soupe
Petits pois au jus	1 à 2 cuil. à soupe
Poireaux au gratin	1 petite assiettée
Salade cuite	4 à 5 cuil. à soupe
Salsifis à la crème	3 à 6 salsifis
Tomates à la poêle	4 à 6 cuil. à soupe

SALADES

Salade pissenlit au lard	1 petite assiette
Salade au roquefort	1 petite assiette
Salades vinaigrette	1 grande assiette

FROMAGES, DESSERTS OU FRUITS

Fromages :

Camembert	1/2 à 1/8e
Cantal	30 à 45 g
Chèvre frais	30 à 50 g
Chèvre Chavignolles	1/4 à 1/3
Fromage blanc sucré	2 à 3 cuil. à soupe
Fromage blanc non sucré	4 à 6 cuil. à soupe
Gervais	1/4 à 1/2
Petit suisse	1/2 à 1
Gruyère	30 à 45 g
Reblochon	30 à 45 g
Roquefort	1/2 à 1 plaquette
Yaourt	1 petit yaourt
Yaourt sans sucre	1 grand yaourt

Desserts :

Ananas frais nature	1/2 moyen
Ananas frais sucré	1/4 moyen
Beignets	1 à 3 petits
Chausson aux pommes	1/2 à 1
Chocolat	1/4 à 1/2 part tablette
Crème Chantilly	1/2 à 1 verre
Crème glacée	1 à 1 1/2 boule
Crème tranche napolitaine	1/2 à 2/3 de tranche
Flanc	1 petit triangle
Gâteaux secs	3 à 4
Œufs à la neige	3 à 4 (peu de crème)
Pain d'épices	1 tranche moyenne
Pain d'épices beurré	1 petite tranche
Pâtisserie	1 gâteau
Pommes au four	1 à 2
Tarte aux pommes	1/2 à 1 part
Sorbet au kirsch	1/2 à 1 verre

Fruits rafraichis :

Fruits au sirop	2 à 3 cuil. à soupe
Compote de fruits	3 à 4 cuil. à soupe
Salade de fruits	3 à 4 cuil. à soupe
Pruneaux au vin	3 à 5 pruneaux

Fruits :

Amandes	4 à 6
Banane	1 petite à 1 moyenne
Brugnons	1 à 2
Cerises	1 petite poignée
Abricots	2 à 3
Figues fraîches	1 à 2
Fraises	1 petite assiette
Fraises au sucre	5 à 7 moyennes
Noix sèches	3 à 5
Mandarine	1 à 3
Oranges	1 ou 2
Poire	1 moyenne
Pomme	1 à 2
Raisin	1 petite grappe

Notez que vous devez composer vos repas en évitant les cumuls qui font grossir. Si vous ave[z] choisi un hors-d'œuvre gras, ne prenez que le minimum de fromage, ou ne mangez qu'un ou deu[x] fruits ; s'il n'était composé que de crudités, vous pouvez consommer la quantité de fromage indiqué[e] ou un dessert de votre choix. Évitez de prendre du dessert quand vous avez mangé du fromage. [Si] vous voulez absolument terminer par du sucré, ne prenez, par exemple, qu'un seul gâteau sec, u[ne] seule tranche d'ananas, une seule cuiller à café pleine de confiture, etc.

CHAPITRE X

Apprenez à vous peser et à vous mesurer

1. La pesée : une véritable méthode d'amaigrissement

C'est le contrôle de votre poids, la prise de vos mensurations qui va vous permettre de mener à bien votre cure de reconditionnement psychophagique. **C'est sur cette base que repose mon système qui permet de faire la nique aux calories.**

Bien sûr, pour cela il vous faut un minimum d'organisation. Procurez-vous un pèse-personne dont la qualité est garantie par une marque réputée. Vous le mettez évidemment dans la salle d'eau ; bien en vue, pour qu'il soit un rappel à la vigilance. Vous vous procurez un centimètre souple de couturière, de teinte claire, bien lisible, et vous le suspendez à portée de votre main, car chaque matin vous vous en servirez. Enfin, disposez sur un meuble, ou mettez dans un tiroir la fiche de pesée que vous trouverez à la p. 249 de cet ouvrage, que vous pouvez détacher ou faire photocopier ; vous y joindrez un crayon à bille rouge. **Vous voici parfaitement équipé pour maigrir.**

Comment ces divers objets vont-ils me faire maigrir, direz-vous, alors que j'ai lu qu'il ne faut se peser que chaque semaine, ou une fois par mois? C'est ce que des médecins recommandent. Ils sont en contradiction avec notre système qui repose sur le contrôle journalier des résultats. Vous allez voir que ce système **constitue à lui seul une méthode d'amaigrissement extrêmement efficace.** Ne suivriez-vous que les conseils de ce chapitre que vous maigririez progressivement. C'est dire les résultats que vous pouvez attendre de la conjugaison du reconditionnement psychophagique et de ce que j'intitulerai « **l'auto-contrôle amaigrissant** ».

THEORIE

1. La prise de conscience des muscles du ventre

Vous avez vu ces athlètes au ventre sillonné par des reliefs musculaires ? Ce sont eux les hommes normaux, et non pas les jeunes garçons aux ventres lisses comme un œuf, candidats à l'obésité, et qui posent sans pudeur pour les slips des catalogues. Quant à la femme, quelque exercice qu'elle fasse, il n'est pas fort heureusement dans sa nature de montrer des reliefs virils ; une légère adipose, bien répartie et naturelle l'en préserve en adoucissant des formes qu'on s'accorde à trouver agréables.

Cependant, la femme possède les mêmes muscles que l'homme. Et ils lui servent aux mêmes choses ; il n'est pas jusqu'aux muscles sexuels qui n'aient quelque analogie (1). Sous le voile des revêtements, les muscles sont fermes et élastiques.

Sans décrire précisément les muscles du ventre, nous les avons déjà énoncés en traitant de la respiration (voir ch. VI), nous y reviendrons pour en préciser une autre fonction que celle de l'expiration : le maintien des organes digestifs.

Il est bon d'avoir toujours présent à l'esprit qu'entre la base du thorax (appendice xyphoïde), et le pubis (bas-ventre), il n'y a rien que ces muscles qui, s'entrecroisant, forment une paroi plus ou moins ferme, et par conséquent plus ou moins solide. Je me plais dans mes conférences à citer un passage saisissant d'un livre de Ruffier, un médecin culturiste comme il en faudrait tant. Je ne résisterai pas davantage à le reproduire tant il est démonstratif (2).

Parlant des troubles de la digestion, Ruffier déclare : *« L'estomac et l'intestin sont atteints de ptôses qui entraînent le déséquilibre et l'insuffisance des organes qui reposent sur eux. J'ai comparé cette dislocation de l'équilibre abdominal si fréquente, à ce qui se passe dans une valise dont le couvercle n'est pas bien fermé, avec des objets bien rangés et qui la remplissent complètement. Ces objets peuvent être fixés à leur place par de légères courroies intérieures qui figurent nos ligaments de suspension ; s'ils ne sont pas très bien rangés les uns contre les autres et si le couvercle par sa pression interne ne les maintient pas dans cet*

(1) Décrits par l'auteur dans *« Le comportement sexuel de la femme »* (N.O.E.).
(2) *« Traité de gymnastique médicale »* (Éditions Dangles). **Épuisé.**

2. Précisez d'abord vos objectifs

Pour réussir dans quelque domaine que ce soit, il faut se fixer un but. **Le vôtre est de maigrir,** ou de vous délivrer çà et là des amas cellulitiques qui déforment telle ou telle région de votre corps.

J'ai reproduit les mensurations qu'on peut considérer comme idéales pour la femme, selon le type morphologique dont elle se rapproche le plus (voir pages 228 et 229). Il s'agit de mensurations définies pour toutes les parties du corps, car extraites d'ouvrages consacrés à la transformation plastique par des exercices de culture physique localisés, notamment de « *Santé et Beauté plastique de la femme* ».

Notre objectif est ici différent, puisque, dans un premier temps, il ne s'agit que de retrouver un poids normal, ce qui, de toutes manières, vous acheminera vers les mensurations que je donne comme idéales. Mais quel est pour vous le poids normal ? C'est ce que nous allons d'abord essayer de définir.

3. Combien devez-vous peser ?

En principe, à moins que vous n'ayez été atteint d'obésité constitutionnelle, vous devez peser à 35 ans le même poids qu'à 22 ans, si vous êtes femme ; qu'à 25 ans, si vous êtes homme. Ce poids peut, tout en restant dans les normes, être accru de un kilo par dix ans d'âge ; plus un kilo par grossesse pour la femme. C'est-à-dire, que la femme de 45 ans, proche de la ménopause ne devrait pas, ayant eu deux enfants, accuser plus de 4 kg de plus par rapport à ce qu'elle pesait à 22 ans. Bien entendu, davantage de grossesses ne doivent pas influer en surcroît sur le poids.

Mais tout cela en réalité n'est que de la théorie, et les morphologues ont bonne mine de vouloir établir pour la femme, cet être si déroutant et délicieusement malléable, à sa place, les mensurations qu'elle devrait avoir. Si nous l'avons fait, c'est purement à titre indicatif. Car, **quelle est la femme qui ne sait pas quel poids elle devrait faire,** combien elle devrait mesurer de tour de taille ou de hanches ?

C'est donc en définitive à vous **de savoir combien vous avez à perdre de kilos si vous devez maigrir.** Dites-vous bien que votre poids idéal, c'est celui avec lequel « vous êtes bien dans votre peau »,

Planche 26 A : VOS MENSURATIONS PERSONNALISÉES

MENSURATIONS IDÉALES SELON VOTRE TYPE MORPHOLOGIQUE (1)

TYPE MANNEQUIN

TAILLE	156	158	160	162	164	166	168	170	172	174
Cou	29,2	29,6	30	30,4	30,8	31,2	31,6	32	32,4	32,6
Epaules	96	97	98	99	100	101	102	103	104	105
Poitrine	84	85	86	87	88	89	90	91	92	93
Thorax	75	76	77	78	79	80	81	82	83	84
Thorax	68	69	70	71	72	73	74	75	76	77
Ceinture	54	55	56	57	58	59	60	61	62	63
Hanches	85	86	87	88	89	90	91	92	93	94
Bras	26,2	26,6	27	27,4	27,8	28,2	28,6	29	29,4	29,8
Av. bras	22,2	22,6	23	23,4	23,8	24,2	24,6	25	25,4	25,8
Cuisse	46	47	48	49	50	51	52	53	54	55
Genou	33,2	33,6	34	34,4	34,8	35,2	35,6	36	36,4	36,8
Mollet	29,2	29,6	30	30,4	30,8	31,6	31,6	32	32,4	32,8
Cheville	16	16,2	16,4	16,6	16,8	17	17,2	17,4	17,6	17,8
Poids	47,8	49,4	51	52,5	54,2	55,8	57,4	59	60,6	62,2

Taille moyenne ou grande, mince, membres inférieurs longs

TYPE MEDITERRANÉEN

TAILLE	150	152	154	156	158	160	162	164	166
Cou	30	30,4	30,8	31,2	31,6	32	32,4	32,8	33,2
Epaules	94	95	96	97	98	99	100	101	102
Poitrine	90	91	92	93	94	95	96	97	98
Thorax	82	83	84	85	86	87	88	89	90
Thorax	74	75	76	77	78	79	80	81	82
Ceinture	52	53	54	55	56	57	58	59	60
Hanches	88	89	90	91	92	93	94	95	96
Bras	26	26,4	26,8	27,2	27,6	28	28,4	28,8	29,2
Av. Bras	22	22,4	22,8	23,2	23,6	24	24,4	24,8	25,2
Cuisse	48	49	50	51	52	53	54	55	56
Genou	33	33,4	33,8	34,2	34,6	35	35,4	35,8	36,2
Mollet	31	31,4	31,8	32,2	32,6	33	33,4	33,8	34,2
Cheville	16,6	16,8	17	17,2	17,4	17,6	17,8	18	18,2
Poids	46	49,2	50,4	52,6	54,8	57	57,2	59,4	62,6

Taille petite ou moyenne, membres inférieurs plus courts

MENSURATIONS IDÉALES SELON VOTRE TYPE MORPHOLOGIQUE (1)

TYPE SPORTIF

TAILLE	158	160	162	164	166	168	170	172	174
Cou	31,6	32	32,4	32,8	33,2	33,6	34	34,4	34,8
Epaules	99	100	101	102	103	104	105	106	107
Poitrine	87	88	89	90	91	92	93	94	95
Thorax	79	80	81	82	83	84	85	86	87
Thorax	69	70	71	72	73	74	75	76	77
Ceinture	59	60	61	62	63	64	65	66	67
Hanches	89	90	91	92	93	94	95	96	97
Bras	28,6	29	29,4	29,8	30,3	30,6	31	31,4	31,8
Av. Bras	23,4	24	24,4	24,8	25,2	25,6	26	26,4	26,8
Cuisse	51	52	53	54	55	56	57	58	59
Genou	36,6	37	37,4	37,8	38,2	38,8	39	39,4	39,8
Mollet	33,6	34	34,4	34,8	35,2	35,6	36	36,4	36,8
Cheville	18,4	18,6	18,8	19	19,2	19,4	19,6	19,8	20
Poids	51,2	53	54,8	56,6	58,4	60,2	62	63,8	65,6

Taille moyenne ou grande, membres inférieurs longs

TYPE NORDIQUE

TAILLE	160	162	164	166	168	170	172	174
Cou	32	32,4	32,8	33,2	33,6	34	34,4	34,8
Epaules	103	104	105	106	107	108	109	110
Poitrine	93	94	95	96	97	98	99	100
Thorax	85	86	87	88	89	90	91	92
Thorax	77	78	79	80	81	82	83	84
Ceinture	65	66	67	68	69	70	71	72
Hanches	93	94	95	96	97	98	99	100
Bras	30	30,4	30,8	31,2	31,6	32	32,4	32,8
Av. Bras	24	24,4	24,8	25,2	25,6	26	26,4	26,8
Cuisse	55	56	57	58	59	60	61	62
Genou	39	39,4	39,8	40,2	40,6	41	41,4	41,8
Mollet	36	36,4	36,8	37,2	37,6	38	38,4	38,8
Cheville	21,6	21,8	22	22,2	22,4	22,6	22,8	23
Poids	58	59,8	61,6	63,4	65,2	67	68,8	70,6

Taille grande, membres inférieurs longs

(1) Extrait de « *Santé et beauté plastique de la femme* » (La Pensée moderne).

ordre, ils échappent plus ou moins à la contrainte de leurs courroies particulières, se délogent de leur place et se mêlent en un hétéroclite amas. Le bon couvercle sur un bon rangement est donc la condition nécessaire d'une valise bien faite, comme une bonne paroi musculaire de l'abdomen conditionne l'équilibre, la tonicité et le bon fonctionnement des organes qu'il contient... »

2. Le mécanisme des ptôses

Les organes sont donc maintenus dans la cavité abdominale par la paroi musculaire du ventre. Ils reposent sur le coussin que forme en bas de la cavité le plancher pelvien. Lorsque l'intestin trouve un point d'appui solide, les organes sont forcés de remonter dans le tube abdominal. Si le périnée est effondré, l'intestin s'écroule. D'autre part, l'atonie des organes abdominaux étant généralement solidaire, l'estomac ptôsé et descendu, pèse lourdement sur l'intestin en appuyant sa masse vers le bas.

L'intestin normal encadre l'intestin grêle avec le côlon ascendant, le côlon transverse et le côlon descendant qui, normalement, forment des lignes droites. Mais il est fréquent que dans un ventre dessanglé le côlon ascendant et le cæcum glissent dans le bas de la fosse iliaque droite; (voir Pl. 31 p. 255). L'angle droit inférieur sous-hépatique fléchit vers la crête iliaque (bassin), alors qu'il devrait rester suspendu sous les dernières côtes. Les ptôses de l'angle gauche du côlon sont plus rares, le côlon étant soutenu à cet endroit par des ligaments sustentateurs. Mais entre ces deux angles se trouve le transverse qui traverse le ventre au niveau de l'ombilic. Or, il n'est pas rare de trouver à la radio un transverse déformé qui descend jusqu'au pubis.

Ce phénomène peut s'observer chez de nombreuses jeunes filles et jeunes garçons au thorax étriqué — l'ampleur du thorax aspire vers le haut les viscères abdominaux — dont on remarque un ballonnement caractéristique du ventre sous l'ombilic, alors que la poitrine est creusée. La masse abdominale s'est déjà écroulée.

Chez l'obèse le même phénomène est dissimulé par l'adipose, malgré que — momentanément — une graisse dense puisse se

à l'aise dans vos mouvements, mais aussi quand vous sortez de table et nullement complexée quand vous passez un pantalon ou essayez une robe.

Chez l'homme, les mensurations que je donne sont athlétiques, car c'est la nature de l'homme que **de posséder des muscles bien développés.** En s'y efforçant, il se rapproche nécessairement des canons de la beauté mâle, avec un ventre plus musclé que bedonnant. C'est la raison qui nous incite, dans cette partie de l'ouvrage, à nous adresser plus spécialement à la femme.

4. Maigrissez progressivement, mais régulièrement

Vous pouvez avoir deux kilos à perdre, mais il se peut aussi que vous en ayez dix ou quinze. L'âge entre également en considération. Après 40 ans, et surtout après la ménopause, **l'amaigrissement doit être plus progressif.** Si vous avez mis dix ans pour grossir, **vous pouvez mettre dix mois pour maigrir.** et vous gagnerez finalement dix ans de jeunesse.

N'essayez pas, par conséquent, de maigrir trop vite. Ce serait dangereux pour votre santé, mais aussi pour votre plastique, car les téguments n'auraient pas le temps de se réadapter à votre nouvelle forme après la distension qu'ils auraient subie pendant des mois et des années. Il y a aussi une période d'adaptation et de démarrage de la ligne descendante du poids que vous ne devez pas ignorer. Il se peut que les quinze premiers jours de la cure ne déclenchent aucun amaigrissement mesurable. C'est que les liquides en stagnation, les toxines **s'éliminent plus difficilement au début,** par suite de la paralysie des émonctoires qu'il faut réveiller. Si vous devez par exemple perdre 10 kg, **ne vous fixez pas un objectif trop rapproché,** et même, procédez par paliers. Dites-vous d'abord : « *je vais perdre 5 kg* ». Puis, quand vous les aurez perdus, dites-vous : « *je vais encore perdre 3 kg* » ; enfin, vous vous efforcerez de perdre les deux kilos restants, tranquillement, **sur plusieurs mois si vous voulez recommencer à manger davantage.**

Mes tables de mensurations peuvent vous être d'un grand secours. Vous remarquerez, par exemple, que pour une taille de 166 cm, je donne 63 kg pour le type nordique, et 55 kg pour le type mannequin. Efforcez-vous donc de passer du type nordique au type sportif, puis au type méditerranéen ou mannequin en ce qui concerne le poids.

substituer au muscle pour maintenir les organes. C'est une raison, dans les cures d'amaigrissement, pour remplacer cette graisse par une musculature dense et tonique.

3. Les conséquences du désordre abdominal

Une paroi musculaire ventrale, ferme et résistante réduit la poche stomacale aux dimensions qu'elle doit garder. La contraction des fibres musculaires lisses de l'estomac se trouve alors épaulée par celle des muscles striés, ce qui produit des effets énergiques sur l'évacuation des aliments dans le pylore.

La dilatation de l'estomac provient donc de ce manque de contention dont l'atrophie des muscles est responsable, mais cause aggravante, de l'abus de nourriture qui favorise la distension d'un organe dont l'expansion ne trouve devant elle aucune barrière.

L'organe voisin, le foie, a normalement 11 cm de hauteur. Mais comme tout organe malmené, il se défend en augmentant de volume ; il se congestionne atteignant 15-16 cm et plus. Ce qui réduit encore l'espace intra-abdominal et tend à accroître la poussée intérieure des viscères.

Ces effets mécaniques se trouvent aggravés par deux affections, courantes dans les surcharges graisseuses et cellulitiques : la constipation et l'aérophagie.

4. La constipation

Le Dr Chauvois, dans un ouvrage maintenant épuisé, a bien montré comment la distension abdominale pouvait être liée à l'excès de nourriture, insistant sur les selles abondantes qu'entraîneraient ces excès et qui ne signifieraient pas que ces sujets ne soient pas des constipés qui s'ignorent. *« Il est de toute importance* — dit-il — *de bien connaître que quantité de gens sont constipés sans le savoir. Allant quotidiennement à la garde-robe, ils s'imaginent suffire ainsi à leur fonction d'exonération ; or, bien souvent, cette garde-robe quotidienne est en réalité insuffisante pour le sujet en question, car il y a là une équation individuelle qui rend assez variable d'un sujet à l'autre le volume des matières*

Il vous serait impossible d'« étaler » votre amaigrissement avec un régime insipide, **car vous ne pourriez le prolonger.** Mais vous pouvez facilement suivre les lois du reconditionnement psychophagique **qui vous permet de maigrir progressivement.** Donc, vous avez vous-même précisé le poids que vous devez perdre. Il vous reste à estimer le temps que vous mettrez pour y parvenir.

Posons en principe que **vous pouvez en 6 semaines perdre de 2 à 4 kg,** davantage si votre excédent de poids dépasse 10 kg. Mais dans ce cas, il serait imprudent de vouloir mettre moins de six mois pour retrouver votre poids normal. Étant vraiment obèse, pesant 20 kg de trop, avez-vous songé qu'en perdant seulement 800 g par mois, vous retrouveriez une forme normale en deux années seulement, alors que vous auriez pu rester obèse pendant toute votre vie, qui eut été d'ailleurs écourtée ? Si vous n'avez que quelques kilos à perdre, de 2 à 6, vous vous en débarrasserez plus ou moins vite selon votre tempérament, mais disons **que vous obtiendrez satisfaction en moins de trois mois** (six à huit semaines pour les petites surcharges).

Mais de grâce, ne faites pas comme cette élève en culture physique que je dus ranimer au sortir d'une sauna. Sans rien dire, depuis plus de dix jours elle ne mangeait pratiquement plus afin de pouvoir, à une date rapprochée, entrer dans une robe qu'elle voulait absolument mettre pour se rendre à une soirée !

5. Les mensurations que vous devez faire

De même que vous n'ignorez pas le poids que vous devriez faire, **vous savez quel doit être votre tour de taille.** Un excellent test qui renforcera vos motivations : essayez de retrouver un pantalon, ou une jupe, laissé de côté depuis longtemps, mettez ce vêtement, ou plutôt, essayez ! Vous ne pourrez certainement pas boutonner la ceinture, si vous avez pris quelques kilos. Constatez le désastre, en mesurant l'écart qui sépare le bouton de la boutonnière. Mais ne vous désespérez pas ! Dans quelques semaines, non seulement vous pourrez remettre ce vêtement, mais vous serez dans l'obligation de faire reprendre la ceinture de ceux que vous portez aujourd'hui. C'est à partir du tour de taille idéal, celui que vous devez obtenir, que vous allez déterminer les autres mensurations, **celles que vous prendrez chaque jour,** ou celles que vous ne prendrez que de temps à autre.

à évacuer chaque jour. D'aucuns, à développement intestinal réduit, à petit estomac et petits intestins, ayant, avec une digestion rapide et parfaite, des besoins alimentaires restreints, se suffisent avec une exonération de volume souvent moitié moindre que d'autres à intestins longs et distendus, habitués à des ingestions alimentaires surabondantes. Ces derniers, victimes d'un appétit surentraîné, d'une irritation et d'un excès de volume digestifs qu'il leur faut contenter, demandent aussi, pour être exonérés, une évacuation quotidienne de masse bien supérieure à ceux heureusement pourvus d'organes restreints et bien tenus (...) Nous disons bien, qu'allant quotidiennement à la garde-robe, certains n'en sont pas moins de grands constipés, puisque leur évacuation est tout de même pour eux journellement insuffisante. »

Selon Chauvois, cet état se révèle par des alternatives d'évacuation abondante qui indiquent que les selles n'ont pas été suffisantes, et des constipations larvées où elles sont insuffisantes, constituées d'un mélange de matières molles et en billes dont l'exonération est difficile et longue. Certains signes sont révélateurs de cet état : langue chargée le matin, manque d'entrain, maux de tête, certains jours, état nauséeux et inappétence en sont les principaux indices. La défaillance des muscles abdominaux est la cause de presque toutes les misères physiologiques qui affectent la fonction intestinale. Lorsque le ventre est ferme et musclé, il appuie sur la masse des viscères qu'il maintient en place. Ses contractions massent directement l'intestin grêle, cependant que la paroi musculaire interne empêche les dilatations anormales, s'oppose au désordre des circonvolutions et maintient la pression intra-abdominale. La même action se fait sentir sur le parcours du gros intestin qui encadre l'intestin grêle.

Dans nos méthodes de relaxation psychosomatique se trouve inclus un enregistrement destiné à combattre la constipation. L'utilisant à Vichy, le Dr Apperçé a pu observer qu'il apporte une intéressante contribution au traitement de la constipation. Dans un livre, maintenant épuisé, je développais l'action psychosomatique qui permet de libérer cette fonction de ses spasmes : *« ... Cherchez à délimiter le parcours du gros intestin. Vous devez « voir » le côlon ascendant, le côlon transverse, le côlon descendant*

Vous n'ignorez pas que dans les concours de beauté féminine, celles qui les remportent montrent généralement une différence de 30 cm entre le tour de taille et le tour de poitrine. Mais cela n'est pas absolu. Une femme peut n'avoir qu'une différence entre ces mesures de 20 cm à 25 cm et être encore plus attractive ; **à chacune sa morphologie et ses charmes personnels.** Mais il est un fait : chez la femme, la taille n'est jamais trop fine. Aussi, c'est à partir du tour de taille que vous savez devoir être le vôtre, que vous établirez le tour de poitrine qu'il vous faudrait posséder. Voici un exemple : Vous mesurez 166 cm et vous pensez que, pour être conforme à vos aspirations, vous devriez réduire votre tour de ceinture à 62 cm. Il vous faudrait donc avoir 62 + 30 = 92 cm de tour de poitrine. Or, ce tour de poitrine, que vous l'ayez ou non, **correspond à votre tour de hanches.** Cela veut dire que vous devrez non seulement vous efforcer de réduire votre tour de taille à cette dimension de 62 cm, mais aussi votre tour de hanches s'il dépasse 92 cm. Pensez-vous que vous ne pouvez descendre à 62 de tour de taille ? Fixez-vous 2, 3, 4 cm de plus, **mais pas davantage.** Alors, pour que votre corps ne perde rien de sa séduction, ne maigrissez pas trop des hanches ; qu'elles conservent un minimum d'écart avec votre tour de taille.

En principe, le tour de cuisse pris à sa partie supérieure (voir le tableau 27, p. 237), doit faire dix centimètres de moins que le tour de taille, mais ce n'est pas absolu. Quant au genou **que je ne vous demanderai de ne mesurer que si vous avez de la cellulite,** de vous donner ses mesures est inutile ; vous savez fort bien si vos genoux sont trop gros ou pas. Dans la première hypothèse, il est probable qu'ils sont gros par localisation à leur partie interne d'une cellulite douloureuse au pincement. C'est pourquoi la mesure de genou dans la cure est importante.

En possession de ces données, mesurez-vous aux régions indiquées et transcrivez sur une fiche, que vous daterez, vos mensurations actuelles : **tour de taille, de hanches, de cuisse (droite), de genou (droit).** Inutile de prendre vos autres mensurations ; elles évolueront d'elles-mêmes agréablement. Quand vous allez avoir perdu vos kilos superflus il ne s'agira plus que de faire une culture physique destinée à modeler chaque région de votre corps, pour le rendre encore plus harmonieux et en raffermir les chairs (1).

(1) *« L'Esthétique corporelle »* (Éditions Dangles).

(revoir Pl. 13, p. 137). Lorsque vous serez à la garde-robe, faites un effort imaginatif interne pour pousser les matières accumulées dans le tube intestinal. Vous devez « voir » le transit s'effectuer. En même temps décontractez votre intestin et surtout l'anus et les muscles qui l'entourent, comme si réellement la défécation s'effectuait. Vous parviendrez par cette concentration associée à l'art de vous détendre, à commander exactement à votre intestin, à ses muscles lisses exactement comme vous commandez à vos muscles striés ; vous serez maître du péristaltisme intestinal. A ce moment vous irez à la selle pleinement et lorsque vous le désirerez. »

5. L'aérophagie, cette affection des ventres mous

Le médecin ne sait que donner des spécialités à base de charbon ou autres assimilés pour combattre l'aérophagie, cette manifestation de la mauvaise digestion si pénible et parfois douloureuse, ou simulant les symptômes de l'atteinte cardiaque. Mais les remèdes dont on constate qu'ils soulagent ne suppriment pas les causes.

Si nous avons d'abord traité de la constipation, c'est que l'accumulation des matières favorise la rétention des gaz dans le tube digestif, donc, ce qu'on nomme le météorisme.

Cette brève étude de l'aérophagie va aussi nous permettre de souligner le rôle du foie dans la neutralisation des poisons et de faire comprendre comment il succombe dans sa fonction antitoxique quand il y a accumulation de toxines dans l'intestin.

La production de gaz dans le tube digestif est normale. Ainsi dix grammes d'amidon libèrent dix-huit litres de gaz. Mais ces gaz, chez la personne en bonne santé, n'ont pas besoin d'être expulsés ; ils se résorbent naturellement sans provoquer aucune gêne. Voyons pourquoi.

Lorsque les aliments sont mal digérés, mal assimilés, cela provoque un encrassement du tube digestif, un développement microbien excessif. On sait que ce sont les microbes qui attaquent la cellulose dans le gros intestin ; la cellulose des végétaux est transformée par les bactéries de la flore intestinale. Cette transfor-

Planche 27 : **MENSURATIONS DE L'HOMME NORMALEMENT MUSCLÉ**

TAILLE (en cm)	**POIDS** (en kg)	**ÉPAULES** (en cm)	**HANCHES** (en cm)	**POITRINE** (en cm)	**CEINTURE** (en cm)	**COU** (en cm)	**BRAS** (en cm)	**MOLLET** (en cm)	**CUISSE** (en cm)	**AVANT-BRAS** (en cm)
165	65	115	90	100	70	37	37	37	55	31
166	66,2	116	90,5	101	71	37,3	37,3	37,3	55,5	31,1
167	67,4	117	91	102	72	37,6	37,6	37,6	56	31,2
168	68,6	118	91,5	103	73	37,9	37,9	37,9	56,5	31,3
169	69,8	119	92	104	74	38,2	38,2	38,2	57	31,4
170	71	120	92,5	105	75	38,5	38,5	38,5	57,5	31,5
171	72,2	121	93	106	76	38,8	38,8	38,8	58	31,6
172	73,4	122	93,5	107	77	39,1	39,1	39,1	58,5	31,7
173	74,6	123	94	108	78	39,4	39,4	39,4	59	31,8
174	75,8	124	94,5	109	79	39,7	39,7	39,7	59,5	31,9
175	77	125	95	110	80	40	40	40	60	32
176	78,2	126	95,5	111	81	40,3	40,3	40,3	60,5	32,1
177	79,4	127	96	112	82	40,6	40,6	40,6	61	32,2
178	80,6	128	96,5	113	83	40,9	40,9	40,9	61,5	32,3
179	81,8	129	97	114	84	41,2	41,2	41,2	62	32,4
180	83	130	97,5	115	85	41,5	41,5	41,5	62,5	32,5
181	84,2	131	98	116	86	41,8	41,8	41,8	63	32,6
182	85,4	132	98,5	117	87	42,1	42,1	42,1	63,5	32,7
183	86,6	133	99	118	88	42,4	42,4	42,4	64	32,8
184	87,8	134	99,5	119	89	42,7	42,7	42I7	64,5	32,9
185	90	135	100	120	90	43	43	43	65	33

mation donne naissance à des fermentations acides facilement résorbées dans un tube digestif sain. Mais lorsque le gros intestin est encombré de matières qui y séjournent, lorsque ses parois sont encroûtées par des matières dures provenant d'aliments, en particulier des amidons non digérés, cela donne lieu à des fermentations excessives qui, remontant le tube digestif, parviennent jusque dans l'intestin grêle. Il y a production abondante de gaz.

Nous verrons que dans la sédentarité musculaire le foie n'accomplit plus qu'imparfaitement ses fonctions. Alors le cercle vicieux est formé. L'insuffisance de la chasse biliaire qui retarde la digestion des aliments augmente les fermentations et favorise la putréfaction des aliments d'origine animale. A tous les stades de la digestion, il peut se produire des fermentations excessives qui se traduisent finalement par un retour de transit, qui augmente les fermentations et putréfactions pour donner naissance à des gaz qui ne peuvent être résorbés par suite de leur abondance. C'est ainsi que le défaut de mastication des amidons — du pain en particulier — empêche la ptyaline d'exercer son action et les fait séjourner excessivement dans l'estomac d'où ils sont évacués insuffisamment digérés. On en retrouve les colles jusque dans le gros intestin ; la digestion microbienne débordée favorise l'accumulation de poisons violents. Alors, les amidons et les sucres produisent de l'alcool éthylique sous l'effet des fermentations ; on peut devenir alcoolique sans absorber de boissons alcoolisées. D'autre part, tous ces poisons issus des fermentations et putréfactions surchargent la glande hépatique dont ils altèrent les cellules et passent dans le sang, ce qui l'appauvrit. On peut encore déterminer une autre raison de la rétention des gaz ; elle est circulatoire.

C'est à travers les muqueuses et sous l'action de la circulation que les gaz se résorbent. Quand le système circulatoire hépatique fonctionne normalement, il se fait une résorption physiologique des gaz. Mais le sang ne fixe l'acide carbonique et les autres gaz que lorsqu'il a conservé son intégrité. Un sang pauvre, état aggravé par le manque de perméabilité des muqueuses intestinales encrassées par le barrage d'un foie surmené, ne peut fixer les gaz en quantité suffisante ; de là l'une des causes essentielles du météorisme ou rétention des gaz.

Planche 28 : LES MENSURATIONS A PRENDRE POUR MAIGRIR

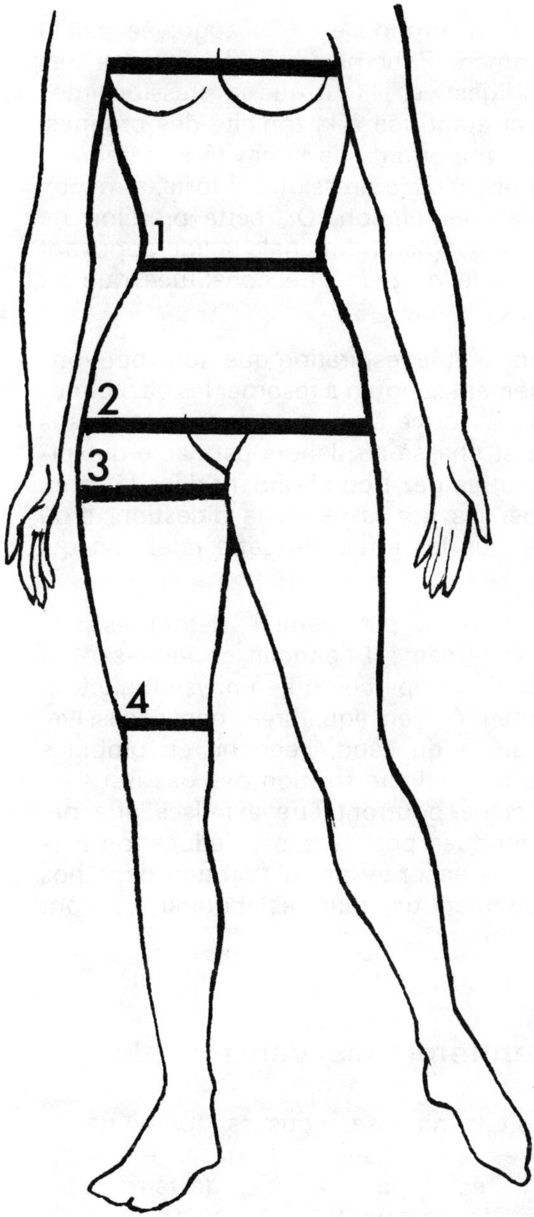

Votre premier objectif étant de maigrir, vous pouvez négliger de prendre votre tour de poitrine qui n'est signalé qu'à titre indicatif.

Prenez au moins chaque jour votre TOUR DE TAILLE (voir chap. 10) et, de temps à autre, votre TOUR DE HANCHES et le TOUR DE CUISSE; si vous avez de la cellulite, le TOUR DE GENOU.

Vous devez constater chaque semaine que votre tour de taille a diminué, en même temps que votre poids.

Pour prendre les mensurations, mesurez 2 ou 3 fois successivement la même région, muscles légèrement contractés. Ne retenez que la mesure la plus forte aux niveaux indiqués sur le dessin. Vous vous rappellerez facilement de votre tour de taille et de votre tour de hanches de la veille, mais inscrivez en début de cure, et chaque semaine, les 4 mesures fondamentales pour maigrir.

Chaque jour, selon que vous ne maigrissez pas assez vite, ou trop rapidement, vous réduisez la quantité de nourriture ou vous l'augmentez légèrement si la perte de poids dépasse la moyenne de 150 g par jour.

NOTA. — **Il n'est pas nécessaire de mesurer chaque jambe.**

Cette incapacité à cette résorption est très aggravée par la laxité de la paroi de l'abdomen. Pour permettre le passage des gaz à travers la muqueuse digestive, il faut que la pression intérieure soit suffisante, celle-ci étant liée à la tonicité des organes, aux diamètres plus ou moins importants de la cavité abdominale. Plus ces diamètres sont réduits, plus la pression est forte, et mieux les gaz sont chassés dans la circulation. Or, cette pression ne peut être exercée que par une sangle abdominale solide appuyant fermement sur les viscères ; elle ne peut être constituée que de muscles.

C'est encore par l'exercice et la respiration que nous pouvons développer l'aptitude de l'élément sanguin à résorber les gaz. Effectivement, l'acide carbonique se forme au niveau de tous les tissus pour être repris par le sang et chassé au dehors par l'acte d'expiration. Lorsqu'il est avec d'autres gaz trop abondant dans le sang, celui-ci se refuse à absorber les gaz issus de la digestion, d'où dilatation du tube digestif sous les effets de cette rétention qui devient permanente.

L'exercice généralisé, la course par exemple, détruit les poisons du sang et l'oxygène fortement ; il l'enrichit en favorisant la fixation de l'hémoglobine. Et l'on s'aperçoit qu'en physiologie tout se tient, puisqu'une alimentation bien équilibrée, non excessive, riche en fer améliore la qualité du sang, l'enrichit en globules rouges pour lui permettre une meilleure fixation des gaz issus de la digestion. Et que ceux-ci ne pourront être expulsés que par des expirations profondes rendues possibles par l'éducation respiratoire à laquelle nous avons accordé tant d'attention dans nos méthodes, et par le développement des muscles abdominaux dont nous allons bientôt nous entretenir.

6. L'amidonnisme, ennemi des ventres plats

Le sucre, autrement dit le glucose, nous est fourni par le sucre industriel qui exerce ses ravages sur les diastases, et par les produits amylacés : farines, céréales, pain, pommes de terre, pâtes alimentaires, etc. Même les légumes verts en contiennent, mais dans une proportion moindre.

6. Battez-vous avec votre pèse-personne

Vous allez chaque matin monter sur votre pèse-personne afin de contrôler votre poids. **Vous le ferez en observant toujours les mêmes conditions.** Si vous prenez un jus de fruits en vous levant, pesez-vous toujours après ou avant. Peu importe que vous vous pesiez au saut du lit, ou après avoir satisfait à l'exonération matinale, ou avant le petit déjeuner, si on vous l'apporte au lit.

Pesez-vous **en nudité totale.** Que vos pieds soient bien parallèles sur votre pèse-personne, sans qu'ils appuient davantage des talons ou des pointes.

Demain, vous devrez constater que votre cadran, par rapport à la veille, se dirige vers la droite, **donc que vous avez tendance à maigrir.**

Mais c'est le matin, après la pesée, en faisant votre toilette **que vous devez fixer la manière dont vous allez vous nourrir dans la journée.** Ce que vous mangerez le midi et le soir pour ne plus grossir, ou pour maigrir encore. Et c'est votre pèse-personne qui va vous y aider, **en vous incitant à manger encore moins,** ce dont vous ne souffrirez pas, le reconditionnement psychophagique freinant votre appétit sans que vous n'en éprouviez ni fatigue ni anxiété.

A partir du dixième ou quinzième jour, **transcrivez votre poids chaque jour,** selon les indications figurant en face de la feuille de pesée (voir p. 249). Vous le faites au crayon rouge pour qu'il n'y ait pas confusion avec l'exemple donné. Il se peut que certain jour la ligne remonte légèrement. Ne vous en inquiétez pas, **mais diminuez davantage la ration habituelle,** en avantageant les crudités au détriment des mets sucrés que vous ne devez consommer que très modérément. Revoyez alors les tables-guide pour bien vous imprégner de mes principes. Et, le lendemain, la ligne recommencera à descendre.

Vous devez perdre ainsi régulièrement, à partir du dixième jour, **un minimum de 50 à 80 g par jour ;** mais vous pouvez aller jusqu'à 120 g sans inconvénient pendant les 25 jours de la feuille de pesée. Maigrir de 4 à 6 kg en 40 jours n'est pas excessif.

Or, les hydrates de carbone sont l'aliment de l'énergie. Si la dépense musculaire est modérée, il n'y a pas lieu d'en consommer une grande quantité.

Lorsque les amidons et fécules sont introduits avec excès dans la ration, c'est le cas des gros mangeurs de pain, le foie dont l'une des fonctions est d'emmagasiner le glucose en le transformant en glycogène se trouve vite surchargé. Surtout quand la demande formulée par la contraction musculaire est insignifiante.

Or, ce sont les grosses nourritures, les farineux, qui se consomment le plus facilement en grandes quantités : frites — haricots — pain — sablés et feuilletés de pâtisserie, etc, qui apportent le plus de sucres, dont on sait qu'ils se transforment en graisses.

Par contre, fruits et légumes frais ne contiennent proportionnellement que peu d'hydrates de carbone, bien que leur consommation normale apporte à l'organisme une ration de sucres naturels plus facilement assimilables que ceux fournis par les sucres industriels, les farines et fécules.

L'abondance de ces matières amylacées fait qu'elles ne peuvent toutes être assimilées et que leurs résidus finissent par tapisser le tube digestif de colles qui s'opposent au transit normal du bol alimentaire, ainsi qu'aux mécanismes normaux des fonctions assimilatrices. C'est alors que se développe ce que les naturopathes appellent l'amidonnisme, ou encrassement des organes digestifs par le résidu des amidons. Cet état favorise, par stagnation de ces résidus et par retardement du transit, les fermentations intestinales qui donnent naissance à des poisons et augmentent le volume des gaz.

De là à jeter l'anathème sur tous les aliments à base de fécule et d'amidon, il n'y avait qu'un pas à franchir. Nous n'irons pas jusque-là. Car s'il est exact que nous ne possédons pas, comme les oiseaux, un jabot-germoir pour digérer les graines de céréales, il n'empêche que la ptyaline accomplit déjà une transformation efficace des hydrates de carbone quand la mastication est correcte, et que ce sont surtout les quantités excessives de cette catégorie d'aliments qui sont responsables de sa mauvaise assimilation et des résidus qu'elle laisse. D'autre part, il ne faut pas tout rejeter sur la manière de s'alimenter quand il s'agit de troubles de la digestion et de la nutrition, ou de l'intoxication organique. Un exercice suffisant fait un puissant appel de matériaux nutritifs,

7. Comment maigrir en se pesant

C'est de vous peser qui va vous faire maigrir. Mon système repose sur la réduction de la ration alimentaire dans le respect de l'équilibre des divers nutriments. Le freinage de l'appétit facilite cette réduction quantitative. Mais où doit se réduire encore cette ration, et comment l'accroître si elle vous faisait maigrir plus vite que je vous l'ai indiqué. **C'est la pesée qui va vous fournir les indications nécessaires.**

Vous ne devez pas perdre moins de 50 à 80 g par jour, ce qui correspond à 2 à 3 kg par mois environ. Cependant, je vous l'ai précisé, il se peut que pendant les quinze premiers jours vous n'observiez pas de chûte de poids. Aussi, je vous demanderai de ne commencer à établir votre diagramme de pesée **qu'à la suite de dix jours de cure.** C'est après ce laps de temps qu'une diminution régulière du poids s'amorcera. Toutefois, vous constaterez sans doute que votre tour de taille tend à diminuer ; vous vous sentirez « moins gonflée ».

Vous êtes sur votre pèse-personne. En inclinant la tête, vous apercevez les chiffres dans le cadran. Vous avez certainement de gros chiffres marqués de 0 à 120 kg, de 10 en 10. Chaque trait correspond à 1 kg, un trait plus visible et un chiffre plus petit indiquent le poids intermédiaire entre les décimales : 5, 15, 25 kg, etc. Donc entre le gros et le petit chiffre, l'espace correspond à 5 kg, représentés par 5 graduations. **C'est dans cet espace que vous allez chaque jour vous battre avec votre pèse-personne.** Voyons comment. Admettons que vous pesiez 72 kg et que vous deviez descendre à 64 kg, ce qui vous fait 8 kg à perdre.

Vous n'allez pas viser tout de suite les 64 kg, mais vous efforcer de descendre en dessous de 70. Pour cela, vous vous acharnerez à ce que le cadran de votre appareil ne se dirige jamais vers la gauche, ce qui élèverait votre poids, mais vers la droite, **ce qui indique qu'il diminue.** Dans ce cas, le gros chiffre de 70 se rapproche du milieu du cadran repéré par une ligne. Vous voyez d'un coup d'œil, si cette ligne se rapproche du petit chiffre 75, ou si elle s'en éloigne.

Chaque jour en vous pesant, il faut que vous ayez la joie de vous rapprocher — même insensiblement — du chiffre inférieur. Avez-vous atteint le chiffre inférieur 70, vous allez maintenant viser le petit chiffre : 65. Et bientôt, vous atteindrez le milieu entre ces deux chiffres, c'est-à-dire : 67,5 kg. **Il faut alors que la ligne se rapproche davantage de 65 que de 70.** Vous continuez ainsi jusqu'à la normalisation de votre poids.

mais surtout des hydrates de carbone dont les muscles ont alors un pressant besoin. Dans ce cas, il ne peut y avoir encombrement. C'est prendre le problème à l'envers que de supprimer à l'excès les hydrates de carbone quand on ne fait ni culture physique ni sport.

7. Le ventre ballonné des obèses

L'encombrement de l'intestin, l'amidonnisme qui favorise une production massive de gaz, la pauvreté du sang et la réduction chez le sédentaire de la ventilation pulmonaire font que se produit sur les parois internes du ventre une poussée qui s'exerce du dedans vers le dehors, qui augmente l'espace intra-abdominal dans tous ses diamètres. Sous cette poussée liée à l'inaction habituelle des muscles qui devraient former une solide cuirasse, le ventre finit par se distendre. Et c'est cette distension qui permet celle des organes. Mais les organes digestifs prenant de l'ampleur, il est compréhensible qu'ils demandent à être remplis ; car il est probable que c'est leur vacuité qui stimule le centre de la faim, et leur remplissage qui stoppe l'appétit par intervention du centre de la satiété, quand la sensation bien connue « de creux » disparaît.

Le problème est simple : il faut moins manger, mais aussi, il faut réduire à son minimum l'espace intra-abdominal pour que les organes digestifs réduisent eux-mêmes leur capacité de contenance alimentaire.

Mais en fait, cela revient à dire que pour maigrir, il faut équilibrer la ration alimentaire dans le cadre de sa réduction, et qu'il faut parallèlement s'efforcer de réduire le plus possible son tour de taille. Ce dont nous apportons, sans intransigeance d'aucune sorte, les moyens dans la partie pratique.

8. Les fluctuations de la courbe pondérale

Il se peut que d'établir la feuille de pesée réserve quelque surprise désagréable. Nous l'avons souligné, il ne faut pas s'attendre à des résultats spectaculaires dans la première quinzaine de

Cette technique va vous inciter à maigrir. **Vous allez faire un sport de votre pesée matinale,** et c'est grâce à lui que vous allez pouvoir maigrir. **Il va développer vos motivations et élaborer votre comportement alimentaire de la journée.**

En vous levant, récapitulez comment vous avez composé vos repas de la veille. N'avez-vous pas mangé avec excès ? Si vous avez suivi mes conseils, en ouvrant les yeux le matin, vous devrez avoir hâte d'aller vous peser, **pour constater que vous avez encore maigri.** Si vous n'avez pas ce désir, c'est que vous avez commis des fautes d'équilibrage de vos repas.

Votre cadran a-t-il tendance à tourner vers la gauche ? C'est que vous avez trop mangé la veille. Il vous faudra, aujourd'hui restreindre la quantité de nourriture, **la restreindre plutôt en sucres qu'en tous autres éléments.**

8. Comment vous mesurer pour maigrir

Chaque jour aussi, mesurez votre tour de taille avec le centimètre souple. Vous pourrez ne le transcrire que chaque semaine, car, croyez-moi, vous vous en rappellerez fort bien.

De prendre le tour de taille ne constitue pas seulement un moyen de contrôle, comme nous le soulignons ailleurs, c'est aussi un moyen pour obtenir une précieuse aptitude : **la conscience du ventre.** Vous prenez 3 mesures de votre tour de taille :

1) La mesure en légère contraction, nous pourrions dire tenue. C'est celle que vous conserverez en tête. Le centimètre au creux des reins est appliqué sans serrer, mais aussi sans être lâche. **Il vous faut rechercher la plus petite mesure,** mais ne pas tricher en rentrant le ventre.

2) La deuxième mesure, vous la prenez **en rentrant le ventre au maximum,** ce qui vous oblige à contracter les muscles en bombant le thorax. C'est la mesure de capacité contractile qui indiquera avec les progrès que vous ferez dans l'obtention de la plus petite dimension, **le degré de tonification de vos muscles.** C'est en outre un excellent exercice en cas de ptôses des organes digestifs.

3) La troisième mesure consiste **à abandonner le ventre à la pression interne.** La diminution progressive de cette mesure qui se prend au maximum de la courbe de l'arrondi du ventre, indique

la cure, alors que l'administration de diurétiques, en éliminant l'eau des tissus fait maigrir vite, mais momentanément, ce qui ne sert à rien.

La ligne que vous tracez peut un jour remonter ; bien entendu, elle remonte nécessairement si vous faites un repas pantagruélique, surtout tant que vous n'avez pas repris un poids normal, ce qui indique que les mécanismes compensateurs physiologiques n'ont pas encore recouvré leur capacité fonctionnelle. Notre système permet de pallier ces inconvénients ; vous ne pouvez, après avoir constaté sur votre pèse-personne que vous avez repris un peu de poids, que réduire suffisamment votre ration pour qu'il y soit rapidement remédié.

Des fluctuations importantes du poids s'observent chez la femme, qui tiennent à sa fonction menstruelle. Les signes annonciateurs de l'ovulation, sont concomitants avec un gonflement plus ou moins perceptible des seins qui s'accompagne chez certaines femmes de l'exacerbation du désir sexuel. Un certain état de tension, un léger gonflement du ventre, une remontée du poids peuvent inquiéter la femme qui fait la cure. Mais cet état n'est que temporaire ; la courbe pondérale se stabilise après l'ovulation et redescend ensuite régulièrement.

Il ne semble pas que la ménopause ou la prolongation de la jeunesse féminine par l'administration d'œstrogènes soit responsable de la prise de poids qu'on observe souvent chez la femme qui atteint le climatère. Il s'agit plutôt d'un abandon prématuré de l'activité physique habituelle, lié à l'angoisse du vieillissement et à l'angoisse du renoncement aux joies sexuelles. Nous avons montré combien ces craintes sont peu fondées et comment y remédier dans un ouvrage spécialisé. Bien des femmes castrées, retrouvent au contraire, après l'intervention, un regain de désir sexuel et conservent la ligne qu'elles avaient auparavant.

La prise de poids maximale pendant la grossesse ne doit pas excéder un kilo par mois. Or, beaucoup de femmes assurent avoir pris du poids à partir du premier ou deuxième enfant. Mais la femme qui a suivi la Cure de reconditionnement psychophagique et a cultivé les muscles du ventre et du périnée avant une grossesse ne risque pas de conserver un poids excédentaire à celui qu'il était auparavant. Certains troubles qui peuvent être inhérents à cet état sont

en meme temps que la diminution des couches adipeuses, **la capacité du muscle à mieux contenir les viscères abdominaux.**

C'est la première prise de mensuration, en légère contraction, que vous devez retenir. Mais vous pouvez transcrire de temps à autre, à titre indicatif, les deux autres. Pratiquement, **la diminution du tour de taille de 1 cm correspond à la perte de poids de 1 kg.** Mais selon la structure de vos chairs, il se peut que perdant 5 kg, vous perdiez 4 ou 6 cm de tour de ceinture. N'importe, votre ligne se sera fortement améliorée.

9. Mesurez la perte centimétrique journalière

Comme le fait la pesée, cette mesure de votre tour de taille doit vous inciter, s'il ne diminuait régulièrement, à moins manger. Mais ne croyez pas que chaque jour vous allez constater cette diminution. Elle va s'opérer insensiblement et un jour pas très lointain, **vous vous apercevrez que vos vêtements sont devenus trop lâches,** ou vous devrez serrer vos ceintures de cuir de plusieurs crans....

La mesure du tour de hanches peut accompagner celle du tour de taille. Vous verrez vos hanches diminuer avec plus de rapidité, si elles sont très « enrobées » ; 1 cm de tour de taille représente environ 1 1/3 cm de tour de hanches. Ce dernier se prend le centimètre bien parallèle au sol, sur le sommet de la courbe fessière, jambes réunies, fesses décontractées.

Le tour de genou se prend en cas de cellulite localisée en cet endroit. En réalité, il s'agit de mesurer la partie la plus inférieure de la cuisse, au-dessus du genou, **là où la cellulite s'accumule le plus volontiers.** Sa diminution en cet endroit s'assortit généralement de sa disparition dans les autres régions, **ce qu'on obtient difficilement quand on se limite aux traitements physiques.**

Ces opérations, pesée et mesures du tour de taille et éventuellement des trois autres régions, **ne demandent que quelques instants.** Vous apercevant que vous avez maigri, elles seront pour vous une source de joies appréciables.

Mais surtout, ne vous occupez plus des calories ; avec mon système, c'est totalement inutile !

évités ou minimisés par la Cure de Relaxation psychosomatique.

Il nous faut enfin préciser que le poids corporel n'est pas toujours en rapport avec le volume. La densité du corps varie de 0,976 à 1,049, ce qui fait qu'un obèse aux chairs plus denses qu'un autre aux tissus mous peut paraître beaucoup moins gros avec un poids égal. C'est un phénomène dont il faut tenir compte en reconditionnement psychophagique où nous faisons intervenir une restructuration musculaire progressive. Dans un premier temps, le poids peut ne pas diminuer ou même augmenter légèrement, alors que certaines mensurations montreront, elles, une diminution indiquant qu'en volume la cure commence à donner des résultats encourageants. Mais bien sûr, dans les semaines qui suivent, la courbe pondérale commence à descendre.

FEUILLE DE PESÉE

EXEMPLE D'UNE FEMME DE 72 Kgs AYANT PERDU 7 Kgs EN 25 JOURS

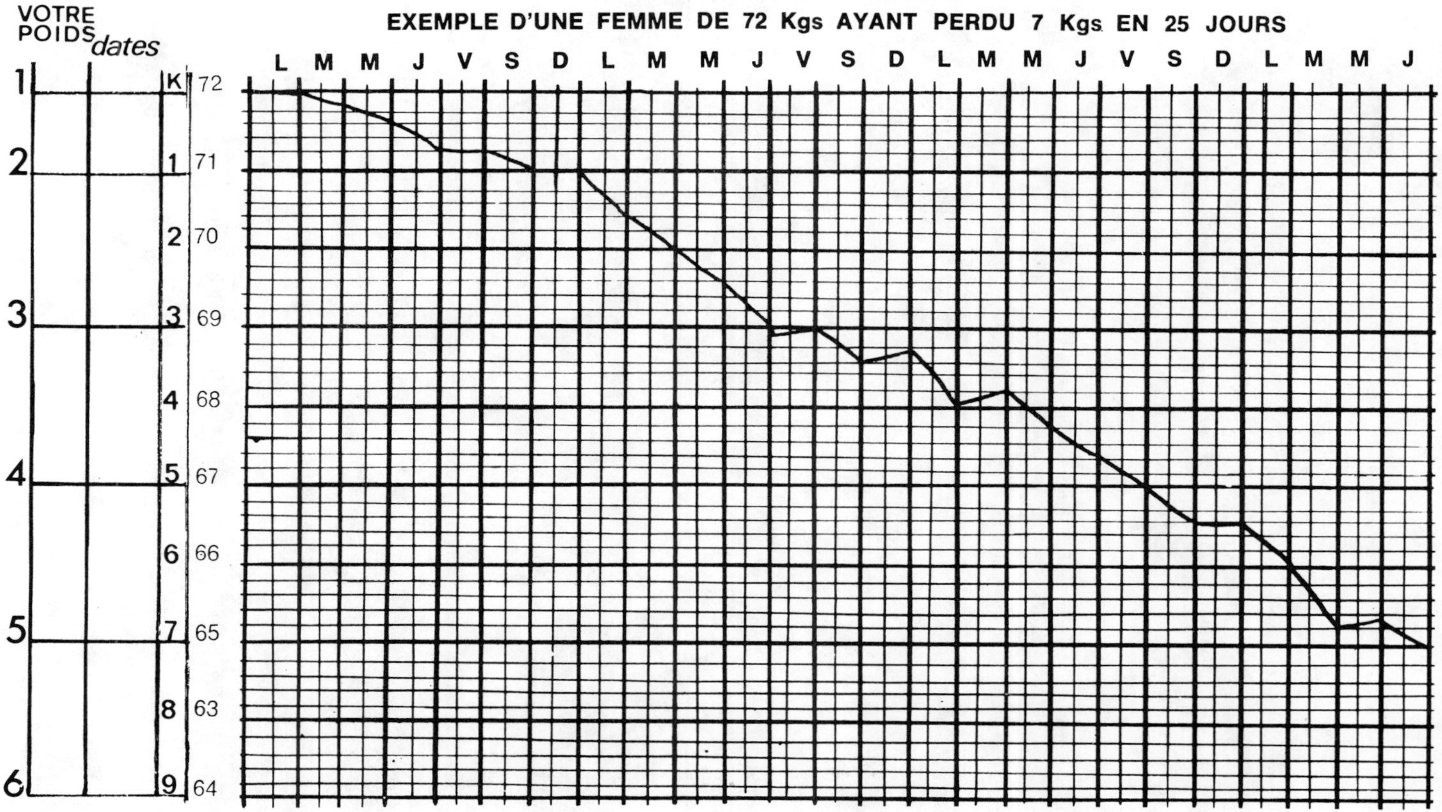

Inscrivez votre poids dès le début de votre cure dans la colonne de gauche, sur le premier trait horizontal dans la colonne « poids », à droite du chiffre 1. Mettez la date en face. Commencez votre cure un lundi, sept à dix jours après avoir entrepris la lecture de ce livre, mais efforcez vous pendant ce temps d'en observer déjà les principes. Chaque jour, tracez au crayon-bille rouge votre graphique de pesée, l'écart entre chaque ligne horizontale correspondant à 200 g. Quand votre trait arrive au niveau des chiffres 2-3-4-5-6 inscrivez le poids que vous faites. Ne vous inquiétez pas si votre propre graphisme ne descend pas aussi vite que l'exemple donné (votre tracé rouge peut le couper), puisque vous avez la certitude de descendre au poids que vous vous êtes fixé.

La feuille de pesée n'est donnée que pour 25 jours, car après cette période le reconditionnement psychophagique vous permettra de continuer à maigrir, si vous aviez un poids très excessif.

CHAPITRE XI

La restructuration musculaire par l'exercice progressif

1. La sédentarité musculaire

Si vous avez grossi, vos muscles se sont forcément atrophiés dans une certaine mesure car, sauf exception, **vos kilos superflus proviennent bien du manque d'exercice.** Mais bien entendu, vous ne devez pas confondre une activité fébrile ou désordonnée qui surmène les nerfs, avec un travail musculaire de fond qui les apaise. Ce qu'on appelle la sédentarité musculaire a pour effet, par ralentissement de la nutrition et inertie des fonctions émonctorielles, d'accumuler les toxines dans le tissu adipeux, et dans le milieu conjonctivo-lymphatique qui s'en irrite. En surplus, la réduction de la ration alimentaire qui, selon mon système constitue en fait un demi-jeûne sans en avoir les inconvénients déjà dénoncés, libère, ne fut-ce que par la réduction des graisses accumulées, un certain taux de toxiques qui s'ajoutent aux précédentes. Or, si vous vous livrez d'emblée à un exercice intense pour maigrir, culture physique exténuante ou sport éreintant, vos muscles vont « fabriquer » des poisons, dont l'acide lactique, **qui s'ajouteront encore à ceux que vous éliminez difficilement.**

Si bien, que beaucoup de personnes croyant maigrir en s'inscrivant à un cours de culture physique, se sont rendu compte que **loin de perdre du poids, elles en prenaient.**

Le travail en groupe, où les mouvements sont comptés à une cadence rapide dans le but de transpirer, ce qui conduit à l'essoufflement **est fortement à déconseiller.** Il peut déclencher de véritables

THEORIE

1. La réadaptation à l'exercice

Les médecins n'ont pas toujours une vue objective des effets de l'exercice. Certains ignorent beaucoup de choses de la physiologie de l'homme sain. C'est ainsi que nous relevons, sous la plume d'un spécialiste de l'amaigrissement, qu'il faut abattre 8 kilomètres à la course pour brûler 1 000 calories. Toujours la notion aberrante des calories. Les chiffres les plus fantaisistes sont donnés par de nombreux auteurs. On se demande comment on peut calculer qu'une femme de ménage dépenserait 583 calories à l'heure et un bûcheron 2 794. Nous admirons cette précision, alors que l'un comme l'autre ont une morphologie qui leur est personnelle, et qu'ils déploient plus ou moins d'énergie pendant leur travail.

Aussi, ironiser en parlant « d'une gentille culture physique » qui ne donnerait aucun résultat, paraît s'éloigner de toute objectivité en confondant un calcul qui n'est que théorique, avec les effets réels, physiologiques de l'exercice, si peu qu'il intervienne dans l'activité journalière.

Tous les médecins n'ont heureusement pas la même optique. L'un d'eux souligne qu'une marche de 1,5 km à allure modérée chez un sujet de 80 kg, entraîne en 5 ans une perte de poids de 6 kg. Que voilà donc un moyen pour ne pas grossir!

Mais nous avons trouvé un médecin qui nous semble avoir rejoint notre conception de l'exercice par rapport aux problèmes de l'amaigrissement. C'est le Dr Vintre qui collabora autrefois avec Desbonnet. *« Tout mouvement* — écrit-il dans un ouvrage maintenant épuisé (1) — *crée des charges d'acide lactique et autres corps de combustion qui, s'accumulant dans un organisme déjà encombré, ne font qu'accentuer la courbe pondérale »*. Il ajoute : *« L'obèse n'a que trop de déchets à éliminer et son cœur fatigable doit être traité avec ménagement. Ce n'est qu'après qu'il faut reconstituer le tonus musculaire. »* Qui peut affirmer que la respiration complète en l'état immobile, mais qui fait intervenir des contractions musculaires inhabituelles, qui favorise la comburation des graisses est contre-indiquée chez l'obèse ? Personne raisonnablement.

(suite page 258)

---

(1) *« Santé, capital or »*.

crises de réflectivité, exagérant la cellulite et bloquant les émonctoires. Dans les centres de Culture physique appliquant la Relaxation psychosomatique, **le travail est individualisé ;** il est à base de détente, de mouvements lents exécutés en souplesse, et de rééducation respiratoire. Il est le reflet de mon ouvrage sur la culture physique de détente et de mes enregistrements en cassette (1).

Je vous conseille donc **de ne faire aucun exercice autre que la surrespiration** pendant le premier mois de la cure de reconditionnement psychophagique.

2. La respiration rééducative

J'ai observé, ainsi que tous les relaxologues (2), qu'à la suite de l'initiation respiratoire que comporte la cure de relaxation ou de reconditionnement psychophagique, il n'est aucune personne, même depuis longtemps sédentaire ou répugnant à faire des efforts physiques, qui n'ait demandé **où elle pourrait aller pour faire de la culture physique.**

Cela s'explique aisément. La détente nerveuse obtenue, la surrespiration qui libère des toxines dissipe la fatigue générale et, de ce fait, redonne au sujet le désir de dépenser les forces qu'il a recouvré. Par elle-même la respiration complète nécessite une dépense musculaire qui ne produit pas de fatigue notable **mais sollicite de nouveau tout un ensemble de muscles,** thoraciques et abdominaux, dont la contraction, avec celle du diaphragme, constitue une rééducation idéale des organes du mouvement. En un mot, après la cure, la personne « se sent mieux » ; elle a le pied à l'étrier, elle demande elle-même à faire de l'exercice.

Donc, pendant quatre semaines, faites autant que vos loisirs vous le permettent de la respiration complète ; **vous en retirerez d'immenses bienfaits.**

Mais une autre possibilité s'offre à vous pour vous réadapter à l'effort musculaire. C'est le « Self-massage » **que vous associerez chaque jour à la respiration complète.**

Cela peut vous sembler surprenant, car paraissant sortir du cadre de ce chapitre consacré à la restructuration musculaire.

---

(1) Chez le même éditeur : *« Retrouvez la forme en chassant la fatigue ! »*.
(2) Cours professionnel Marcel Rouet de Relaxologie.

Planche 30 : **LE VENTRE NORMAL ET BIEN SANGLÉ**

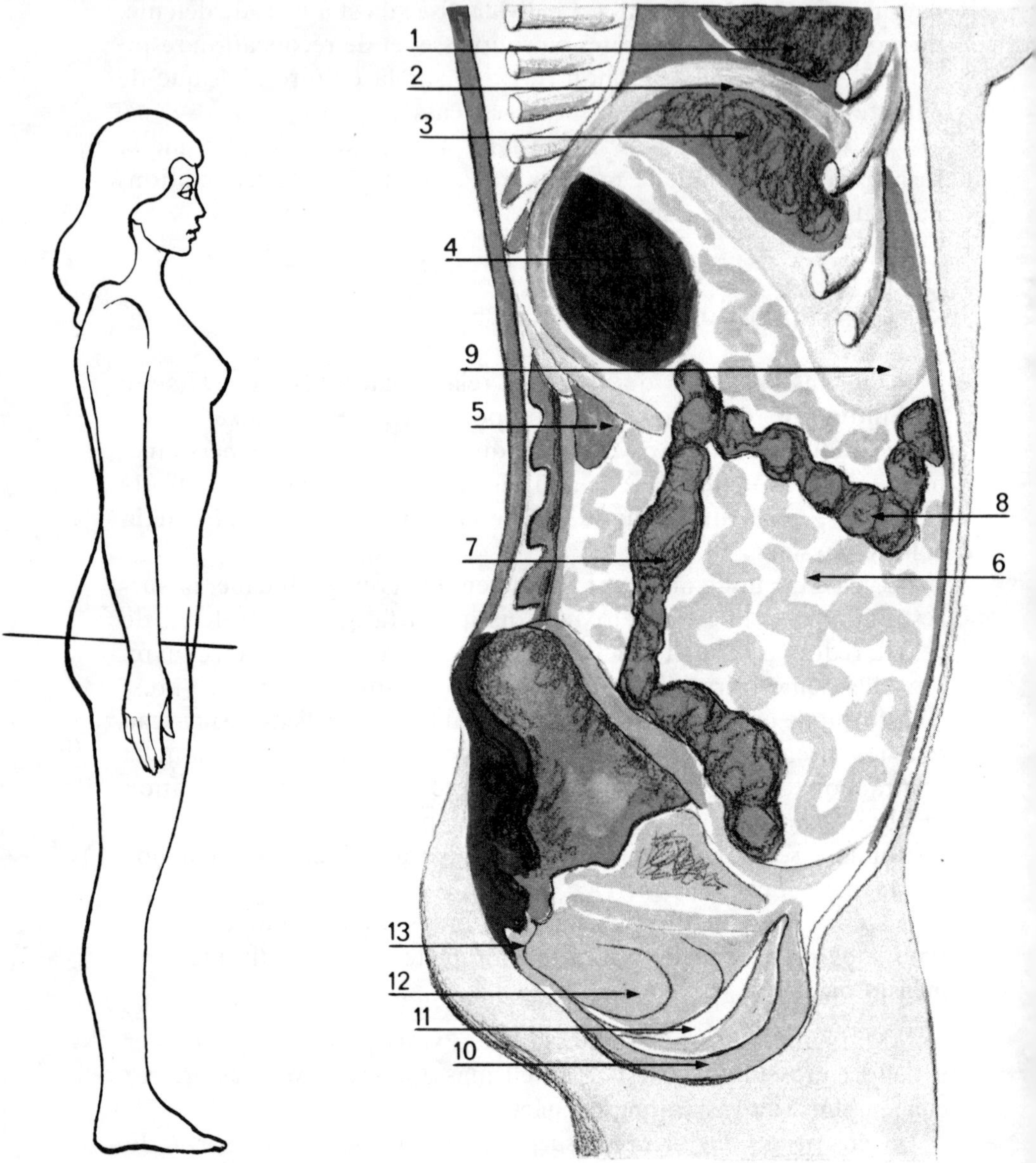

1 : Cœur
2 : Diaphragme
3 : Foie
4 : Rate
5 : Rein
6 : Intestin grêle
7 : Colon ascendant
8 : Colon transverse
9 : Estomac
10, 11, 12 : Muscles du périnée toniques et fermes
13 : Anus

Planche 31 : **LE VENTRE PTOSÉ ET DESSANGLÉ** (1)

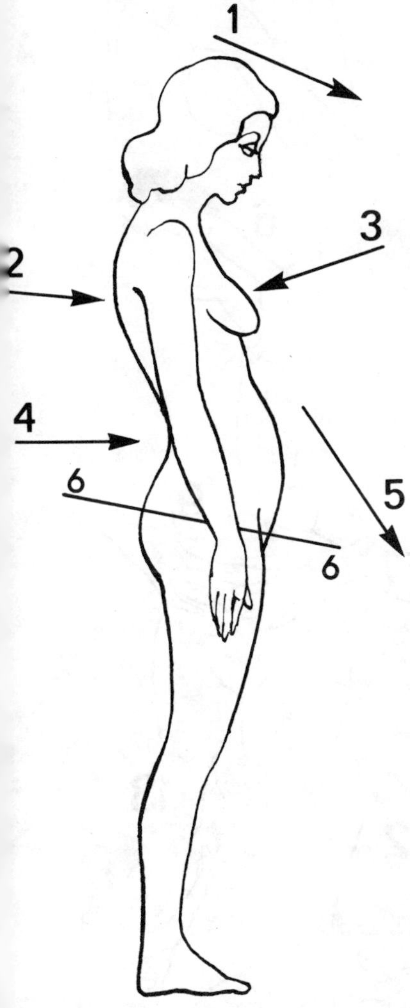

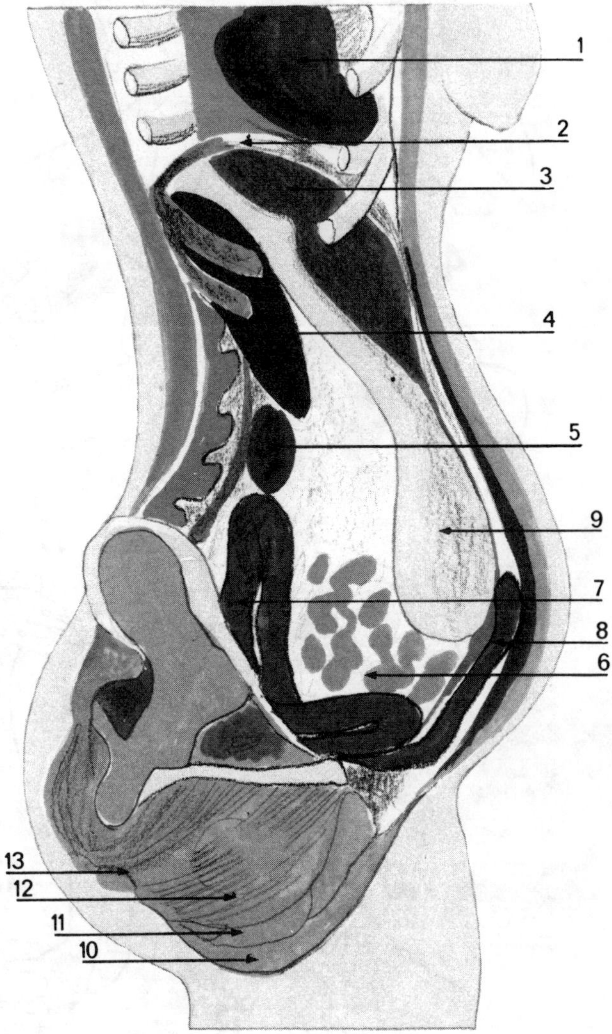

1 : Tête inclinée — 2 : Dos rond (cyphose) — 3 : Poitrine affaissée — 4 : Reins creusés (lordose) — 5 : Ventre distendu et ballonné — 6 : Bassin basculé.

1 : Cœur — 2 : Diaphragme — 3 : Foie — 4 : Rate — 5 : Rein — 6 : Intestin grêle — 7 : Colon descendant — 8 : Colon transverse écroulé — 9 : Estomac descendu — 10, 11, 12 : Périnée mou et distendu — 13 : Anus éversé.

(1) D'après le Dr L. Chauvois : « *Les dessanglés du ventre* » (Librairie S.A. Maloine).

Planche 32 : **MAIGRISSEZ AVEC LE « SELF-MASSAGE »** (1)

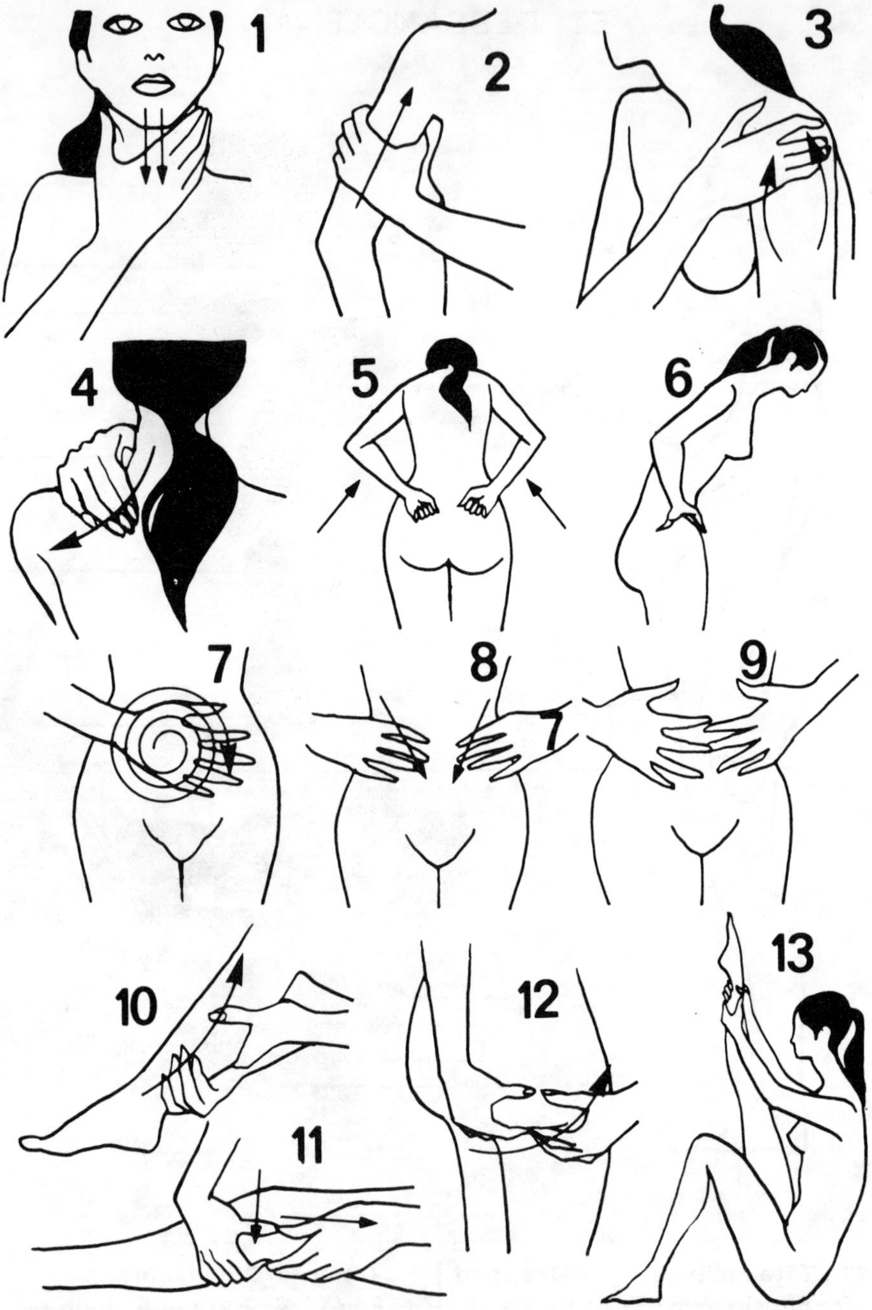

Cette planche montre les différentes manœuvres du « Self-Massage ». L'EFFLEURAGE, la main remonte ou descend dans le sens des flèches (Fig. 1, 2, 3, 4). L'ÉCRASEMENT des masses adipeuses (Fig. 5). Le PÉTRISSAGE (Fig. 9, 10, 11, 12). La FRICTION CIRCULAIRE (Fig. 7). Le FOULAGE (Fig. 13). La friction avec un produit anti-obésigène ou anti-celluligène doit précéder le « Self-Massage ». Elle doit également le clôturer par des effleurages et frictions circulaires et longitudinales, jusqu'à complète pénétration.

---

(1) Dessins extraits du *« Dictionnaire de la Culture physique »* (Éditions Casterman).

Détrompez-vous. Vous allez conjuguer les effets du massage, qui sont indéniables, avec l'exercice musculaire qu'il nécessite. C'est aussi une culture physique anodine, **mais combien efficace quand il s'agit de maigrir.**

3. Le « self massage »

Vous allez prendre la décision de vous masser vous-même pendant le premier mois de la cure et d'**y consacrer chaque jour le temps nécessaire,** quoi qu'il advienne. Vous verrez alors, dans quatre semaines, combien votre corps se sera déjà transformé à son avantage.

Beaucoup de femmes, remplies de bonnes intentions, font l'acquisition d'une crème amaigrissante pour s'en frictionner. Certes, il existe d'excellents produits, mais encore faut-il s'en servir. C'est là raison qui m'a fait concevoir **une nouvelle « self-méthode »** qui, sur un fond musical, conseille la femme durant son automassage. Ainsi se trouve rompue la monotonie qui était, avant cette initiative, inhérente à cette pratique.

La cassette permet de poursuivre l'auto-traitement pendant tout le temps nécessaire pour que les localisations cellulitiques s'atténuent ou disparaissent. En effet, c'est souvent au moment où l'utilisation d'un produit dissociant donnerait les meilleurs résultats — après 15 à 20 jours — que la femme abandonne par suite de la contrainte que cette discipline représentait avant que je ne conçusse un enregistrement spécifique.

La plupart des produits à base de lierre, d'algues, etc., sont valables. Mais, ayant une conception différente, j'ai fait étudier par un laboratoire de recherche biologique, un complexe anticellulite dont j'ai testé la remarquable efficacité. Ce procédé révolutionnaire permet une pénétration transcutanée extraordinaire, obtenue par une hypérémie préalable (*Complexe anticellulitique d'automassage* — s'adresser à l'auteur pour tout renseignement).

Encore faut-il, pour procéder à l'automassage, une certaine technique — toujours la même — pour acquérir une parfaite dextérité.

4. Comment vous masser

Les diverses manœuvres que vous pouvez faire sont résumées sur la planche extraite d'un récent ouvrage. (Voir page 256). Mais auparavant, **vous devez déterminer les régions les plus atteintes** par

Mais dans les surcharges, de quelque nature qu'elles soient, il est exact que l'exercice doit être particulièrement doux et progressif, et nous aimons à croire que le médecin dont nous avons relevé les propos concernant l'inutilité de l'exercice, n'a péché que par excès de prudence, déclarant : *« ...au demeurant, s'il parvient à perdre 200 à 300 g au prix d'exercices violents, l'obèse fait courir de tels risques à son cœur et à ses vaisseaux, que c'est une erreur dangereuse de l'y inciter. »*

D'inciter une personne ayant plus de 10 kg d'excédent de poids corporel à pratiquer un sport violent ou à base de course, sans adaptation préalable est certes insensé. Et même, avec une surcharge moindre, de ne pas se faire examiner par son médecin avant tout exercice et du moment que celui-ci provoque l'essoufflement, est inconséquent, car il suractive brusquement des fonctions qui, n'ayant pas été sollicitées depuis longtemps, ont perdu de leur vigueur. C'est le cas pour le muscle cardiaque, alors qu'un exercice bien adapté ne peut que le renforcer. Cet exercice, venant après la rééducation respiratoire, c'est la culture physique localisée.

C'est cette culture physique aux effets qui ne sont pas que plastiques qui va permettre une réadaptation progressive à la pratique sportive. Mais c'est aussi, pour entrer dans les vues des « caloriciens » plusieurs centaines de calories qui seront ainsi consommées chaque jour, sans entraîner aucune menace pour l'organisme. Cette consommation accrue a un autre intérêt : elle permet d'accroître la ration d'autant et réveille un appétit qui eut pu ne pas se réveiller suffisamment à l'issue du reconditionnement psychophagique. Alors, le poids normal reconquis, le pèse-personne indiquera certainement qu'il est possible de consommer davantage de sucres et de graisses sans que la courbe pondérale remonte.

Les effets de l'exercice localisé aux divers groupes de muscles ne concernent pas seulement la consommation calorique. Beaucoup plus importants sont ses effets physiologiques, et c'est ce qui rend simpliste l'opinion selon laquelle l'exercice est sans effet dans les cures d'amaigrissement.

le développement adipeux ou la cellulite, afin d'y insister davantage au cours du massage. L'intérêt de celui-ci étant surtout d'éliminer les excès là où l'exercice a de la difficulté à y parvenir, les muscles ne pouvant avoir en certaines régions une action très efficace ; c'est par exemple le cas de la région externe des hanches (voir fig. 12, p. 256).

Faites votre séance de « Self-massage » le matin après votre toilette, sinon, le soir avant de vous coucher. Ayant sélectionné les diverses régions à traiter, **vous y consacrerez un temps plus ou moins long** (deux minutes environ par région), ce qui fait que si une région est plus atteinte, vous pouvez y consacrer trois minutes et ne réserver qu'une minute pour un endroit moins « capitonné ».

La figure 7 montre la friction circulaire que vous devez faire après avoir mis une petite quantité de produit sur la paume de votre main ; vous frictionnez la région à masser dans le sens des aiguilles d'une montre, **jusqu'à presque pénétration.** Vous cessez la friction avant que la crème (ou la gelée) soit complètement absorbée, **ce qui vous permet d'avoir une bonne préhension des chairs.** Vous détachez alors les chairs des plans sous-jacents comme sur la figure 12. Puis, vous pétrissez le pli formé entre les doigts dans un mouvement alterné entre les pouces et les doigts opposés. La figure 11 montre une autre manœuvre qui consiste à porter le pli d'un côté avec une main, et de l'autre côté avec l'autre main. Après un certain temps de ce pétrissage, la peau glissera entre vos doigts, le produit ayant pénétré complètement. **C'est le signal que vous pouvez passer au massage d'une autre région.** Mais vous pouvez aussi renouveler l'opération si besoin est. De toutes manières, **terminez toujours le pétrissage par la friction circulaire, ou longitudinale** (fig. 4) en remettant du produit et en frottant jusqu'à ce que la peau devienne lisse. Le produit, bien étudié, laisse toujours une légère rougeur qui est le signe d'une action rubéfiante (vaso-dilatation). Elle disparaît assez rapidement.

La planche concernant les manœuvres qui peuvent être faites, vous donne approximativement l'ordre d'exécution. Mais il est inutile que vous perdiez un temps précieux à vous masser le bras s'il n'est aucunement enrobé par la graisse ou cellulitique, **vous ne masserez que les régions que vous voulez voir diminuer.**

Avec l'habitude, vous passerez d'une région à l'autre sans marquer de temps d'arrêt. Si bien que l'ensemble de l'opération **consti-**

THEORIE

2. Les muscles mangent les graisses

D'abord nous avons appris que ce sont les muscles qui fixent l'oxygène et le restituent aux autres tissus. Comme l'oxygène brûle les graisses, il est évident que plus on a de muscles, plus on incorpore d'oxygène, et plus les graisses sont comburées. Mais il se passe un phénomène sur lequel nous voudrions insister car il ne semble pas que les spécialistes y aient mis l'accent. C'est sur l'appel du sang des profondeurs organiques vers la surface de la musculation, que ces spécialistes, à quelques exceptions près, semblent ignorer.

L'exercice généralisé, sur lequel nous reviendrons, répartit le sang entre tous les groupes musculaires ; il entraîne de ce fait une forte activité organique qui se traduit par l'accélération du rythme circulatoire. Rien de tel dans l'exercice localisé, berceau de la musculation, tel que je l'ai codifié dès 1936 dans *« Santé et Beauté plastique »* (de l'homme). En divisant les muscles en 12 groupes, afin que chacun d'eux puisse être cultivé isolément.

Dans cette perspective, l'appel sanguin ne se fait que dans un territoire délimité. Seul le groupe exercé reçoit une masse importante du sang dérivé des autres parties du corps. Que se produit-il ? Mais des effets extraordinaires pour l'amaigrissement. Ce sang provoque une vaso-dilatation des capillaires dans le territoire objet des contractions musculaires répétées, limitées à celui-ci seulement. Les chairs se gorgent de sang nourricier. Il se produit un effet de turbulence sanguine qui les nourrit en cet endroit, non seulement en principes nutritifs qui font prospérer les muscles, mais en oxygène. Les tissus se régénèrent, rajeunissent, ce qu'aucun traitement externe ne peut obtenir. Mais ce n'est pas tout. Ce sang active aussi la lymphe dont la stimulation dissipe les œdèmes, les infiltrats, et dissocie les tissus néoformés par les cellulites. Cette action locale s'oppose donc aux précipitations de la floculation. Elle est souveraine dans les cas de fautes d'hygiène alimentaire qui en seraient responsables, mais que dire de son efficacité quand elle se trouve associée à une saine diététique.

Nous avons souvent observé, quand nous professions en culture physique, les effets locaux d'une musculation concernant un territoire délimité, ainsi la « bosse de bison », dont on sait

tuera un véritable exercice qui complétera celui de la respiration complète.

Certaines surfaces, les fesses et les cuisses par exemple, bénéficient de l'appui plus énergique des mains, ce qui a pour effet de faire se contracter les muscles à l'endroit massé, pour offrir aux doigts un plan résistant. Cela aussi **contribue à leur restructuration** et, en même temps, **les nourrit par afflux sanguin.**

Après un mois ou deux de « Self-massage », selon les résultats que vous aurez obtenus, vous pourrez espacer les séances, n'en faisant que deux ou trois par semaines, soit pour accentuer l'amaigrissement soit pour maintenir votre ligne.

5. La culture physique de l'amaigrissement

Ce n'est qu'après vous être rapproché du poids que vous devez normalement peser, que vous aborderez une culture physique plus active. Il faut pour cela que les kilos excédentaires aient été éliminés **dans la mesure où vous ne pèserez plus que 5 % de plus que le poids que vous devez avoir par rapport à votre taille.** Si vous devez peser 60 kilos, attendez de descendre en dessous de 63 kg pour commencer votre restructuration musculaire active.

Vous négligerez pendant un trimestre les régions du corps les moins « enveloppées » **pour porter uniquement votre attention sur le ventre, les hanches et les jambes** qui sont en général les plus envahies par la graisse et la cellulite, ceci afin d'éviter un travail généralisé qui vous fatiguerait exagérément. J'ai composé, à l'usage des particuliers, des enregistrements en cassettes, reflets de mon ouvrage sur la Culture physique de Détente (1) ; les exercices sur fond musical sont entrecoupés de respirations lentes et de temps de récupération par la relaxation.

Pour les raisons exposées dans la partie théorique à laquelle vous pouvez vous reporter, **vous commencerez par cultiver les muscles du ventre.** J'ai extrait de mon ouvrage quatre exercices-types sur la centaine de mouvements qui y figurent (voir pl. 33, p. 263). Les exercices 1 et 2 vous montrent le genre de mouvements que vous devez faire en premier (2).

(1) *« Chassez la fatigue en retrouvant la forme »* (Éditions Dangles).
(2) En cassette C-60 : *« La Restructuration du ventre »*.

qu'elle se constitue vers la cinquantaine au bas de la nuque des sédentaires. Elle s'atténue et disparaît (encore plus rapidement quand on y associe le « Self-massage ») avec la répétition journalière ou biquotidienne de l'exercice qui consiste, étant sur le lit en travers, la tête dépassant, et étant couché sur le ventre, à redresser la tête lentement au maximum et à l'abaisser ensuite aussi lentement. Cet exercice qui cultive les muscles de la nuque fait littéralement fondre le stéatome dont on peut dire qu'il vieillit précocement la silhouette.

La graisse, chez les obèses à tendance androïde, prospère en un épais matelas sur la région stomacale. Pour cultiver les muscles sur la partie située immédiatement sous le creux de l'estomac, il faut s'asseoir les mains aux hanches, ou les bras étendus devant soi, la tête inclinée en avant et, dans cette position, se pencher en arrière et lorsqu'on perd l'équilibre, revenir lentement en avant; ceci jusqu'à la fatigue locale des muscles (les grands droits). Après quelques temps de la répétition journalière de cet exercice, on s'aperçoit que la couche adipeuse devient moins dense, qu'elle a diminué d'épaisseur. Nous pourrions multiplier les exemples, mais le lecteur se reportera avec profit aux ouvrages spécialisés.

Ce qu'à la lumière de ce condensé, il est possible d'affirmer, est *« que le muscle mange bien les graisses »*. Encore ne faut-il pas prendre cette affirmation à la lettre. Un autre mécanisme intervient qui renforce ces effets mécaniques. C'est la consommation par la contraction musculaire du glycogène de réserve.

3. L'exercice consomme les sucres, donc les graisses

Les graisses se fabriquent à partir des sucres, nous l'avons exposé. Mais ce sont les muscles qui consomment les sucres. Aussi, plutôt que de nous priver d'une tarte aux fraises, nous préférons que ce soient nos muscles qui travaillent; c'est plus physiologique. Faisons un rappel. Les cellules du foie ont la propriété de former du glycogène et de le restituer à l'organisme au fur et à mesure de ses besoins. Elles sont vite saturées quand la demande est insuffisante et que le sucre est introduit en excès

Planche 33 :
4 EXERCICES-TYPES POUR MAIGRIR (1)

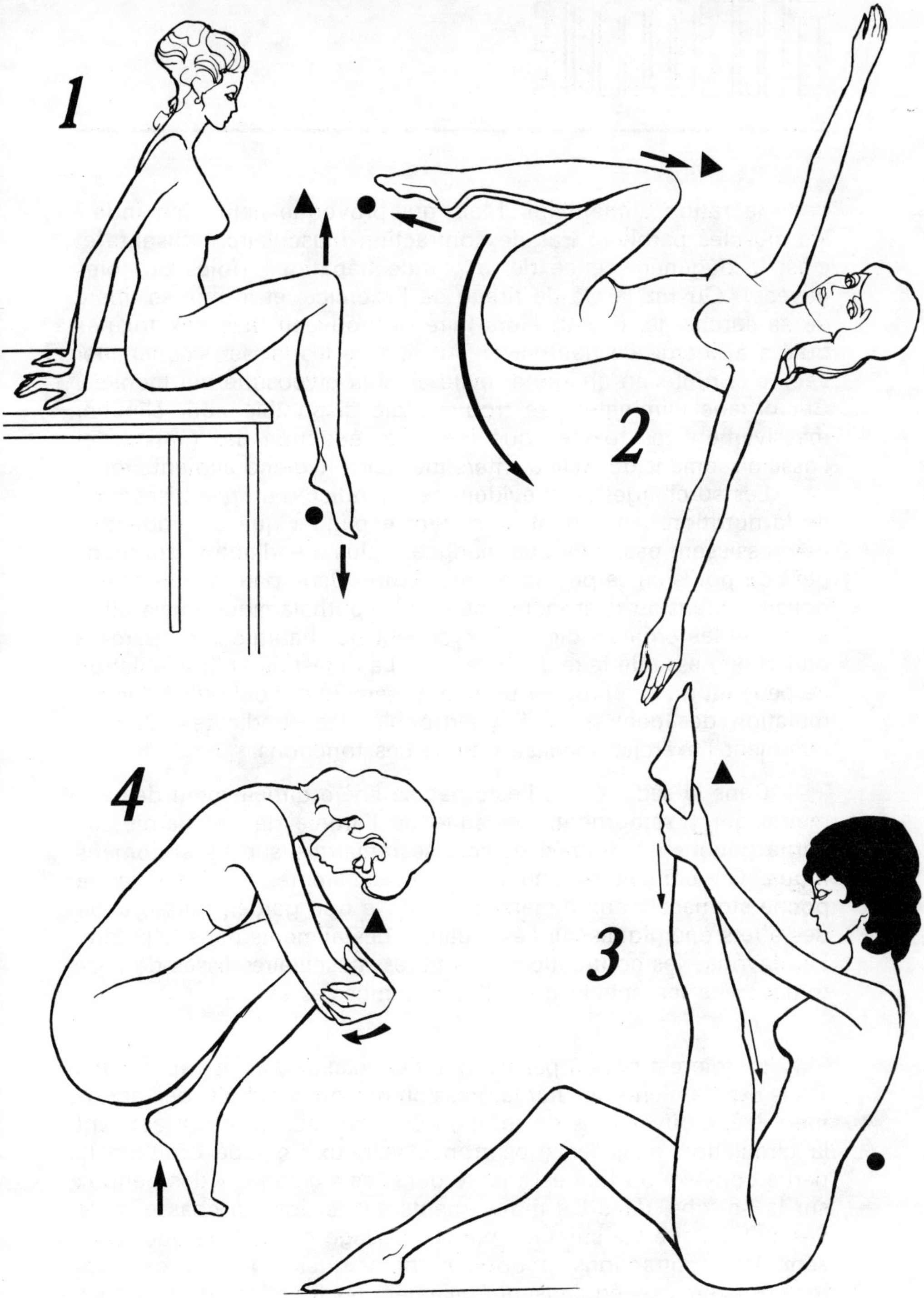

Les points indiquent l'inspiration, et les triangles la phase expiratoire.

---

(1) Exercices extraits de *« Chassez la fatigue en retrouvant la forme ! »* (Éditions Dangles).

dans la ration alimentaire. Mais qui provoque cette demande ? les muscles parbleu ! Pas de contraction musculaire suffisante et c'est la dégénérescence de la glande hépatique (foies des oies gavées). Ouvrez la clé de tirage de l'exercice, et le foie se libère de sa surcharge. Il peut alors faire de nouveau face aux toxines qu'il a à charge de neutraliser. Au lieu de les laisser s'acheminer vers le rein, il s'en charge et évite ainsi la glycosurie qui menace. Cet organe éliminateur se trouve alors disponible pour éliminer massivement les toxines que libère la réduction des graisses et l'assainissement du milieu interstitiel par l'hygiène alimentaire.

Les surcharges sont évidemment l'indice d'un ralentissement de la nutrition. Autrement, comment expliquer que des individus ne grossissent pas, bien que mangeant plus que d'autres qui prennent du poids en se privant de nourriture. Cette paresse des métabolismes tient au dysfonctionnement hypothalamique, mais aussi à ce que les organes digestifs prennent des habitudes de paresse quand on cesse de faire de l'exercice. La digestion et l'assimilation ne peuvent qu'en éprouver un ralentissement qui conduit à l'accumulation des déchets, à l'hypertrophie des apodicytes. Voyons comment l'exercice localisé ranime ces fonctions.

Dans la sédentarité, l'estomac se libère difficilement des aliments qui y séjournent, par suite de l'atonie de ses parois ; sa partie gauche est renflée et cela se remarque sur les abdomens mous. On conçoit qu'une paroi musculaire ferme, réduisant la poche stomacale aux dimensions qu'elle doit garder, puisse avoir des effets énergiques sur l'évacuation des aliments dans le pylore. Elle favorise les contractions des fibres musculaires lisses de l'estomac ; elle les épaule de celles des muscles striés.

Le foie est brassé par les grandes inspirations et expirations. Dans ces dernières, il subit la pression des grands droits de l'abdomen. Les mouvements de rotation du tronc sur le bassin activent la circulation dans les gros troncs veineux, le lobe droit de la partie convexe du foie est massé dans les « amenés » des genoux sur la poitrine, dans les mouvements sur le dos. La chasse de la vésicule biliaire est stimulée par le massage musculaire que réalisent les contractions abdomino-thoraciques. Notons que les mêmes exercices régularisent également les fonctions du pancréas et du duodénum. Ce massage musculaire agit directement, natu-

L'exercice 1 consiste à lever les genoux le plus haut possible et à les maintenir en la position indiquée **pendant plusieurs secondes,** puis à redescendre les jambes pour se reposer et bien respirer jusqu'à dissipation de la fatigue. **Vous renouvelez ensuite l'exercice** jusqu'à ce que vous sentiez que les muscles ont bien travaillé.

L'exercice 2, exécuté lentement, éventuellement avec un coussin sous la tête si vous avez les reins assez cambrés, vous donne également **le contrôle du ventre.** Mais au lieu de cultiver surtout les muscles du devant de la paroi abdominale, il exerce particulièrement les muscles des flancs, les obliques, ainsi que le transverse qui corsète l'abdomen. Pendant ces deux exercices, **que vous exécutez très lentement,** vous vous efforcez de prendre conscience des muscles de votre ventre en en conservant bien la contraction pendant toute la durée des mouvements.

6. Prenez conscience de votre paroi abdominale

Cette prise de conscience de votre ventre, **il faudra la rechercher fréquemment ;** elle équivaut pour l'amaigrissement à la prise de conscience par la femme de ses muscles sexuels, dont j'ai donné la clé dans un précédent ouvrage, pour une participation active au coït (1). Dans la journée, en toutes circonstances, pensez à faire ce que le Dr Pagès intitulait autrefois « *le ventre de bois* ». De prendre *la mensuration 1* du tour de taille (voir p. 239), a dû vous mettre sur la voie ; il s'agit, en contractant les muscles, **de faire la taille aussi exiguë que possible ;** en fait, de rentrer le ventre au maximum, ce qui a pour effet de **faire remonter les viscères dans l'espace intra-abdominal,** et par conséquent de lutter contre les ptôses. Faites également « le ventre de bois » en étant assis, en marchant. Mais si vous êtes ptôsés, le médecin ou le kinésithérapeute vous le diront, il faudrait que vous exécutiez vos exercices avec un petit tremplin sous les hanches (2).

---

(1) « *Le comportement sexuel de la femme* » (Nouvel Office d'Éditions).

(2) Voir mon « *Dictionnaire de la culture physique* » au mot : Ptôses (Éditions Casterman).

rellement et puissamment par stimulation de la circulation sanguine intra-organique. Il rétablit les fonctions mécaniques et sécrétoires des organes rendus inertes par la sédentarité, par leur dégénérescence dont est responsable un excès de volume de la nourriture, non compensé par le travail des muscles.

Ce sont les localisations intenses de la contraction musculaire qui produisent ces effets, et d'autres que nous ne pouvons énoncer ici. Mais ce qui précède, et que nul praticien de médecine physique ne contestera, montre bien que la notion puérile calories/exercice ne constitue qu'une optique primaire des effets de l'exercice dans les problèmes de l'obésité et de la cellulite. Et cependant, il est encore d'autres effets que nous nous contenterons de souligner. Ce sont les effets généraux.

4. La stimulation des grandes fonctions

Admettons qu'il faille faire beaucoup de course à pied pour brûler beaucoup de calories. Mais a-t-on déjà vu sur la cendrée des stades, des coureurs obèses ? Jamais, en tout cas, de coureurs chevronnés pratiquant depuis de longues années. Les obèses sont absents du cross du Figaro qui réunit des milliers de participants de tous âges.

C'est la meilleure preuve que le sport fait maigrir, à condition de le pratiquer régulièrement. Les effets de la course, de l'exercice généralisé et du sport entraînant la contraction simultanée d'un grand nombre de muscles ont été bien résumés par Robert Bobin en ce qui concerne l'accélération des grandes fonctions :

A. CIRCULATOIRE

L'exercice provoque un plus grand besoin d'irrigation sanguine à l'intérieur du muscle pour :

a) amener plus d'oxygène et de réserves énergétiques au niveau des tissus ;

b) éliminer plus rapidement les déchets.

Pour satisfaire ces besoins, le muscle cardiaque est amené à augmenter le rythme et la puissance de ses contractions afin d'intensifier le débit circulatoire.

Cette sollicitation cardiaque conduit progressivement à une augmentation de volume et de puissance du myocarde qui constituent les caractéristiques essentielles d'un cœur « entraîné ».

7. Comment remédier aux ventres ptôsés

Un excellent moyen pour obtenir rapidement le contrôle des muscles de votre ventre consiste à appuyer fortement l'extrémité de vos doigts sur votre paroi abdominale, **ce qui vous contraint à durcir vos muscles.** En même temps, déplacez les téguments sur les surfaces durcies. Bientôt, vous vous rendrez compte que vos muscles se sont raffermis et que la couche adipeuse qui les recouvrait a diminué d'épaisseur.

L'exercice 3 vous montre la conjugaison de l'auto-massage des membres inférieurs avec le travail abdominal ; il favorise la circulation de retour et **contribue à l'élimination des toxines en les dirigeant vers les collecteurs lymphatiques du niveau des hanches.** Quant à l'exercice 4, je ne l'ai fait figurer que pour montrer un exercice de culture physique active.

8. Stabilisez votre poids et mangez ce que vous voulez

Le reconditionnement psychophagique agit sur les centres de la faim et de la satiété. Aussi, ayant perdu vos kilos superflus, vous pourriez craindre de ne pouvoir vous arrêter de maigrir et peut-être même de faire de l'anorexie. J'explique dans la partie théorique pourquoi, avec la restructuration musculaire, ces craintes ne sont pas fondées ; **votre poids se stabilisera où vous l'aviez désiré et vous ne grossirez plus jamais.**

Le reconditionnement psychophagique ne fait pas que développer des motivations qui constituent autant de barrières opposées aux erreurs alimentaires ou autres ; **il modifie votre comportement,** il vous invite à une vie plus saine, plus active, et aussi plus joyeuse. Et ce sont ces nouvelles attitudes morales et physiques qui feront **que vous ne reprendrez plus les kilos que vous avez perdus.** En brûlant davantage de calories par la culture physique et le sport, non seulement vous verrez votre poids se stabiliser, mais vous pourrez plus souvent donner satisfactions à vos penchants pour des mets gastronomiques, **sans reprendre un gramme et en voyant chaque jour votre corps se transformer.** C'est seulement après cette période d'adaptation, qui peut durer de trois mois à un an selon les kilos excédentaires, que vous ferez des exercices localisés de transformation plastique — de raffermissement de la poitrine par exemple — qui

THEORIE

B. RESPIRATOIRE

L'acte automatique de la respiration est conditionné par la teneur du sang en gaz carbonique. L'exercice soutenu, en augmentant la quantité de CO^2, provoque une accélération du rythme respiratoire par réflexe bulbaire afin de satisfaire la nécessité d'éliminer ce CO^2 au niveau des alvéoles pulmonaires et de se charger en même temps d'oxygène.

L'exercice amène ainsi une meilleure ventilation et des échanges gazeux plus intenses » (1).

La marche, la course à pied hors compétition, entrecoupée de temps de récupération, la bicyclette, la natation sont les sports que nous vous conseillons d'aborder préférentiellement, car ce sont des sports individuels que vous pouvez pratiquer à votre mesure. Toutefois, pendant le temps où le poids normal n'est pas rétabli, la culture physique localisée, que vous pouvez pratiquer chez vous ou en salle, nous paraît préférable à des pratiques essoufflantes qui risquent de malmener les fonctions cardio-circulatoires. Dès le retour au poids que vous avez fixé, vous pouvez pratiquer la musculation en salle qui raffermit les chairs en donnant au muscle de la densité et de la tonicité. Puis, après trois à six mois de cet entraînement, vous vous mettrez à la pratique sportive avec la joie que procure le retour en forme, avec l'intensité de vie que développe l'effort physique.

Quant aux sports d'équipe, ne vous y adonnez que sous réserve d'avoir retrouvé un poids normal et de vous sentir des forces disponibles.

---

(1) *« Athlétisme pour tous »* (Éditions Amphora).

vous permettront de donner à chaque partie de votre corps **la forme exacte que vous désirez qu'elle ait.** Ce n'était pas là notre objectif, mais nous avons apporté précédemment à des milliers de femmes ces possibilités (1) ; elles eussent débordé le cadre de cet ouvrage dont le but est en priorité **de vous permettre de maigrir sans vous priver** dans le minimum de temps.

(1) Voir « *L'Esthétique corporelle* » (Éditions Dangles).

CHAPITRE XII

Les soins satellites du reconditionnement psychophagique

1. S'attaquer à la cause du mal

Les traitements médicaux de l'obésité par les médicaments, les soins externes, tels la ionisation de produits dissociants, le massage, la sauna et les bains de toutes sortes sont autant de visages de remèdes symptomatiques qui, **ne s'attaquant pas à la cause du mal,** ne peuvent vous donner que des résultats fragmentaires ou éphémères. Comment l'administration d'hormones naturelles ou de synthèse pour stimuler une thyroïde paresseuse, ou rééquilibrer une fonction ovarienne perturbée, pourrait-elle réguler le système complexe des interrelations hormonales, **puisque nous savons qu'elles sont commandées par le diencéphale,** et que c'est le dysfonctionnement de ce dernier qui est la cause de l'anarchie des endocrines ? Il faut d'abord apaiser les tensions responsables des troubles hypothalamiques, afin que le système sympathique harmonise ses fonctions et que l'hypophyse, ainsi que tous les effecteurs et médiateurs chimiques, cessent leurs incohérences. Alors **l'équilibre fonctionnel se rétablit spontanément.** Il n'en est pas de même de tous les traitements physiques qui donnent des résultats temporaires, mais sont impuissants à les maintenir, car négligeant l'aspect psychosomatique des surcharges adipeuses et cellulitiques.

THEORIE

1. L'intoxication par les médicaments

Il y a en France 3000 produits pharmaceutiques différents, vendus sous 8500 présentations. C'est près de 400 tonnes de médicaments qui sont consommés journellement.

Les médecins n'en prescrivent cependant qu'une partie, et déplorent de tels abus, dénonçant depuis peu les accidents graves qui résultent de l'absorption inconsidérée de plusieurs remèdes relativement anodins quand ils sont pris séparément, mais que l'association rend extrêmement dangereux.

Il faut savoir que les résidus de la chimiothérapie sont les plus difficiles à éliminer. On ne doit avoir recours aux sulfamides et aux antibiotiques que dans la maladie aiguë et tout à fait exceptionnellement, quand les auto-défenses sont impuissantes à rétablir la santé par les méthodes naturelles de guérison.

L'intoxication médicamenteuse est particulièrement néfaste dans les états de pléthore, et surtout dans la cellulite. Les poisons que renferment les médications chimiques, dont l'objectif est de juguler brutalement la maladie, se déversent dans le milieu cellulo-adipeux qui les fixe d'autant plus que le foie est devenu incapable de les neutraliser. Ils causent alors une irritation qui fait proliférer les tissus néoformés et par voie nerveuse centripète agresse la commande sympathique.

Ce phénomène est courant chez beaucoup de femmes qui prennent, sans même de prescription médicale, des médicaments pour maigrir, des diurétiques, ou qui combattent la constipation habituelle par des laxatifs contenant des produits chimiques (phénolphtaléine).

L'homme s'intoxique aussi sûrement en recherchant le repos ou l'excitation dans les drogues ; par les barbituriques pour trouver un sommeil rendu quelquefois difficile à cause de l'excitation qu'il a recherché dans les amphétamines pendant la journée.

La douleur incite à avoir recours aux analgésiques, dont l'acide salicylique (aspirine et dérivés) ne fait pas que provoquer des troubles et accidents digestifs mais empoisonne littéralement le milieu cellulaire quand sa consommation est fréquemment répétée ; alors que la douleur peut être efficacement combattue par la maîtrise psychique que procure la relaxation.

2. Psychosomatique et traitements physiques

Le reconditionnement psychophagique est maintenant associé, dans les « Psycho-Center », à divers moyens physiothérapiques et esthétiques. On peut dire que les résultats obtenus sont convaincants du fait de cette association de moyens physiques et psychologiques **qui n'avait jamais vu le jour auparavant dans le domaine de l'amaigrissement.** Ce qui prouve que, malgré leurs carences sur le plan du reconditionnement psychologique, ces moyens apportent une contribution non négligeable à la cure entreprise.

Je les passerai brièvement en revue.

3. Les traitements médicaux

Ils sont décevants quand le médecin se contente de la prescription des médicaments. Les amphétamines, les diurétiques **ne font maigrir que provisoirement,** ainsi que je l'expose dans la partie théorique. Mais le médecin, qui peut être un généraliste ou un spécialiste de l'obésité, **doit être consulté pour faire le point sur l'état de santé** et contrôler épisodiquement les effets physiologiques de la cure d'amaigrissement. En certains cas, exceptionnels, c'est au psychiatre ou au psychanalyste qu'il convient d'adresser les sujets dont l'obésité paraît liée à un état psychotique. Ces précautions ne concernent que les forts excédents de poids et l'inocuité de mon système ne les imposent pas si vous n'avez qu'une petite surcharge graisseuse, ou une cellulite légère. Dans les fortes obésités, je recommande bien entendu **de prendre l'avis du médecin,** mais je conseille aussi aux professionnels qui appliquent mes méthodes, **de commencer la cure par douze séances de relaxation,** avant d'aborder le reconditionnement psychophagique, surtout quand il est associé à un procédé thermique. Souvent, la Cure de Relaxation psychosomatique, étalée sur 6 semaines amorce **une chute pondérale intéressante.** Elle tonifie l'organisme et le prépare à une physiothérapie active.

Il n'est pas rare qu'une surcharge importante se trouve associée à divers troubles organiques : tension artérielle élevée, œdème des membres inférieurs, taux d'urée inquiétant, glycosurie, etc. Il va de soi que si vous êtes dans ce cas, la thérapeutique vous sera d'un grand secours par l'association de ses moyens avec ceux mis à votre disposition dans les « Psycho-Center ».

L'allergie, phénomène fréquemment lié à la tension nerveuse et que l'hygiénisme dans la pleine acception du terme permet de vaincre, est redoutable en ce sens qu'elle conduit celui qui en est victime à absorber à longueur d'année des médicaments (antihystaminiques de synthèse) qui en assoupissent les symptômes, dont les démangeaisons si pénibles, mais déclenchent d'autres maux aussi redoutables : altérations des muqueuses, troubles psychiques, intoxications, etc. Établir la liste des accidents de santé que l'on attribue à l'abus des médicaments étendrait par trop notre propos ; en certains hôpitaux un service a été ouvert pour le traitement des affections provoquées par l'excès des médications chimiques. Le traitement de l'obésité n'échappe pas à ces excès.

Un grand quotidien du soir (1), relatait un rapport du professeur Guy Laroche que l'Académie approuvait, concernant l'abus des amphétamines dans les cures d'amaigrissement : *« Trop d'ordonnances sont actuellement délivrées prescrivant de grandes quantités d'amphétamines pour le traitement de l'obésité (...) Certaines cures vont jusqu'à administrer pour 120 jours, 3,85 g d'amphétamine à des patients et même jusqu'à 5 g, alors que le code de la Santé publique en limite la prescription de 2,5 mg à 1,5 cg par jour. »* Ce rapport soulignait que le traitement aux amphétamines entraînait *« souvent des palpitations, des vertiges, des états délirants, une excitation excessive du système nerveux et des troubles cardiaques pouvant même entraîner la mort dans des cas extrêmes. »* C'est évidemment en opposition avec la détente nerveuse que nous recherchons, et avec la libération toxémique de l'organisme.

Les psycholeptiques anti-dépresseurs ne sont pas moins dangereux. S'ils luttent contre l'anxiété, ils peuvent développer une angoisse paroxystique allant jusqu'à conduire le sujet au suicide.

Les diurétiques mercuriels, après une grande vogue médicale, ont dû être abandonnés par suite des accidents qu'ils produisaient. Mais, quels qu'ils soient, ils privent l'organisme de potassium et sels minéraux, ce qui provoque divers troubles : crampes musculaires, spasmes, syncopes, etc. De surcroît, ils ne font mai-

(1) France Soir.

4. La gymnastique passive

Elle fait appel au courant faradique excito-moteur **qui produit des contractions musculaires au rythme de 100 à 120 par minute.** Ces séances d'ergothérapie ont lieu deux ou trois fois par semaine pendant six semaines à deux mois ; elles sont par conséquent utilement associées — par le kinésithérapeute, ou l'esthéticienne en institut — au reconditionnement psychophagique.

Cette gymnastique passive donne des résultats intéressants dans les fortes localisations graisseuses, **surtout quand un tour de taille important s'oppose à ce que l'obèse puisse être d'emblée soumis à une culture physique active.** Dans ce cas, le matelas adipeux du ventre diminue spectaculairement.

Si vous entrez dans la catégorie des gros obèses qui ont de la difficulté à se mouvoir, la gymnastique passive est indiquée. Mais elle ne peut constituer qu'une amorce de la restructuration musculaire par l'exercice volontaire, car si elle redonne également aux muscles une certaine tonicité, **elle n'éveille pas la conscience du corps** comme le fait l'exercice actif.

5. La ionisation

Parfois conjuguée avec le courant excito-moteur, la ionisation consiste à faire pénétrer dans les localisations cellulitiques, par le moyen de trains d'ondes électriques, des substances dilacérantes qui diffusent dans ce qu'on appelle la substance fondamentale du tissu conjonctif et qui réduisent l'accumulation des triglycérides (corps gras), des adipocytes. Certains produits sont réservés à l'application médicale ; il ne semble pas qu'ils soient plus efficaces que ceux utilisés en esthétique, l'esthéticienne disposant par ailleurs d'une gamme de moyens connexes **qui en renforce singulièrement les effets.** Les infiltrations et traitements à piqûres multiples sont du ressort médical. Il ne semble pas que ces techniques aient une efficacité supérieure à la ionisation ; elles sont susceptibles de développer des œdèmes réactionnels, et **elles développent aussi l'anxiété chez certains sujets ayant la phobie des piqûres.**

En nombre de centres, que ce soit en kinésithérapie ou en esthétique **la ionisation est conjuguée avec l'audition de séquences spécifiques de la méthode de reconditionnement psychophagique.** Elles

grir que pendant le temps où ils sont administrés, par élimination des liquides qui se reconstituent dès la cessation du traitement. L'administration d'hormones n'est pas moins illusoire.

Les corticoïdes et leurs dérivés chimiques éliminent les graisses dans un premier temps, mais en favorisent l'accumulation à la partie supérieure du buste (obésité androïde). La prescription sans mesure de folliculine, d'œstrogènes de synthèse entraîne des troubles du métabolisme de l'eau, la prise de poids en étant la conséquence. Ces hormones ont, en outre, l'inconvénient de développer l'appétit. Il est vrai qu'on peut aussi le freiner par les amphétamines !

L'organisme ne peut être que malmené par tous ces produits chimiques qui, finalement, n'ont que des effets décevants en ce qui concerne la diminution du poids. Ils président en fait au pourrissement du milieu intérieur, à la paralysie de ses mécanismes d'auto-défense ; ils expliquent la dégénérescence des chairs qu'on observe chez les femmes et les hommes qui ont pour habitude *« de se bourrer de médicaments »*.

2. La peau, un organe aux fonctions multiples

Les actions que nous pouvons exercer sur la peau sont multiples et ne se limitent pas aux procédés de Salmanoff qui participent des applications thermiques dont nous avons traité dans la partie pratique. Il n'est pas inutile, pour bien comprendre le rôle que peut jouer la peau dans la libération toxémique, d'en rappeler, même sommairement, les fonctions.

Alors que le foie, l'un des organes essentiels du corps, ne pèse que 1,400 kg, la peau pèse près de 3 kg chez un sujet moyen. Étendue, elle couvrirait plus de 1,5 m^2.

Les pores s'ouvrent à la surface de la peau ; là aboutissent les glandes sudoripares et sébacées, les premières au nombre d'environ 2 millions, les secondes moins nombreuses puisqu'on compte une glande sébacée pour huit sudoripares. Ces dernières sont plus profondes que les glandes sébacées qui proviennent de la partie superficielle du derme. Le glomérule de la glande sudoripare, situé sous le derme sécrète la sueur. Les tubes excré-

sont destinées à exercer une action psychologique tonifiante qui est loin d'être inutile. On sait que la cellulitique est, de par son état, moralement très vulnérable et combien elle est sujette à la dépression... Si la ionisation **est l'association de choix,** préférentielle, avec le reconditionnement psychophagique dans le traitement des cellulites localisées, il n'en reste pas moins **qu'appliquée isolément ses résultats ne peuvent être qu'éphémères.** Seule l'hygiène mentale qui gomme les causes responsables de la cellulite peut en éviter les récidives.

6. La sudation

Beaucoup de spécialistes reprochent à la sudation d'éliminer l'eau qui stagne dans les tissus et de ne pas faire perdre de graisse ; après la sudation, l'eau serait récupérée par les boissons qui doivent apaiser la soif consécutive à ces applications. **C'est une vue aussi simpliste que celle qui consiste à affirmer que la culture physique est inutile pour maigrir.** Il n'est que de se reporter aux travaux de Salmanoff pour s'en convaincre.

7. Le réseau capillaire

Le réseau des capillaires qui, je le rappelle, ne s'étendrait pas sur moins de 100 000 kilomètres s'il pouvait être développé, nourrit les cellules, évacue les déchets et, par ses propriétés contractiles, **constitue un cœur périphérique de suppléance.** L'idée de Salmanoff fut de considérer la chaleur comme une thérapeutique en lui faisant jouer le rôle de la fièvre, c'est-à-dire, en élevant la température du corps. Pour celà, ce médecin préconisait les enveloppements chauds et les bains hyperthermiques. Mais tous les procédés qui provoquent artificiellement la sudation par un moyen thermique participent de la capillothérapie dont le but est, en sollicitant par la vaso-dilatation que produit la chaleur sur les vaisseaux capillaires, l'ouverture **de cet organe émonctionnel qu'est la peau par lequel s'évacuent les déchets.** (On sait qu'elle représente une surface de 7 m^2).

Les moyens utilisés en « Psycho-Center » pour conjuguer ces effets avec le reconditionnement psychophagique sont diversifiés **selon la spécialisation des applicateurs.** En voici l'énoncé non limi-

Planche 34 : **L'ASSOCIATION IONISATION ET RECONDITIONNEMENT PSYCHOPHAGIQUE**

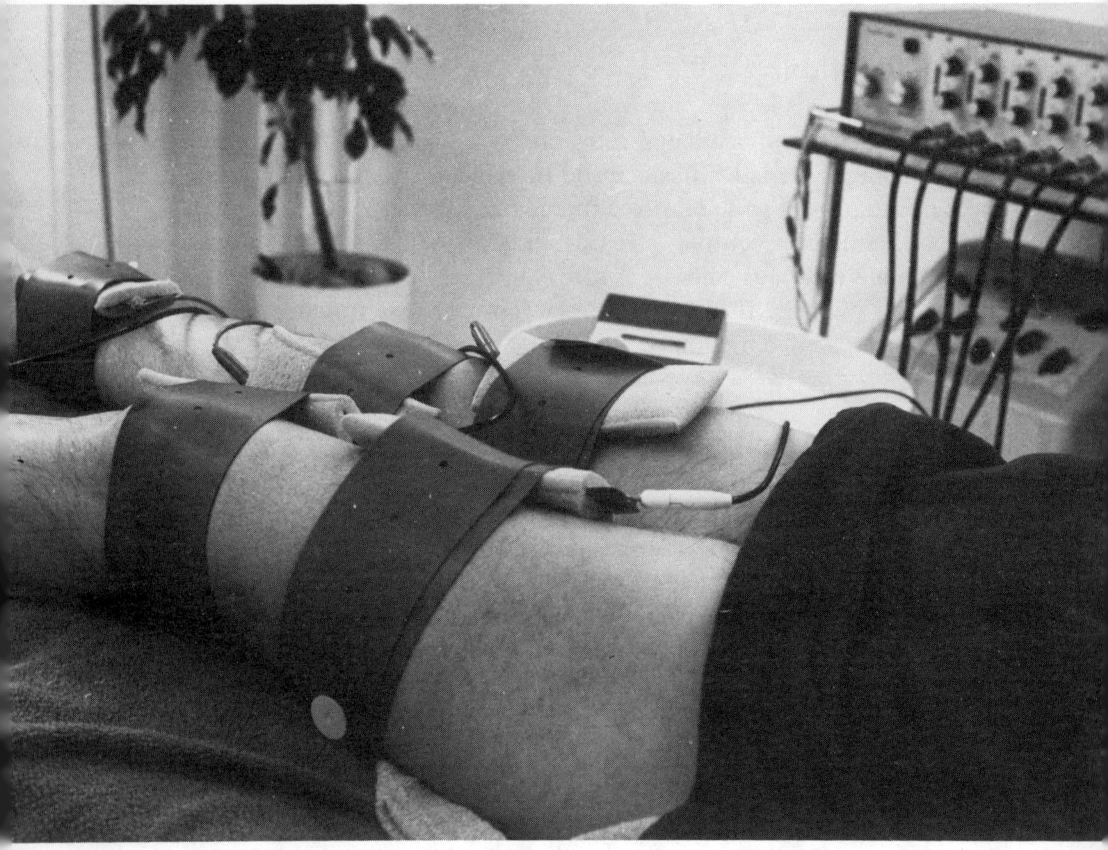

La ionisation de produits dissociants de la cellulite est ici, dans un « Psycho-Center », conjuguée avec le Reconditionnement Psychophagique par suggestion enregistrée sur fond musical conditionné

(Photo prise en Institut)

Planche 35 : **SUDATION PAR ENVELOPPEMENT CONJUGUÉ AVEC LE RECONDITIONNEMENT PSYCHOPHAGIQUE**

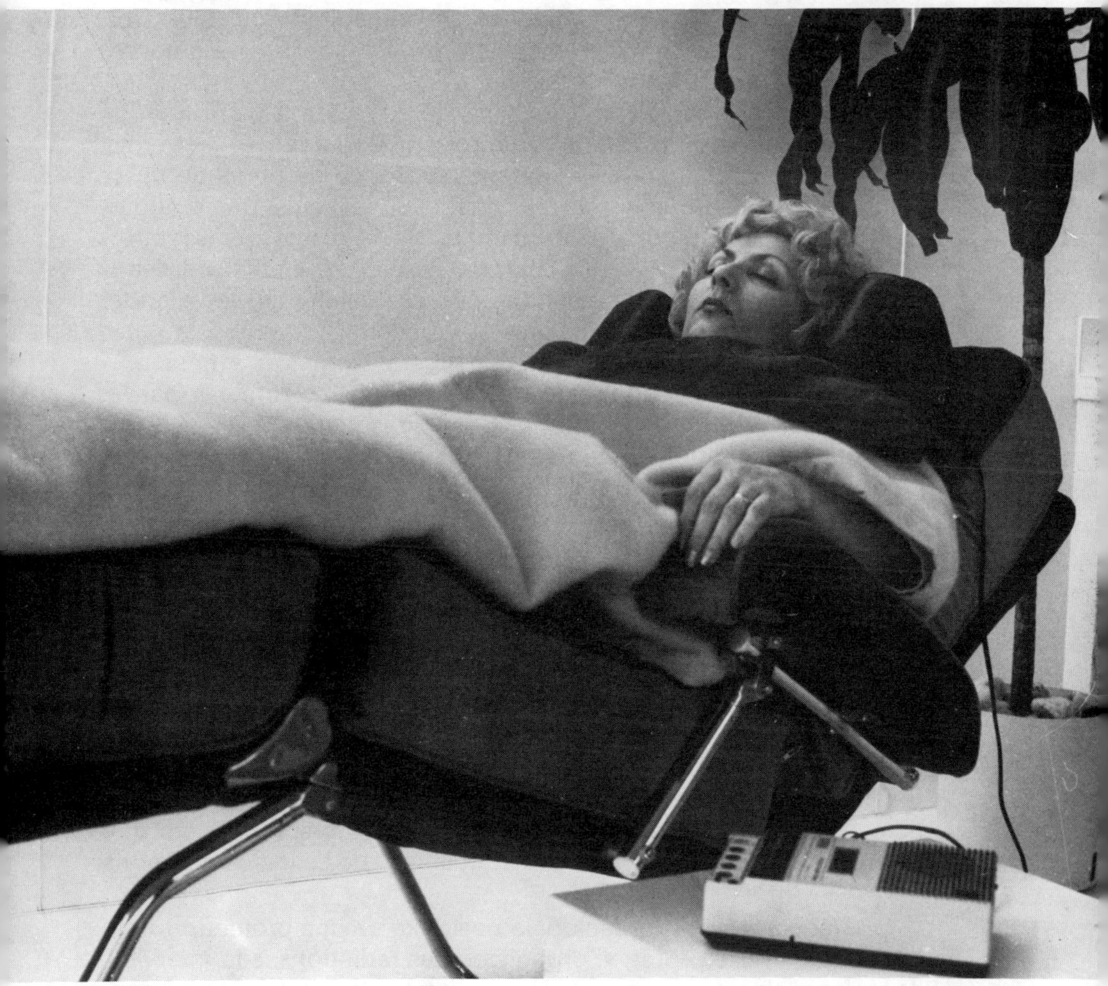

Pendant ou après la sudation, la suggestion ou la post-suggestion accélèrent la transpiration. Cette efficacité est encore renforcée par des musiques et des bruitages spécifiques qui font que la source de chaleur est plus facilement et plus longtemps supportée ce qui permet, sans fatigue, d'obtenir une perte de poids plus importante.

(Photo prise en Institut)

teurs qui déversent l'ensemble de la sueur, traversent le derme, débouchent en surface et n'en rejettent pas moins d'un quart de litre par jour. Les glandes sébacées accompagnent les poils (follicule pileux), mais un dixième d'entre elles sont indépendantes et s'ouvrent directement à l'extérieur.

L'épiderme se renouvelle sans cesse grâce à la formation de cellules jeunes provenant de la couche germinative. Le derme, quant à lui, sous-jacent à l'épiderme, est formé de fibres de tissus conjonctifs et de fibres élastiques enchevêtrées, ainsi que d'agglomérats adipeux (adipocytes ou cellules graisseuses) qui rembourrent l'enveloppe peaucière. Tout un réseau de petits vaisseaux sanguins, les artérioles, nourrit les papilles du derme, les glandes sudoripares, les glandes sébacées et l'épiderme ; il assure la nutrition de la peau en lui apportant l'oxygène dont elle a besoin.

Les capillaires partent des anses vasculaires formées par les artérioles et se continuent par les capillaires veineux ; les veinules assurent l'évacuation des déchets. Ce réseau sanguin se double d'un réseau lymphatique qui irrigue le tissu conjonctif sous-cutané. Le tissu conjonctif forme une texture lâche et transparente. D'une part, le sang plus ou moins chargé d'oxygène, épure les cellules qui forment l'endoderme et l'épiderme ; d'autre part, la lymphe, exudée des capillaires, transporte graisses, sels minéraux mais aussi déchets toxiques. Un état aigu de toxicité du sang et de la lymphe, par son action prolongée exerce sur le tissu conjonctif des effets irritants qui le sclérosent. En le durcissant, ils entravent ses fonctions dont la bonne marche détermine l'harmonie des divers éléments qui constituent le revêtement cutané. C'est le phénomène de floculation qui entraîne le processus de vieillissement et participe à l'incapacité progressive de la peau à respirer. Alors que, normalement, cette capacité équivaut à 1/7e de celle des poumons.

Grâce à sa fonction acide, la peau exerce une protection antimicrobienne. Elle protège l'organisme des radiations, elle intervient dans les échanges nutritifs, la régulation thermique (transpiration), la vaso-dilatation et la vaso-constriction des vaisseaux sanguins et elle collabore avec les reins à l'élimination des toxines, dont l'urée.

La peau est aussi *« une immense terminaison nerveuse déployée »* et, en conséquence, participe au développement de ce que nous avons appelé dans *« Les Stimulants de l'Amour »*,

tatif : — Bains chauds bouillonnants aux essences ou aux algues (algothérapie)

— Enveloppements de crèmes sudorales, etc...

— Paraffine chaude en localisation

— Saunas individuels ou collectifs

— Sources thermiques diverses : enveloppements aux essences dissociantes et rubéfiantes — Infra-rouges, etc.

Quelles que soient ces applications, **leur efficacité en est considérablement renforcée par le reconditionnement psychophagique** qui stimule la sudation par suggestion sur fond évocateur de chaleur (musique et bruitages spécifiques). L'enregistrement tend à favoriser l'épanouissement des chairs **en libérant le sujet de l'anxiété** que peuvent développer les applications thermiques, la sauna finlandaise en particulier que certains supportent difficilement. Il permet de **réduire le rythme cardiaque** qui s'est accéléré, cependant que la post-suggestion conforte la personne dans les sentiments euphoriques consécutifs à la séance.

8. L'aromathérapie

Des onctions aux essences naturelles dont la capacité de pénétration et de diffusion sont immenses, **peuvent être conjuguées avec le reconditionnement psychophagique.** Un institut réputé utilise les essences sous directives médicales tout au cours du reconditionnement, en enveloppements pour le traitement de la mauvaise circulation de retour responsable des œdèmes, lourdeur des membres inférieurs, varices, etc. La diminution pondérale **qui soulage des kilos superflus** ajoute ses bienfaits à ceux de l'aromathérapie.

9. La phytothérapie

Les bienfaits qu'exercent les plantes sous diverses formes de préparation : extraits, macération, infusions, etc. ne sont plus à démontrer. J'ai moi-même consacré un ouvrage aux vertus des plantes, sous le pseudonyme de Vincent d'Auffray (1). Je me contenterai de signaler que j'ai fait réaliser **un complexe de plantes aux effets éliminateurs et amaigrissants** qui favorise l'élimination des

(1) *« Guide pratique des Plantes médicinales »* (Nouvel Office d'Éditions).

la *« sensualisation »*, donc, à la réceptivité sexuelle. L'action que nous pouvons exercer sur elle se transmet par voie réflexe aux centres nerveux.

On attribue à la peau encore bien d'autres possibilités, notamment de produire des excitants chimiques capables, comme une hormone spécifique, d'agir à distance sur les autres organes ; d'accumuler puis de libérer de l'électricité statique ; d'émettre des ondes vibratoires (Paul Blum). Ce dernier point se rattache aux effets magnétiques que nous avons décrits dans *« Cellulites et Obésités d'origine psychique »*.

La jeunesse des tissus — pour nous résumer — et ceci est primordial dans la cure de diminution pondérale où la rétraction tissulaire doit, par l'élasticité du revêtement suivre la diminution de volume du corps, est donc menacée par trois facteurs qu'il faut prendre en considération pour ne pas voir les formes s'amollir, se détériorer dans leurs structures.

1° L'accumulation des graisses sous-cutanées qui devient pathologique dès l'instant où le poids du corps dépasse les normes établies en fonction de la taille.

2° La toxicité du milieu conjonctivo-lymphatique dont les éléments colloïdaux sont menacés de floculation.

3° La déshydratation des éléments constitutifs du revêtement cutané qui provient des troubles dont sont responsables les autres facteurs : durcissement, sclérose, mauvaise vascularisation, rétention des toxines et déchets s'organisant en cellulites plus ou moins denses ou diffuses, etc.

3. La résurrection des peaux mortes

Certaines peaux dites asphyxiques sont littéralement privées de vie ; elles sont capitonnées, livides et ont perdu leur qualité primordiale : l'élasticité. Mais on peut les ranimer.

Cette réanimation s'exerce sur toute la surface cutanée. Elle recherche différents effets qui se conjuguent pour la nourrir de l'intérieur par l'afflux sanguin qui lui apporte les nutriments nécessaires ; pour rétablir ses fonctions respiratoires, circulatoires et

déchets au cours de la cure de reconditionnement psychophagique. En réalité, toutes les plantes ayant des vertus cholagogues, laxatives et diurétiques favorisent l'amaigrissement. Mais leur efficacité **dépend pour une bonne part des proportions de leur mélange.** Voici la liste de quelques plantes indiquées contre l'obésité et la cellulite dans l'ouvrage cité ; elle est donnée par ordre alphabétique et ne saurait, par conséquent, constituer une indication utilisable : bouleau, buis, chélidoine, oignon, reine des près, vigne rouge ; et alchemille, genêt, petite centaurée, sauge, en second lieu.

10. Les soins satellites « at home »

Il est certain que les « Psycho-Center » disposent **d'un arsenal de moyens encore jamais conjugués** qui rendent les cures extrêmement efficaces.

Est-ce à dire que, si pour une raison quelconque vous ne pouvez vous y rendre, vous ne pourrez obtenir chez vous de résultats ? Certes non ! et nombreuses sont les personnes qui m'écrivent avoir perdu leurs kilos superflus en suivant à la maison les directives que j'ai condensées en divers ouvrages et précisées dans celui-ci.

Les produits amincissants associés au « Self-Massage », vous donneront déjà d'excellents résultats. Mais selon vos possibilités, vous pouvez les faire précéder d'un bain chaud mousseux aux essences naturelles ou aux algues (en sachets) ; ou encore après votre bain habituel **auquel vous ajoutez progressivement de l'eau chaude pour bien transpirer,** vous pouvez vous allonger sur le lit recouverte de couvertures de laine, avec par-dessus, une feuille de plastique et une couverture chauffante électrique. Si vous disposez d'un lecteur de cassettes, **mettez l'enregistrement de relaxation ou celui consacré à la diminution pondérale** (1). Environ 40 minutes après, vous serez en pleine sudation et, si vous vous sentiez auparavant tendu nerveusement, vous vous retrouverez parfaitement reposé.

(1) « *Self-Method* » pour maigrir.

nerveuses par des traitements locaux comme la ionisation, ou généraux comme les bains chauds et la sudation individuelle.

La ionisation fait pénétrer des substances constituées d'enzimes de dilacération et de diffusion à travers le revêtement cutané. Elle agit à la fois sur la substance fondamentale qu'elle suture afin de la dépolymériser pour favoriser l'élimination des mucopolysaccharides qui retiennent l'eau et les déchets dans les tissus, et sur la réduction des apodicytes chargées en triglycérides dont on sait qu'ils augmentent le volume de ces cellules graisseuses. Ces enzimes portent la dénomination de mucopolysaccharidases et de hyaluronidases. Les recherches portent actuellement sur des hormones pancréatiques ayant la propriété de dégrader les graisses ; elles stimuleraient la production de la lipase qui exercerait des effets de dépolymérisation sur les mucopolysaccharides. L'avenir des traitements locaux appartient peut-être à ces bases xanthiques, encore qu'elles soient impuissantes à changer un comportement dévié, principale cause originelle de l'obésité et de la cellulite. Ces traitements n'en apportent pas moins une intéressante contribution au reconditionnement psychophagique.

La sauna finlandaise réalise une gymnastique très active de la peau, surtout quand sont alternées sudation et douche froide au jet. Il s'agit d'une agression délibérée de la surface cutanée et partant, des grandes fonctions organiques. Par la chaleur intense élevée souvent au-delà de 80-90°, et la douche qui opère une brutale vaso-constriction. Comme toutes les agressions, la sauna provoque une réponse dont l'effet est de réveiller les énergies organiques. C'est excellent pour les sujets en bonne santé, désastreux pour ceux qui sont dévitalisés, hypernerveux et dont les batteries vitales sont déchargées. C'est fréquemment le cas, du moins dans une certaine mesure, chez les obèses et les cellulitiques dont les énergies sont rarement intactes. La cellulitique aux chairs hyperesthésiques ne peut que pâtir de ce procédé qui traumatise son système nerveux central déjà sensibilisé aux agressions de toutes sortes.

La preuve la plus manifeste de l'agression que représente la sauna, est administrée par la nécessité dans laquelle se trouvent les adeptes de cette discipline de se reposer longuement en sortant de la cabine de sudation. Ce repos est généralement abusivement

Le bain chaud doit être pris à une température élevée progressivement à plus de 37°, **jusqu'à la limite supportable.** Son efficacité peut être renforcée par l'équipement de la baignoire en une claie compartimentée en trois éléments reliés à un générateur d'air qui produit une forte turbulence de l'eau, **ce qui réalise un pétrissage amaigrissant extrêmement complet,** particulièrement des régions qui en ont le plus besoin : la taille, les hanches et les cuisses. Des algues et des essences ajoutées au bain, voient **leurs effets décuplés par les milliers de microbulles** que dégage l'air propulsé par le générateur dont on peut régler l'intensité du bouillonnement.

Mais si vous n'avez pas le privilège de posséder un appareillage perfectionné, ou la possibilité de vous rendre en institut, à cause de l'éloignement, de loisirs insuffisants... ou de gêne momentanée, **que cela ne vous inquiète pas.** Lisez et relisez la partie pratique de ce livre, imprégnez-vous bien des règles du reconditionnement psychophagique et **ayez cette certitude :** VOUS ALLEZ MAIGRIR, ET VOUS NE REGROSSIREZ PLUS JAMAIS.

appelé relaxation, alors qu'il ne s'agit en réalité que d'un simple repos sans aucune application de cet ordre.

Ce n'est qu'après le retour à un poids normal et sur autorisation du médecin qu'une personne ayant été obèse ou cellulitique peut pleinement bénéficier de la sudation en sauna finlandaise. Elle pourra ainsi entretenir sa ligne, renforcer ses immunités naturelles, car la sauna finlandaise est une merveilleuse discipline... pour les bien-portants et ceux qui n'ont que très peu de poids à perdre, qui ne sont ni des hypertendus ni des congestifs.

Dans le cadre de la naturopathie, le bain d'air, l'ensoleillement participent des contrastes qui sollicitent les forces vives de l'organisme.

Le bain d'air se prend en nudité, autant que possible dans l'air vif matinal, et au premier frisson le corps est revêtu de chauds lainages qui provoquent la réaction vaso-dilatatrice des vaisseaux sanguins. Dans les centres naturistes, il prélude au bain de soleil, endurcit le corps qu'amollit le confort qui, justement supprime ces contrastes qui l'endurcissaient, lui conféraient sa robustesse. L'ensoleillement doit être très progressif chez les obèses congestifs, de même que pour les cellulitiques chez lesquelles une exposition trop longue sous un soleil ardent peut déclencher une crise réflexogène faisant empirer son état. Par contre, des expositions même prolongées alors que le corps est protégé par le hâle et certaines crèmes étudiées pour arrêter les rayons nocifs, ne peuvent que favoriser l'élimination des graisses et des cellulites. C'est que les bains de soleil produisent une hyperhémie de toute la surface cutanée, une dilatation des capillaires éminemment favorables à la nutrition des tissus, à l'accélération des échanges, donc à l'élimination des toxines. L'influence de l'ensoleillement sur le tonus moral qui tient à la stimulation des métabolismes, n'est pas sans contribuer à la régulation de la fonction nerveuse.

La peau est truffée de terminaisons nerveuses. Son malaxage doux, journellement renouvelé dans le « Self-Massage » retentit favorablement sur la fonction. Les frictions à mains nues, ou au gant de crin en l'absence d'hyperesthésie, exercent également des effets réflexes et circulatoires qu'on aurait tort de négliger. Elles peuvent être associées avec certains appareils d'automassage dont l'efficacité, réelle, est subordonnée à la persévérance qu'on montre dans leur utilisation.

INDEX NUMÉRIQUE DES PLANCHES D'ILLUSTRATION ET DES TABLEAUX

TABLE DES MATIÈRES

Photocomposé et réimprimé
en juillet 1981
par l'Imprimerie de la Manutention à Mayenne
N° 7450

Dépôt légal éditeur : N° 707

Du même auteur :

L'ESTHÉTIQUE CORPORELLE

Santé et beauté plastique de la femme

Grand format 16 × 24; 408 pages; papier couché mat; relié; 348 dessins; 50 photos; 39 planches; 30 tableaux; présentation luxueuse, jaquette couleurs; 3e édition

---

Être belle... c'est le désir bien légitime de la femme d'aujourd'hui !

La beauté n'est-elle pas devenue pour elle un puissant atout dans la réussite de sa vie familiale, affective et sexuelle, ainsi que socio-professionnelle ?

L'admiration se porte vers ce qui est beau et sain. Aussi, quel que soit son âge, la femme se doit-elle d'être bien faite, de défendre son corps contre les agressions et le vieillissement. Cet ouvrage unique lui en fournit les moyens.

Ce livre, riche de près de 400 illustrations, photos, planches d'exercices, de 39 tableaux, surpasse en précision tout ce qui a déjà été publié sur l'esthétique féminine. Il vous permet de prendre conscience de votre corps, de ses imperfections éventuelles, de votre type morphologique, de vos possibilités, etc. Il vous indique avec clarté — et immédiatement grâce à son « répertoire de beauté » — tous les moyens pratiques pour retrouver votre ligne ou la défendre :

Culture physique esthétique — Modelage de votre corps région par région — Reconditionnement psychophagique pour vous défaire des kilos superflus et de la cellulite — Sports à pratiquer — Diététique et méthodes naturelles de santé — Relaxation et maîtrise du corps — Hypnophorèse appliquée à l'insomnie, l'asthénie, la fatigue, la dévitalisation, les troubles de la ménopause, etc. — et bien d'autres moyens encore tout aussi efficaces.

De plus, pour la première fois dans un ouvrage consacré à la beauté, l'auteur aborde sans réticence les problèmes spécifiquement féminins avec:

— LA PRISE DE CONSCIENCE DU VENTRE qui permet de vaincre la constipation, l'aérophagie, de réduire les ptôses... en affinant la taille.

— LA GYMNASTIQUE DES MUSCLES INTIMES qui résout les inhibitions sexuelles responsables de la frigidité, prolonge la jeunesse des organes et assure la santé gynécologique.

— LA MÉTHODE PRÉAMBULAIRE A L'ACCOUCHEMENT SANS DOULEUR qui traite, sous un angle révolutionnaire, des problèmes de l'accouchement, avec de nombreux tableaux d'exercices à faire durant la grossesse et après l'accouchement pour retrouver fermeté et sveltesse du corps.

POUR RESTER JEUNE ET BELLE, UN LIVRE QUI VOUS EST INDISPENSABLE ET DONT VOUS REGRETTERIEZ PLUS TARD DE VOUS ÊTRE PRIVÉE !

Du même auteur :

CHASSEZ LA FATIGUE EN RETROUVANT LA FORME !

Culture physique de détente pour tous les âges

Un volume 16 × 24; 264 pages; abondamment illustré; 18e mille

---

La vie trépidante et harassante de notre époque laisse bien peu de loisirs pour se consacrer à l'entretien de son corps, entretien pourtant indispensable si l'on veut se maintenir en bonne santé et ne pas grossir.

Par ailleurs, la tension nerveuse et la fatigue sont, sous l'effet des diverses agressions que nous subissons, le lot commun des hommes et des femmes d'aujourd'hui.

Surmenés, fatigués par un environnement qui épuise, beaucoup qui reconnaissent la nécessité de l'exercice corporel mais qui l'ont souvent abandonné depuis longtemps, ressentent le besoin de se remettre en forme, à condition de ne pas se fatiguer exagérément et de n'y consacrer que quelques instants par jour.

C'est pour répondre à ces impératifs que Marcel ROUET, spécialiste incontesté dans ce domaine, propose aujourd'hui cette nouvelle méthode de culture physique « de détente », différente de tout ce qui a déjà été fait dans ce domaine, et réellement adaptée aux nécessités de notre temps.

Quels que soient votre âge, votre sexe et vos activités, vous trouverez dans cet ouvrage des exercices progressifs adaptés à votre cas personnel. Ces exercices résultent de la synthèse de techniques initiatrices au respir, de mouvements de culture physique conçus dans une optique inédite et d'une discipline organo-musculaire qui ouvre la voie à la maîtrise du corps.

Cette nouvelle méthode vous permet de :

— Ne faire, au début, que 2 ou 3 minutes d'exercice par jour et d'en ressentir aussitôt les effets bienfaisants.

— Faire dans la journée des mouvements spécifiques de quelques secondes seulement, tout en restant habillé et au sein de vos occupations professionnelles ; vous ferez ainsi votre culture physique sans vous en apercevoir !

— Si vous êtes déjà en bonne forme, de faire des séances plus longues pour conserver la sveltesse.

— Si vous vous êtes laissé grossir, de perdre du poids et de remplacer la graisse par des muscles fermes et endurants.

— Si vous manquez de souplesse, de la retrouver progressivement sans souffrir ni vous essouffler.

— De vous composer un programme d'entretien corporel adapté à votre âge (en particulier pour les personnes du 3e âge).

— D'améliorer votre condition physique si vous êtes handicapé.

N'attendez pas pour découvrir dans cet ouvrage les exercices et tous les « trucs » qui, dès les premiers essais, feront de vous un autre homme... ou une autre femme, car toute une partie du livre est consacrée au modelage du corps et au rajeunissement.